Die Wirklichkeit der Osteopathie

Albrecht Konrad Kaiser

Die Wirklichkeit der Osteopathie
Studie zu einer am Leib orientierten Anthropologie

Bibliografische Information der Deutschen Nationalbibliothek
Die Deutsche Nationalbibliothek verzeichnet diese Publikation
in der Deutschen Nationalbibliografie; detaillierte bibliografische
Daten sind im Internet über http://dnb.d-nb.de abrufbar.

Zugl.: Witten, Herdecke, Privatuniv., Diss., 2017

Umschlagabbildung: Lars Brandt "Chiasmus"

D 1018
ISBN 978-3-631-74493-2 (Print) · E-ISBN 978-3-631-75311-8 (E-PDF)
E-ISBN 978-3-631-75312-5 (EPUB) · E-ISBN 978-3-631-75313-2 (MOBI)
DOI 10.3726/b13848

Internationaler Verlag der Wissenschaften
Berlin 2018
Alle Rechte vorbehalten.

Peter Lang – Berlin · Bern · Bruxelles · New York ·
Oxford · Warszawa · Wien

Das Werk einschließlich aller seiner Teile ist urheberrechtlich
geschützt. Jede Verwertung außerhalb der engen Grenzen des
Urheberrechtsgesetzes ist ohne Zustimmung des Verlages
unzulässig und strafbar. Das gilt insbesondere für
Vervielfältigungen, Übersetzungen, Mikroverfilmungen und die
Einspeicherung und Verarbeitung in elektronischen Systemen.

Diese Publikation wurde begutachtet.

www.peterlang.com

Danksagung

Die hier der Öffentlichkeit vorgelegte Monographie war im Ursprung als Dissertationsschrift an der Universität Witten/Herdecke am Lehrstuhl für Kulturreflexion eingereicht und verteidigt. Sie ist dem Andenken meiner Schwester Martina gewidmet, die während der Erstellung dieser Arbeit verstarb. Viele Passagen – Textentwürfe zu dieser Arbeit – habe ich ihr in pflegenden, wachenden Nächten vorgelesen und mit ihr diskutiert. War ihr ein Weiterleben nicht vergönnt, so war sie für mich und meine Texte eine besondere Botschafterin jener *stummen Kommunikation*, die betont in der Intimität der Berührung stattfindet und dort zum Erlebnis wird. Durch dies Mit-Erleben zeugen einige der hier gebotenen Texte von jener empathischen Zwischenleiblichkeit die der Osteopathie genuin innewohnt. Freilich nur dann, wenn man sich philosophisch reflektierend und kritisch auf seine Profession besinnt. Solch Sinnen habe ich in den sechs Jahre des Schreibens unternommen, um systematisch die Osteopathie im konfliktreichen gesundheitspolitischen und wissenschaftstheoretischen Kontext zu untersuchen.

Ich will mit dieser Arbeit für die Berufsgruppe der Osteopathen eine breit angelegte Selbstreflexion konstituieren und die Mitglieder des Fachs zur verstärkten (medizin-) philosophischen Theoriearbeit ermutigen. Denn beides ist bis heute – nach 135 jähriger Geschichte der Osteopathie – nur mangelhaft unternommen worden beim professionellen Osteopathen. Konkret geht es mir um die Artikulation des eigenen osteopathischen Praxis-Wissens, wie dieses verstärkt von der osteopathischen Gemeinschaft in einem wissenschaftskonstituierenden Raum für das 21. Jahrhundert seine so notwendige Fortentwicklung finden kann. Es soll mit dieser Schrift eine vertiefende Diskussion angestoßen werden, die das Erkenntnisinteresse am eigenen osteopathischen Handeln systematisch untersucht, dieses befragt um darüber den anderen Wissenschaftswelten zu berichten und die gewonnenen Erkenntnisse gemeinsam-wechselseitig zu diskutieren. Konsequenterweise sollten breit für das Einlösen solch einer Entwicklung auch Suchbewegungen unternommen werden, die nicht unmittelbar im strengen Dictum von Philosophie beheimatet sind. Mit dieser Arbeit, so denke ich, ist hierfür ein Beitrag erbracht.

Auf diesem wunderbaren, schweren, verschlungenen, steinigen und oft dunklem Weg zwischen osteopathischem Behandeln und philosophischem Schreiben durfte ich Menschen beggnen, die mutig waren mich in dem Bestreben zu unterstützten der Osteopathie einen möglichen wissenschaftstheoretischen Rahmen und eine vertiefende osteopathische Sprache zu geben.

Ich danke meinem mutigen und geduldigen Doktorvater Herrn Prof. Dr. phil. Matthias Kettner (Witten/Herdecke), der sich der Osteopathie wirklich angenommen hat. Herrn Prof. Dr. Martin Pöttner (Heidelberg) meinem Zweitgutachter danke ich, der viele Schriften der osteopathischen Gründerzeit dem deutschsprachigen Raum übersetzend und kommentierend erschlossen hat. Herrn Prof. Dr. Peter Heusser (Witten/Herdecke) danke ich für die tiefe Einsicht darüber, wie Formen des Geistesleben neuerlich in die Medizin einzubringen sind.

Frau Prof. Dr. Sonja Rinofner-Kreidl (Graz), danke ich als Phänomenologin, die mir den Weg wies, wie Gewebe (auch) gedacht werden kann. Herrn Prof. em. Dr. Wolf-Eckart Failing, (Potsdam) wusste sehr früh was in der Osteopathie „drinsteckt" und mit mir die ersten philosophischen Denkübungen hierfür machte. Herrn Karl-Ludwig Resch (Bad Elster) zeigte mir den Weg von der personalisierten zur individualistischen Medizin. Er betreute auch meine Master Arbeit mit größter Sorgfalt, die der Startpunkt meines Promotionsvorhaben war.

Für den so wichtigen, kritischen Austausch *zwischen* den Welten des eigenen Fachs hin zur Welt der Philosophie danke ich:

Jens Bonnemann, Boris Daake, Käte Meyer-Drawe, Thomas Fuchs, Marina Fuhrmann, James und Rene Mc Govern, Christian Grüny, Christian Hartmann, Jason Haxton, Gema Jappe, Matthias Kaiser, Birgit Kröhle, Joachim Meuser, Georg-Friedrich Maetzel, Rolf K. Schmitz, Florian Schwerla, Stephen Tyreman, Harald Walach und Bernhardt Waldenfels.

Für die Korrekturarbeit – dieser *never ending story* in meinem Skriptorium – danke ich meiner lieben Frau Karen-Helene nebst Dolpho – die mich all die Jahre von den Anfängen der Arbeit an so treu, kritisch und inspirierend und ausdauernd begleitet hat. Birgit Kröhle nebst Antek war dann zur Stelle, wenn es mit spitzen Bleistift um verständliche Sprache ging – und das über 340 Seiten. Julia Schneider war mir stets bei Fragen der Formatierung der rettende Anker.

Haben sich dennoch Fehler eingeschlichen, gehen diese auf meine Rechnung.

Mit der Drucklegung dieser Schrift endet jetzt eine so wichtige Zeit in meinem Leben. Wohin der Erkenntnisgewinn aus dieser Arbeit mich führen wird, weiß ich heute noch nicht. Ich habe den Tatendrang auf dieser verschriftlichten Grundlage wahrnehmend gestaltend weiter für die Osteopathie von innen heraus tastend zu suchen und zu wirken. Hier neuerlich zu beginnen um dies Zeugnis meiner Arbeit zu vermitteln in Wort und Schrift und Handlung.

Bonn, im November 2017

Für meine Schwester Martina, die einst Natur gestaltete († 2014)
Ich danke meinen Kindern Mauritius, Sophie und Antonius für ihre Liebe

Bearbeitete Materie-Mensch = Chiasmus[1]

---

1   Das Sichtbare und das Unsichtbare (Merleau-Ponty 1986, S. 344).

Inhaltsverzeichnis

Danksagung 5

Vorwort 13

Hinführung 15

1 Einleitung 17
    1.1 Grundannahme und Grundlage der vorliegenden Arbeit 28
    1.2 Der zeitgenössische osteopathische Diskurs und seine Probleme 29
    1.3 Selbsterfahrung: Vom dialektischen Wandel des Selbst im Prozess der Handlung, Wahrnehmung und deren Reflexion. Der philosophische Ansatz 37
        1.3.1 Ein Protokoll meiner osteopathischen Tastwelt 38
    1.4 Gliederung der Arbeit 42
    1.5 Forschungslage und Gang der Rezeption 44

2 Teil I: Die Tastwelt der Osteopathen 47
    2.1 Einleitung 47
    2.2 Ausgangssituation zur Erstellung der Interview-Studie 49
    2.3 Überlegungen zur methodischen Herangehensweise 50
        2.3.1 Qualitative Forschung im phänomenologischen Feld 52
        2.3.2 Der qualitative Forschungsansatz 53
        2.3.3 Zusammenfassende Diskussion der Studienergebnisse 54
        2.3.4 Ergebnisdarstellung zu den Hypothesen eins bis drei 55
        2.3.5 Die Versprachlichung von Wahrnehmen, Erfahren, Empfinden während der Palpation 56
        2.3.6 Hypothesengeleitete Interpretation zu den Aspekten eins bis drei 57
        2.3.7 Ergebnisdarstellung zu den Aspekten vier bis fünf 60
        2.3.8 Hypothesengeleitete Interpretation zu den Hypothesen vier bis fünf 61
        2.3.9 Philosophische Rezeption der Studienergebnisse 62

		2.3.10 Das Erfahren der Eigenleiblichkeit beim Osteopathen	63

2.3.10 Das Erfahren der Eigenleiblichkeit beim Osteopathen 63
2.3.11 Das Erfahren der Zwischenleiblichkeit beim Osteopathen: Zwischen Intersubjektivität und Chiasmus 64
2.4 Zusammenfassung 65

3 Teil II: Andrew Taylor Still – Der Gründer der Osteopathie (1828–1917) 67

3.1 Einleitung 67
3.2 Die Autobiografie Stills als Darlegung einer zweifachen Konversion 69
    3.2.1 Die Rolle der Siedler aus dem Nordosten der Vereinigten Staaten für die Änderung von Stills Auffassungen 70
    3.2.2 Die Rolle der Menschenrechte für die Osteopathie 71
    3.2.3 Familiäres Unglück 73
    3.2.4 Die Kehre 74
    3.2.5 Erfolg 76
    3.2.6 Die Gründung der American School of Osteopathy (ASO) 78
3.3 Das medizinphilosophische Programm A. T. Stills 79
    3.3.1 Emmanuel Swedenborg in den USA 80
    3.3.2 Die „Lebensflüssigkeiten" 87
    3.3.3 Der erste Aspekt des „Lebensmechanismus": die Nervenaktion 90
    3.3.4 Der zweite Aspekt des „Lebensmechanismus": Läsionen – und die Kunstlehre der zweiseitigen actio palpationis 92
    3.3.5 Die Schlussfolgerungen – formale, logisch-semiotische Aspekte der Philosophie der Osteopathie 97
    3.3.6 Die „pragmatische Maxime" Peirce' als möglicher Verständnishorizont von Stills Redeweise 101

4 Teil III: John Martin Littlejohn: der Begründer einer osteopathischen Wissenschaft (1865–1947) 105

4.1 Einleitung 105
4.2 Biografische Skizze 106
4.3 Der Londoner Vortrag von 1900 110
4.4 Grundgedanken der „Psychophysiologie" 112

4.5	Das Diagnose- und Behandlungsmodell	119
	4.5.1 Influenza	122
4.6	Littlejohns Beitrag zur Professionalisierung der Osteopathie	128
4.7	Outcome	133
4.8	Konklusion und Ausblick	135

5 Teil IV: Inmitten der Leib- und Wahrnehmungsphilosophie Merleau-Pontys … 141

5.1	Einleitung	141
	5.1.1 Epilog	146
5.2	Das Wesen oder das „Wesentliche" der Philosophie Merleau-Pontys	149
5.3	Im Umfeld der Wissenschaft – Wahrnehmung und Leiblichkeit bei Merleau-Ponty	150
5.4	Merleau-Ponty und die Wirklichkeit des Berührens. Vom Tastsinn des lebendigen Körpers zur Tastwelt des gelebten Leibes	153
	5.4.1 Das Tasten. Die Exposition einer Handlung – Berühren bedeutet (auch) Tasten	155
	5.4.2 Die Hand als verlängertes Wahrnehmungsorgan des Körpers/Leiblichen	158
	5.4.3 Das Tasten. Das Erschließen einer Erlebniswelt von Phänomenen – Berühren bedeutet Wahrnehmen	160
5.5	Der Leib	165
	5.5.1 Vom objektiven Leib zum phänomenalen Leib	167
	5.5.2 Körperschema und Leibsynthese	170
	5.5.3 Der Leib inmitten der Wahrnehmungswelt	172
5.6	Intersubjektivität: von der Zwischenleiblichkeit zur Verflechtung – Der haptische Zugriff des Leiblichen gegen die „Urdifferenz von Sein und Denken"	172
5.7	Das Naturverständnis Merleau-Pontys und die Tastwelt	180
	5.7.1 Zusammenfassung der Textanalyse Die Natur	188
5.8	Zwischenbetrachtung: Merleau-Pontys Wahrnehmungsphilosophie als Ort der Rezeption eines neuen osteopathischen Denkens	190
5.9	Diskussion	193

	5.10 Der Leib	196
	5.11 Chiasmus und Intersubjektivität	198
	5.12 Konklusion und Ausblick	201
	5.13 Kurze Problembeschreibung	204

6 Teil V: Von einem aktualisierten Neuzugang zur Osteopathie für das 21. Jahrhundert 207

	6.1 Die Lebenskraft im Feld der klassischen Osteopathie, des Pragmatismus und der Phänomenologie	209
	6.2 Die Causa finalis. Der Modus eines Angebots zur Heilung	211
	6.3 Die Reorganisation eines autopoietischen Systems	214
	6.4 Das Autopoiesisdenken heute	217
	6.5 Die Umwelt in der Bedeutungslehre von Uexküll	217
	6.6 Eine neue Sprache für die Osteopathie im 21. Jahrhundert	223
	6.7 Die Semiotik Peirce' als Anregung für Osteopathie und Phänomenologie	224
	6.7.1 Die zehn Zeichenklassen bei Peirce	229
	6.8 Die biosemiotische Erweiterung (Thure von Uexküll, Jesper Hoffmeyer)	234
	6.9 Semiotische Übersetzung osteopathischer Sprechweisen	240
	6.10 Rekapitulation des Begriffrahmens für die Neuverortung der Osteopathie	249

7 Fazit 257

	7.1 Zwei Empfehlungen für die osteopathische Profession	257
	7.2 Der theoretische Ertrag	258

8 Literaturverzeichnis 261

	8.1 Internetquellen	270

9 Namens- und Sachindex 273

Vorwort

Klinische Praxis gleich welcher medizinischen Richtung benötigt ein überprüfbares Feld ihrer therapeutischen Arbeit, wenn sie nicht bloß gut, sondern auch aufgeklärt und verbesserungsfähig sein will. Die vorherrschende somatische Medizin hat sich diese vernünftige Forderung durch eine immer stärkere Anbindung an naturwissenschaftliche Grundlagenforschung zu eigen gemacht, während komplementär- oder alternativmedizinische Richtungen, soweit sie jene Forderung systematisch ernst nehmen wollen, nach geeigneten Anschlüssen an angemessene wissenschaftliche Grundlagen zumeist noch suchen. Albrecht Kaiser macht mit der vorliegenden Studie einen beachtlichen, und im Vergleich mit dem derzeitigen Forschungsstand außerordentlichen Schritt nach vorne auf dem Weg zur Einlösung des Anspruchs der Osteopathie, nicht nur eine wirksame Heilmethode, sondern eine verbesserungsfähige und wissenschaftstheoretisch ausweisbare Gestalt moderner Medizin zu sein.

Die von Pharmaka unabhängige Osteopathie wird nicht nur in Deutschland immer bekannter und geschätzter, wie Patientenumfragen zeigen. Aufgrund der sich verschärfenden Marktkonkurrenz unter Anbietern therapeutischer Leistungen sowie unter Krankenversicherern, wird sie aber auch immer stärker angegriffen. Seit 2012 können Krankenkassen die Methode als Zusatzleistung bezuschussen. Der Fachverband der Osteopathen Deutschland (VOD) hat etwa 4000 Mitglieder, der Bundesverband Osteopathie (BVO) ungefähr 2500. Der berufspolitische Strang, an dem die Berufsverbände gemeinsam ziehen, ist ein Gesetz, das Osteopathen neben Ärzten, Psychotherapeuten und Heilpraktiken als einen weiteren Heilberuf anerkennen und eine verbindliche einheitliche Ausbildung nach einem bewährten Curriculum zur Voraussetzung machen würde.

Die empirische Wirkungsforschung zur Osteopathie weist bislang nur vergleichsweise kleine Pilotstudien auf, die belegen, dass die Methode z. B. bei Rückenschmerzen, chronischen Nackenschmerzen, Sprunggelenkverstauchungen, Kiefergelenkproblemen, Asthma und Reizdarm hilft. Hingegen ist das Spektrum von Beschwerden, das OsteopathInnen behandeln können wollen, viel breiter. Während einige scharfe Kritiker der Osteopathie aufseiten der, vereinfacht gesagt, Schulmedizin mit dem Stand der Wirkungsforschung argumentieren, greifen andere die nosologischen Grundlagen an und haben ein leichtes Spiel immer dann, wenn es um die Krankheitstheorien der Gründerväter der Osteopathie geht, wo diese dogmatisch beschworen werden. Schulmediziner, die ähnlich unbedarft ihre Ahnherren Hippokrates und Paracelsus hochhielten, würden sich ähnlich angreifbar machen.

In diesem konfliktreichen gesundheitspolitischen und wissenschaftstheoretischen Kontext der Osteopathie ist Albrecht Kaisers Arbeit angesiedelt. Nicht nur holt Kaiser den Denkhorizont der Gründerväter Andrew Taylor Still und John Martin Littlejohn in unseren eigenen Denkhorizont zurück, ohne befremdliche Differenzen zu unterschlagen. Vielmehr erfolgt die Vergegenwärtigung der Klassiker in der systematischen Absicht, einen philosophisch tragfähigen Begriffsrahmen zu konstruieren, in dem sich die Osteopathie im 21. Jahrhundert neu verorten und die erfahrungskontrollierte geteilte Sprache finden könnte, die sie jetzt dringend benötigt.

Das Haptische – Tasten, Antasten, Betasten – und das vital Phänomenologische Achtsamkeit auf Lebensprozesse, wie diese im Medium des empfindenden Körpergewebes in sinnlicher Erfahrung erscheinen, dies sind die beiden Spezifika der osteopathische Wirksamkeit einer stummen, und doch beredten zwischenmenschlichen Kommunikation. Ähnlich wie man von Psychoanalytikern sagen darf, dass ein wirksamer Anteil ihrer therapeutischen Interaktion im Kommunikationsfeld von Übertragung und Gegenübertragung verläuft, darf man von Osteopathen wohl behaupten, hier verlaufe ein wirksamer Anteil der Behandlung im Kommunikationsfeld eines sensiblen Empfindungsgeschehens zwischen eigenem und fremdem Gewebe. Um diese Kommunikation, die sich im osteopathischen Therapeut-Patient-Wirkbündnis entfalten kann, besser zu begreifen, nutzt Kaiser zum einen die in der philosophischen Phänomenologie von Maurice Merleau-Ponty entwickelte Denkfigur des Zugriffs als Ergriffensein, zum andern Elemente aus der philosophischen Zeichentheorie des Pragmatisten Charles Sanders Peirce.

Albrecht Kaisers Arbeit ist ein Meilenstein auf dem Wege einer über sich selbst aufgeklärten Osteopathie.

Prof. Dr. phil. Matthias Kettner, Dipl-Psych., Witten/Herdecke

Hinführung

Albrecht K. Kaiser hat mich gebeten, eine Hinführung zur Veröffentlichung seiner umgearbeiteten Dissertation zu verfassen, die in Witten-Herdecke *mit großem Lob* als philosophische Dissertation angenommen wurde – sicherlich ein Moment in der Geschichte der Osteopathie, in dem nicht nur die deutschen Osteopath/inn/en bewusst begonnen haben, die klassische Osteopathie in die eigene Praxis zu reintegrieren. An der Osteopathie ist nicht nur die osteopathische *Community* interessiert. Sondern es sind vor allem Patient/inn/en, die *transparent* wissen wollen, wie Osteopathie geht – und ob das gerechtfertigt werden kann. Darüber hinaus gibt es interessierte gebildete Menschen, die sich nicht von den massenmedialen Vorkämpfer/inne/n der *evidence based medicine* darüber hinwegtäuschen lassen, dass es schädliche Nebenwirkungen dieser Medizin gibt und sie ganz selten mit abweichenden Einzelfällen umgehen kann. Dass es bei der Osteopathie anders sei, kann heute als recht verbreiteter Ruf gelten.

Für alle diese Gruppen ist dieses Buch geschrieben. Albrecht K. Kaiser gibt sich Mühe, mögliche und notwendige Diskurse stets durch Quellen zu belegen, sodass der/die interessierte Leser/in sich ein selbstständiges Urteil bilden kann.

Albrecht K. Kaiser geht gründlich vor, er analysiert den aktuellen osteopathischen Diskurs – und meint feststellen zu können, dass im Zentrum der osteopathischen Praxis qualitative Wahrnehmungen und Erfahrungen stünden, die „zwischen" Osteopath/in und Patient/in geschähen und einen wesentlichen therapeutischen Effekt besäßen. Zum Glück präsentiert er uns ein Protokoll solcher Wahrnehmungen und Erfahrungen (1.3.1), die er dann später philosophisch sachgerecht zu interpretieren versucht (6.9). Die Präsentation derartiger Wahrnehmungen und Erfahrungen dürfte weltweit wohl singulär sein.

Wesentlich ist, dass Albrecht Kaiser bei A. T. Still und J. M. Littlejohn nachweisen kann, dass beide die Osteopathie als *Kunstlehre* konzipiert hatten, also als eine regelbewusste Tätigkeit, die stets dazu bereit sein muss, die Regeln kreativ zu erweitern, wenn einzelne Fälle auftreten, die keinem starren Muster zu entsprechen scheinen.

Das philosophische Talent Albrecht K. Kaisers besteht darin, dass er zwei verwandte Philosophen ausmacht, die erkannten, dass wesentliche Elemente des menschlichen Lebens vorsprachlich, aber nicht ohne Bezeichnungsformen sind. Er setzt sich daher mit Maurice Merleau-Ponty und Charles Peirce auseinander – und vertieft so die klassische Osteopathie und schreibt sie äußerst modern fort.

Prof. Dr. Martin Pöttner, Heidelberg

1 Einleitung

Osteopathie ist eine medizinische Behandlungsmethode, die sich seit 140 Jahren lebendig entwickelt hat. In der vorliegenden Arbeit gehe ich zurück zu den gedanklichen Wurzeln des heutigen osteopathischen Betriebs. Sie dokumentieren sich in den schriftlichen Beiträgen von A. T. Still und J. M. Littlejohn zur (ursprünglichen) osteopathischen Lehre. Vergegenwärtigt man sich den gedanklichen Gehalt der Schriften dieser beiden „Gründerväter" der Osteopathie und konfrontiert ihn mit dem Status quo der heute weltweit verbreiteten Osteopathie, erweist sich die hundertvierzigjährige Entwicklung nicht einfach als ein linearer Fortschritt. Manches Wichtige scheint auf dem Weg verloren gegangen zu sein. Um aber einen Verlust wahrzunehmen, ist es nötig, die Perspektive des Status quo zu verlassen, sie ein Stück weit zu überschreiten. Diese Überschreitung darf keine beliebige sein, sondern muss sich reflexiv auf das richten, was potenziell bereits in den begrifflichen Grundlagen der Osteopathie angelegt war, aber im Laufe der Zeit vergessen oder immer weniger berücksichtigt wurde. Ich möchte auch offenlegen, wie Osteopathie heute gedacht wird, wie sie einmal gedacht war und wie sie in Zukunft gedacht werden könnte. Dazu bedarf es nicht nur einer Erkundung der fachpolitischen Lage der Osteopathie, ihrer gegenwärtigen Debatten, der Lehren ihrer Gründerväter sowie deren (misslicher) Rezeptionsgeschichte. Es bedarf zudem einer Hinwendung zu einigen philosophischen Strömungen, deren Grundannahmen – wie aufzuzeigen sein wird – einmal zu den impliziten Denkvoraussetzungen der osteopathischen Tradition gehörten oder gehören sollten, damit diese Tradition zukunftsfähig bleibt. Ich möchte an verschiedenen Stellen reduktionistische Denkmuster aufzeigen, die ihrem Gegenstand, der Osteopathie im Reichtum ihrer Tradition nicht gerecht werden. An dieser kritischen Absicht soll die in dieser Arbeit dargelegte Forschung gemessen werden. Aus dieser Haltung gewinnt sie ihre praktische und theoretische Relevanz.

Die in der osteopathischen Tradition enthaltene Philosophie ist in eher technisch geprägter Lehre und Forschung heute nahezu aufgegeben worden. Anders gesagt: Sie wird heute nur erstaunlich schwach rezipiert. Philosophisch-hermeneutische und erkenntnistheoretische Beiträge gehören zum Hintergrund jeder medizinischen Behandlungslehre, die sich auf wissenschaftlicher Grundlage konstituieren (oder rekonstituieren) will. Diesbezüglich fehlt es der Osteopathie an grundlegenden, systematischen Untersuchungen. Das Fach schöpft daher das Potenzial seiner Wissenschaftsfähigkeit nicht aus. Es ist meine persönliche Überzeugung, nach 28 Jahren osteopathischer Tätigkeit in klinischer Praxis, Lehre und

Forschung, dass belegbare Mängel an medizin-philosophischer Reflexions- und Explikationsarbeit vorliegen, die es für das 21. Jh. systematisch auszugleichen gilt. Meine Arbeit reiht sich ein in das übergeordnete Ziel, der Osteopathie einen Platz in der Wissenschaftslandschaft zuzuweisen, der im Neuzugang ein medizinisch erweitertes Forschungsfeld eröffnet.

Gewiss, die Osteopathen der Gegenwart forschen erfahrungsbasiert, „empirisch", wie schon zu den Gründerzeiten. Wesentliche Teile der Forschung finden indessen nicht in dem Feld und in der Art und Weise statt, der ich mit dieser Arbeit nachgehe.[2] Die osteopathische Forschung der Gegenwart definiert sich vornehmlich durch die evidenzbasierte klinische Forschung, *Evidence-based Medicine* (EbM), in Form von kontrollierten Interventionsstudien, um sich im Gesundheitswesen als ebenbürtig zu anderen Disziplinen der Humanmedizin zu beweisen. Sie bedient sich für diesen Wissenschaftsprozess einer Methodologie, der idealiter in letzter Konsequenz auch den spezifisch zu isolierenden Therapieeffekt aufzeigen sollte. Meinem philosophisch vermittelten Zugang und Ansatz stehen in dieser Arbeit solche Forschungsüberlegungen gegenüber, die sich verallgemeinernd auf populations-basierte Daten gründen (z. B. Outcomeparameter). Diese haben nur den Zugang zur Darstellung von isolierten Therapieeffekten zum erklärten Ziel.[3] (Borck 2016 S. 193 ff.)

Ich hingegen verfolge mit dieser Arbeit einen individuell patienten-basierten (genauer: phänomenologisch-patientenzentrierten) Zugang zur Darstellung der Gesundheitsentwicklung am Patienten. Dabei ist der forschende und behandelnde Osteopath in einer Doppelrolle. Er betreibt seine klinische Forschung als rationales Subjekt – in der Perspektive der dritten Person Singular – am Objekt Mensch, bei dem z. B. ein evaluierendes Messverfahren zur Anwendung kommt, das die Subjektivität vom Lebendigen trennt. Den Zugang und die Wirksamkeit zu seiner Arbeit erschließt sich der Osteopath hingegen durch seine (hoch subjektive und persönliche) Schlüsselqualifikation der berührenden, tastenden Finger. Wie ich

---

2   Ich bezeichne einen philosophisch bearbeiteten Bereich in osteopathischer und phänomenologischer Tradition als „Feld". Vgl.: *Wörterbuch der phänomenologischen Begriffe* (2004), S. 185.

3   Vgl.: Vogd, Werner, (2014) *Götter in Grau*, in: *Nicht Wissen*, Kursbuch 180, S. 58 ff. „Wer glaubt, dass die Kluft zwischen Wissen und Praxis mit der Etablierung der Schulmedizin erfolgreich überwunden worden sei, ist von den Vertretern der sogenannten *evidence based medicine* eines Besseren belehrt worden. Denn mit epidemiologischen Mitteln konnte gezeigt werden, dass für einen Großteil der derzeit angewendeten diagnostischen und therapeutischen Verfahren keine biostatisch abgesicherte Evidenz vorliegt."

an späterer Stelle der vorliegenden Arbeit zeige, gründet sich sein Selbstverhältnis als professioneller Osteopath auf diese berührende Lebendigkeit. Der Einstieg in seine Forschungswelt ist damit ein hoch subjektiver „qualitativer" Zugang von Erfahrung, die er über lange Zeit wahrnehmend trainiert hat. Die medizinische Methodologie der EbM jedoch ist auf solchen Zugang unzureichend eingestellt und würdigt diesen Zugang nicht. Die Ergebnisse, die sich die Osteopathie damit sichert, sind daher bloß reduktionistische Darstellungen ihres qualitativen Könnens. Das Gros der von Osteopathen veröffentlichen klinischen Studien, der EbM nacheifernd, beschneidet diesen qualitativen Aspekt der osteopathischen Wirklichkeit mit ihren Forschungsleistungen. (Brock 2016, S. 162 ff.)

Osteopathen haben zu den vielen Fragestellungen, die sich abseits der Wirksamkeitsmessung auftun, gegenwärtig nicht immer das nötige Rüstzeug, um das vorherrschende wissenschaftliche Wirklichkeitsverständnis zu bedienen. Die Ergebnisse zeigen nur die „halbe Wirklichkeit". Mehr noch – der Osteopath als *homo percipiens* gesetzt – ist mit einem Forschungsapparat konfrontiert, der nur ein reduziertes Bild der sich ihm innerhalb seiner professionellen Erfahrung erschließenden Wirklichkeit darstellen kann.

Die gegenwärtige osteopathische Forschung findet in Fragen zu Behandlungen statt, die ihre Wirkungsweise am medizinisch definierten Körper auf wahrscheinlichkeitstheoretisch begründeter Evidenz beruhen lässt – zumindest zu Teilen, auch isoliert am anatomisch-physiologischen (Gewebs-)Korrelat. Die osteopathische Intervention ist so nur unzureichend in diesen Kontext einzubringen. Denn es gilt wissenschaftskonstituierend den (einzelnen) spezifischen Therapie-Effekt zu suchen, zu isolieren, um ihn als den *"mode of action"* in ein deterministisches Erklärungsmodell zu überführen. Diesen *mode of action*, soweit er überhaupt messbar gemacht werden kann, gilt es nicht nur in einer Verbesserung über die Zeit gegen die Ausgangssymptome in einer Interventionsstudie zu messen.[4] Isoliert als einen wissenschaftlichen Gegenstand jenseits des Selbstverhältnisses und der entsprechenden Beziehung von Patient und Osteopath, ist er nicht erklärbar. Es ist fraglich, ob es diesen zu isolierenden Effekt in der Osteopathie überhaupt mit den Mitteln der Kausalitätserklärung gibt, dessen Nachweis gefordert wird, um der Osteopathie Gültigkeit als Heilbehandlung zuzusprechen. Der spezifische Wirkmechanismus, den die wirksame Behandlung (Agens) mittels der *Osteopathie* hervorbringt und dem Körper zur Heilung anbietet, gründet sich auf an-

---

4 Ich will aufzeigen, dass mittels der randomisiert kontrollierten Interventionsstudie (RCT) die Wirksamkeit messbarer Therapieeffekte tatsächlich der osteopathischen Intervention zugeschrieben werden kann. Hingegen kann nicht die Ursache erklärt werden, warum dieser spezifische Effekt zustande kommt.

dere Faktoren, die sich im (positivistisch-) naturwissenschaftlich ausgerichteten medizinischen Wirklichkeitsverständnis der Gegenwart nicht adäquat darstellen lassen. Das heißt natürlich nicht, dass sie diesem Wirklichkeitsverständnis widersprechen würden, sondern nur, dass dieses Wirklichkeitsverständnis eine zu enge Ontologie hat.

Meine Sicht der Dinge lässt sich so zusammenfassen: Osteopathen haben auf die Körpergewebe ihrer Patienten – mittels der Berührung – einen kommunikativ einwirkenden Einfluss im Sinne eines therapeutisch-induzierten Angebots zur Selbstregulation. Dieser kommunikativ einwirkende Einfluss und die Wirkungen, die auf diesem Weg zustande gebracht werden, unterscheiden sich kategorial von den auf instrumentellem, nicht-kommunikativem Weg – z. B. auf dem Weg von Operationen mit mechanischen Mitteln – bewirkten körperlichen Zustandsänderungen. (Waldenfels 2002, S. 423)

Gleichwohl wird in die osteopathische Forschung viel investiert, um bevorzugt dieses klinische Forschungsfeld zu bedienen. In Europa findet solche Forschung überwiegend außerhalb des akademischen Feldes statt. Es fehlt für das osteopathische Fach an akademischem Anschluss. Den hohen Einsatz der forschenden Osteopathen gilt es in diesem Zusammenhang zu würdigen. Er gründet sich in Europa und Kanada meist auf Privatinitiativen der einzelnen Osteopathen in Form von Qualifikationsschriften. (Resch 2009)

Ich skizziere hier die Dringlichkeit, sich systematisch *reflektierend* auf die philosophischen Inhalte der eigenen Zunft hinzubewegen, um die der Osteopathie eigentümliche Perspektive auszuloten. Dieser Problemlage gehe ich nach – und es gilt hierzu Lösungsvorschläge aufzuzeigen, um sie der *scientific community* anzubieten.

Mit diesem kurzen Aufriss will ich auch Lesern, welche die Lage der Osteopathie in der Gegenwart weder von „innen" noch auch nur von „außen" kennen, vor Augen führen, wie wichtig es ist, das osteopathische Forschungsfeld gezielt um philosophische Perspektiven zu erweitern, statt diese als Störung einer gesuchten positivistisch reduzierten naturalistischen Selbstdeutung eliminieren zu wollen. Ich bin nicht von der naturwissenschaftlichen Ausrichtung der gegenwärtig forschenden Osteopathie mit der Konzentration auf die Gewebspathologie und der damit implizierten Genese von Krankheit überzeugt und will einige heutige „Schwächen" der Osteopathie für den medizinwissenschaftlichen Forschungsbetrieb als eine ihrer zukünftigen Stärken herausarbeiten.[5]

---

5 Mit einer klinischen Interventionsstudie (D.O. These, 2003, Schwerla, F., Kaiser, A. K., Gietz, R., Kastner, R.) und der Entwicklung eines Studienprotokolls (MSc. These in

Im Sinne einer Bereicherung der Selbstdeutung des Fachs um philosophische Perspektiven ist es m. E. fruchtbar, den Osteopathen als ein leibliches Wesen von Subjektivität zu setzen, das eigene Erkenntnisquellen anbietet.[6] Stellt man Osteopathen so ausgestattet vor – nicht nur als beruflich disziplinierte Körper, sondern auch als von Subjektivität durchdrungene *Leiber*, so eröffnet sich ein neues Forschungsfeld. Ich verwende hier die dafür notwendige Unterscheidung von Körper und Leib im Anschluss an Merleau-Ponty (1966). Beide sind dann nicht getrennt im Selbst zwischen Körper und Geist und haben mit ihrer Lebendigkeit eine Existenz als Selbstverhältnis, das ihr Mensch-Sein begründet.[7] Wir werden im Verlauf der Arbeit beispielsweise erfahren, dass der Osteopath den Leib (noch nicht) versprachlicht kennt, dass er jedoch über den Leib berichtet, wie dieser in seinen therapeutischen Wahrnehmungserfahrungen existiert. Ich will an diesem Beispiel aufzeigen, wie mit der Einführung von zwei philosophischen Begriffsinstrumenten (des Osteopathen als ein leibliches Wesen von Subjektivität und der entsprechenden Leiblichkeit des Patienten) sich eine philosophische Ausrichtung für die Osteopathie eröffnet, die ihr Reflexionsbereitschaft abnötigt. Die Wirklichkeit der Begegnung der Osteopathen als leibliche Wesen von Subjektivität und der entsprechenden Leiblichkeit ihrer Patienten findet innerhalb der therapeutischen Beziehung, innerhalb der Aktion statt, nicht in einem experimentierenden Forschungslabor, einer relativ zur Vollzugsform der Osteopathie fremden Welt.

Durch diese philosophische Investition eröffnet sich für sein Selbstverständnis als ein therapeutisch Handelnder – als *homo percipiens* – ein Feld, das sich im *Zwischen*, einem Zwischen von Osteopath und Patient, konstituiert. Dieses Zwischen fasse ich auf als ein Feld von Erlebnissen während der Palpation (berührend-tastender Aktion) einerseits und der leiblich-existentiellen Erfahrung andererseits. In diesem Feld nun gilt es mit epistemischer Sorgfalt zu forschen. So (oder so ähnlich) kann sich die osteopathische Forschung der Zukunft auch ausrichten.

Ähnliche Überlegungen werden aktuell in einem Heidelberger Verkörperungsprojektes *„Verkörperung – Eine Neue Interdisziplinäre Anthropologie"* beforscht

---

Osteopathic Clinical Research Science, 2010, unveröffentlicht) habe ich Beiträge zur klinisch-osteopathischen Forschung geliefert.

6   Subjektivität setze ich als eine mögliche Form von Reflexivität des Osteopathen sein Bewusstsein auf etwas zu richten, das er sich durch sein palpatorisches Handeln erschließt.

7   Der *Leib* ist ein genuin deutscher Terminus, den ich hier mit der phänomenologischen Philosophie bei Husserl bzw. Merleau-Ponty später genau untersuchen werde. Im Englischen gilt er als *"lived body"* bzw. als *"bodily existence"*.

um den „*Verkörperungsparadigmus*" bzw. die damit möglichen Verkörperungskonzepte fachübergreifend zu untersuchen und fruchtbar anderen Disziplinen einzuverleiben. (Etzelmüller 2017, S. 9 ff.)

Von philosophischen Investitionen zeugen auch die primären Quellen der Gründerväter – ich nenne sie die klassischen Texte. Auf praktische Medizinprogramme sind sie gewiss nicht herunter zu brechen. Leider (wie ich finde) haben sogar die gut zugänglichen Veröffentlichungen von Still (2005) und Littlejohn (2009a; b und 2011) noch keine nachhaltige Beschäftigung mit diesen Texten innerhalb der Berufsgruppe ausgelöst (Hartmann 2016b, S. 21 f.). In die wissenschaftlichen Debatten zur Zeit der Gründerväter wurde der Terminus „Philosophie" explizit eingebracht (Still 1899; Littlejohn 1899; Sutherland 1939). Ich meine: Was damals dazu taugte, die osteopathische Lehre sowohl besser zu artikulieren als auch zu konstituieren[8], muss auch heute dazu taugen und hierfür erneut eingeholt werden. Das wird häufig gerade von denen übersehen, die sich auf Begriffe und Inhalte der „*osteopatischen Prinzipien*"[9] berufen, um zu zeigen, in der Osteopathie stecke mehr und anderes, als das öffentliche Bewusstsein über Osteopathie annimmt. Die *osteopathischen Prinzipien*[10], in der Mitte des letzten Jahrhunderts entwickelt, stellen heute, wie ich meine, eine nur reduzierte Verallgemeinerung dessen dar, was die Gründerväter mit dem „Arbeitsbegriff" Philosophie in ihren Texten zum Ausdruck brachten. Deshalb untersuche ich in der vorliegenden Arbeit vorrangig das Verhältnis der Philosophie zur *Praxis* der Osteopathie. Dabei bin ich mir bewusst, dass die kulturellen Bezüge der Osteopathie – als eine der Natur verbundene Medizinform – sich nicht unabhängig besprechen lassen, da sie dem Bannkreis anderer Medizinformen des 19. Jahrhunderts in der USA verhaftet sind. Hier muss man eine disziplinpolitische Vorgeschichte zwischen 1908–1910 in den USA berücksichtigen. Damals sind wesentliche Teile des osteopathischen

---

8   Ich verwende „konstituieren" als Bezeichnung eines sich immer wiederholenden grundlegenden Vorgangs.
9   Ich werde diesen historisch belegten Begriff im Kapitel 1.2 besprechen.
10   "In the 1920s, the A. T. Still Research Institute of Pasadena, Calif., codified a set of fundamental osteopathic principles that were widely accepted throughout the profession. The four tenets enunciated by the Still Institute were somewhat revised in 1953 by what is now the Kirksville College of Osteopathic Medicine A. T. Still University of Health Sciences. 1. the body is a unit, and the person represents a combination of body, mind, and spirit. 2., the body is capable of self-regulation, self-healing, and health maintenance. 3., structure and function are reciprocally interrelated. 4., rational treatment is based on an understanding of body unity, self-regulation, and the interrelationship of structure and function." Siehe dazu Gevitz 2006, S. 122.

Konzepts beschnitten bzw. geopfert worden, inklusive ihrer Selbstbestimmung und der auf Still und Littlejohn sich gründenden osteopathischen *materia medica*.[11] (Gevitz 2006).

Soviel zu den Motiven und dem Hintergrund meiner Arbeit.

Wenn wir im Folgenden auf die berufspolitische Lage zurückblicken, in der die Osteopathie in den Vereinigten Staaten entstand, zeichnet sich schon in der Phase des größten Einflusses von Still und Littlejohn ein Auseinanderfallen von philosophischem Denken und eine Rückkehr zu konventionellem medizinischem Denken ab. Die mangelhafte Integration der Philosophie hat sich (wie ich im vorigen Abschnitt erläuterte) zum Schaden der heutigen Osteopathie ausgewirkt.[12] Die medizinischen Ausbildungen Ende des 19. Anfang des 20. Jahrhunderts waren in den USA noch nicht durchgängig akademisch organisiert. Es gab verschiedene medizinische Ausbildungsstätten mit unterschiedlichen Therapieschwerpunkten. Standards für ein Lehrcurriculum waren nicht zwingend. Mit der Osteopathie, wie Still und Littlejohn sie organisierten, kam eine weitere Medizinrichtung hinzu. Die 13 Colleges jener Tage waren privat organisiert. 1908 wurde auf Initiative der *American Medical Association's Council on Medical Education, the Carnegie Foundation for the Advancement of Teaching commissioned* Abraham Flexner damit beauftragt, insgesamt 168 medizinische Lehrstätten in den USA und Kanada auf definierte Qualitätsstandards hin zu untersuchen.[13] Flexners Evaluationsstandards orientierten sich an den Vorgaben der US-medizinischen Universitäten. Dazu zählten die gelehrte osteopathische *materia medica* (Littlejohn 2009b, S. 3) und Pharmakologie. Flexners abschließender Report – eingegangen in die osteopathische Geschichte als *Flexner Report* – wurde 1910 veröffentlicht.[14] Die verbindliche Umsetzung der universitären Standards sicherte vielen Colleges ihr wirtschaftliches Überleben. Insgesamt mussten 42 % aller Colleges, die untersucht wurden, schließen.

---

11 Klassisch wird die *materia medica* als *heilende Substanz* gesetzt. Ich will mit der *osteopathischen materia medica* auf die therapeutisch-osteopathische manuelle Behandlung verweisen, wie sie Littlejohn eingeführt hat.

12 Dem Aufriss der Themen zur Einführung folgt in den entsprechenden Teilen der Arbeit die vertiefte Besprechung. Überschneidungen sind der Leserfreundlichkeit geschuldet.

13 Z. Z. der Flexner-Untersuchung gab es sieben osteopathische Colleges über die USA verteilt.

14 Der abschließende Report gilt heute in der Medizingeschichte als: „[...] *[Flexner's] well researched Report is one of the most cited evaluations of medical education in the twentieth century, was considered the 'most influential publication of all in medical education'.*" in: http://archive.carnegiefoundation.org/pdfs/elibrary/Carnegie_Flexner_Report.pdf.

Keines der damaligen osteopathischen Colleges wurde geschlossen bzw. musste schließen.

Allerdings führte diese Entwicklung – die Orientierung an universitären Standards – innerhalb der osteopathischen Profession national zur Spaltung in zwei Lager: Auf der einen Seite standen jene, die ihren Lehrbetrieb auf die medikamentenzentrierte *materia medica* umstellten und infolge die philosophischen Bezüge – die Kernkonzepte ihrer Lehre – den an der von der *American Medical Association* geforderten Medikamentengabe orientierten, naturwissenschaftlich-medizinischen Lehrinhalten opferten. Eine vormals festgeschriebene osteopathische *materia medica* (aus dem Geist der Natur heraus, wie Still es vertrat – ohne Medikamentengabe) wurde aufgegeben, der Anerkennung geopfert.[15] Das andere osteopathische Lager behielt einen Kern von klassischen Lehren bei und öffnete zugleich sein Lehrangebot hin zur *materia medica* mit Medikamentengabe. Angesichts der zweijährigen existenzbedrohenden Lage erscheint es im Rückblick verständlich, dass Curricula an externe Standards angepasst wurden. Zu diesem frühen Zeitpunkt der berufsgeschichtlichen Entwicklung der jungen Osteopathie gingen wesentliche, aber bis dato nur schwach rezipierte Grundannahmen der Gründerväter nur unzureichend in die berufliche Identität der Osteopathie ein.

Wie steht es heute um den berufspolitischen Status quo der Osteopathie? Die Osteopathie gilt als ein Zweig der von der WHO gelisteten *complementary medicine*. Die Ausübenden sind zum einen osteopathische Ärzte, zum andern nichtärztliche Osteopathen (*osteopathic practitioners*). Die Begriffe Osteopathie und Osteopathische Medizin werden heute synonym verwendet und umschreiben medizinisch-manuelle Handlungen, die sich auf Erkrankungen durch den Knochen beziehen. Sie stehen für die Methode, nicht für die Ausübenden (Mayer 2013, Hartmann 2016b). Im Kern weisen die *osteopathischen Prinzipien* den Osteopathen mit seinen beruflichen Merkmalen aus, wie diese in den *"Benchmarks for Training in traditional/complementary and alternativ medicine"* festgelegt sind *(OIA 2013, WHO 2010)*. Dort sind aktuell die *osteopathischen Prinzipien* in den Leitlinien als *"Philosophy and characteristics of osteopathy"* definiert. Historisch führt uns das in die zwanziger Jahre des letzten Jahrhunderts zurück, als das *"A. T. Still Research Institute of Pasadena,* Calif.", ein *"[…] set of fundamental osteopathic principles that were widely accepted throughout the profession"* erstellte und infolge die Profession dies als ihre Philosophie übernahm (Gevitz 2006). Modifiziert gelten sie noch heute und klingen im Originalwortlaut für die Gegenwart so: (Zhang, 2010, S. 3)

---

15 Vgl. auch Kapitel 4.6: Littlejohns Beitrag zur Professionalisierung der Osteopathie.

„Philosophy and characteristics of osteopathy
Osteopathy provides a broad range of approaches in the maintenance of health and the management of disease. Osteopathy is grounded in the following principles for treatment and patient management:
- the human being is a dynamic functional unit, whose state of health is influenced by the body, mind and spirit;
- the body possesses self-regulatory mechanisms and is naturally self-healing;
- structure and function are interrelated at all levels of the human body."

Ferner heißt es:
"Within that framework, osteopathic practitioners incorporate current medical and scientific knowledge when applying osteopathic principles to patient care. Osteopathic practitioners recognize that each patient's clinical signs and symptoms are the consequences of the interaction of many physical and nonphysical factors. It emphasizes the dynamic interrelatedness of these factors and the importance of the patient-practitioner relationship in the therapeutic process. It is a patient-centred, rather than disease-centred, form of health care."

Ich stelle das hier vor, um dem Leser einen Einblick zu gewähren, wie die *„Philosophy and characteristics of osteopathy"* sich in der Gegenwart darstellt.[16] Der Gegensatz von *physical factors* und *nonphysical factors* bezieht sich auf psychische und physische Phänomene.[17]

Erfreulich ist die gegenwärtige Entwicklung der Osteopathie hin zur institutionellen, weltweiten Anerkennung im Rahmen nationaler Gesetzgebung. Seit 2010 ist die Osteopathie/Osteopathische Medizin bei der Weltgesundheitsorganisation (WHO) unter dem Label einer *complementary medicine* gelistet. Laut einer Studie der WHO ist sie in 87 Ländern in den nationalen Gesundheitswesen bekannt und wird dort praktiziert. In 16 Ländern gelten gesetzliche Regulierungen zur Ausübung der Osteopathie. Für Deutschland gibt es noch kein staatlich reguliertes Berufsbild „Osteopath". Geschätzt praktizieren zwischen fünf- und siebentausend (!) Therapeuten verschiedene Formen von Osteopathie.[18] 2012 wurde durch die EU ein DIN-CEN-Normenausschuss für die Osteopathie eingesetzt, um „Qualitätskriterien in der Osteopathie" festzulegen (Mayer 2013). Alle diese regulierenden Gremien (IOA, WHO, DIN-CEN) und die nationalen Berufsverbände

---

16 Siehe hierzu auch die geschichtliche Rekonstruktion (Fryer 2013).
17 Ich unterstelle, dass die *non-physical factors* nicht im Sinne eines Supranaturalismus zu deuten sind.
18 Die Lage zur Identifizierung, *wer* mit *welcher* Qualifikation „Osteopathie" in Deutschland praktiziert, ist unübersichtlich. Nicht jeder, der die Osteopathie ausübt, kann/darf als Osteopath gelten. Die Qualitätsstandards sind jedoch zur Ausübung klar definiert. Hier gibt es zukünftig Regulierungsbedarf von offizieller Seite. (Stand: August 2016)

der einzelnen Länder – für Deutschland der VOD e. V. federführend – stützen sich zur Bewertung der Osteopathie im Hintergrund ihrer berufspolitischen Anerkennungsprozesse auf diese „osteopathischen Prinzipien" aus den 20er Jahren des vorigen Jahrhunderts.[19]

Zwar hat sich die Osteopathie in den letzten 30 Jahren international rasant entwickelt. Der philosophisch-historische Referenzrahmen wurde mit den Inhalten der *osteopathischen Prinzipien* zwar festgeschrieben, ist aber als eine Art „Blackbox" offensichtlich nie zu einem gelungenen Forschungsgegenstand gereift.[20]

Die genuin-philosophischen Bezüge der Osteopathie werden in derartigen institutionalisierten Berichten als *"Philosophy and characteristics of osteopathy"* zitiert. Sie stellen jedoch für mich eine instabile, nicht hinreichend entwickelte Begriffsbelegung dar.

Meine Arbeit ist deshalb ein Versuch der systematischen Aufarbeitung des Verständnisses der Philosophie, die der Osteopathie innewohnt. Ziel ist ein Neuentwurf der Osteopathie, der pointiert philosophisch aufgesetzt wird. Ich möchte eine Ergänzung (vielleicht sogar Alternative) der Anlehnung der gegenwärtigen Osteopathie an reine Messverfahren entwickeln. Ressourcen der philosophischen Phänomenologie und eines phänomenologisch reflektierten Pragmatismus sollten m. E. zukünftig die Osteopathie neu bestimmen. Dabei soll die Pluralität der Erfahrungen der Osteopathen in ihren prozessualen *Selbstreferenzen* und mannigfaltigen Bezügen von qualitativem Erleben in Ko-Subjektivität zur Sprache gebracht werden. Wie bereits gesagt: Subjektivität und leibliche Erfahrung bedeuten eine osteopathische Forschungsausrichtung in Koordinaten, die ich in der Öffnung zur *real world situation* der Beziehung von Osteopath und Patient suche. Die Innenperspektive des Osteopathen soll zum Wirklichkeitsverständnis der Osteopathie beitragen. Viele Osteopathen der Gegenwart kennen den Leib nicht. Auch die *traditional/complementary and alternative medicine* kennt ihn nicht.

Meine Einleitung bis zu diesem Punkt sollte deutlich gemacht haben, dass es gute Gründe gibt, den Status quo der Osteopathie kritisch zu untersuchen. Die aufgezeigten Problemfelder werden im Gang der vorliegenden Arbeit in drei konkrete Untersuchungsthemen gegliedert.

---

19 Zum Ursprung der Prinzipien siehe hierzu die Teile II und III der vorliegenden Arbeit.
20 Erfreulich ist, dass im Zuge der Akademisierung der Osteopathie in Deutschland nun eine systematische Abschlussarbeit zu diesem Thema gefertigt wurde. Birkenholz, Meurer 2016, Idstein (unveröffentlicht).

1. Osteopathen und ihre Tastwelt[21], die sich dem *homo percipiens* in der subjektiven Erfahrungsvielfalt seines Handelns mit dem Patienten erschließt und in dieser Perspektive untersucht werden muss.
2. Die medizinphilosophischen Programme A. T. Stills und J. M. Littlejohns und die Rekonstruktion ihrer philosophischen und medizinischen Gedankenwelt.
3. Ein neuer Zugang zur zeitgenössischen Osteopathie, der sich auf ein tragfähiges philosophisches Konzept stützt. Im Wissen, dass die Philosophie der Osteopathie im Verlauf ihrer Berufsgeschichte an Bedeutung verlor, gilt es, die *osteopathischen Prinzipien* zur Diskussion zu stellen und zwar im Kontext der Ergebnisse, die meine Arbeit bereitstellt.

Gemeinsam bilden diese Problembereiche mein philosophisch-osteopathisches Forschungsprogramm. Sie beziehen sich wechselseitig aufeinander. Dabei sollen sie eine „osteopathische Sprechweise" konstituieren, mit der sich die Osteopathie für das 21. Jahrhundert neuerlich vorstellt.

Meine Dissertation zur Erfahrungswirklichkeit der Osteopathie ist ein philosophisches Arbeitsvorhaben. Ich bestimme das intellektuelle Potenzial sowie die intellektuelle Ausrichtung dieser Arbeit mit dem philosophischen Datum des *Osteopathen* der Gegenwart. Der Zugang wird im Selbst des Osteopathen als Handlungsfigur bestimmt.[22]

Dass diese Arbeit einen eindeutig philosophischen Schwerpunkt hat, schließt den Einsatz von empirisch gewonnenen Untersuchungsergebnissen nicht aus. Dazu präsentiere ich eine eigene Erhebung zur erlebten Praxis in der Tastwelt von Osteopathen[23] zunächst mittels einer Interviewstudie, die ich vor dem Hintergrund des französischen Phänomenologen Merleau-Ponty interpretiere. So versuche ich, eine intersubjektiv nachvollziehbare Beschreibungssprache jener Tastwelt zu entwickeln. Rekonstruktiv verfahre ich in einem anderen Teil der Arbeit: In einer genauen Re-Lektüre der Hauptschriften der beiden Gründerväter

---

21 Vgl. Fußnote 43.
22 Zum Begriff der „Subjektivität", den ich in dieser Arbeit semantisch koextensiv mit „Personalität" verwende, vgl. die Skizze bei Hampe 2014, S. 103–114. Er verbindet diesen Begriff mit der Fähigkeit eines Lebewesens Verbindungen zu schaffen, sich anzupassen und vor allem beim Menschen mit dem komplexen Zeichengebrauch. Dies wird hier noch biosemiotisch erweitert. D. h., der Mensch wird als ein Selbst betrachtet, das sich zu sich selbst und zu seiner Umwelt verhält. Vergleichbares ist bei Littlejohn zu lesen (vgl. 2009a.b sowie Kapitel 4.4). Ferner bei Fuchs im Kontext eines essayistischen Aufrisses (2015, S. 6 ff.).
23 Zur vereinfachten Lesbarkeit bezeichne ich im Folgenden Osteopathen und Osteopathinnen gleichermaßen mit der grammatisch maskulinen Form.

der Osteopathie werden deren philosophische Grundannahmen rekonstruiert und im Kontext des amerikanischen Pragmatismus sowie des ihm vorausgehenden Amerikanischen Transzendentalismus philosophisch verortet.

1.1 Grundannahme und Grundlage der vorliegenden Arbeit

Die Arbeit ist von der philosophischen Frage angetrieben, wie sich das „Ich" bzw. die erste Person Singular der Wahrnehmung in ein „Wir" bzw. die erste Person Plural der Wahrnehmung intersubjektiv nachvollziehbar übertragen lässt. Im ersten Teil wird beschrieben, dass die Platzierung solch einer Untersuchungsfrage in der Evidenzforschung, die bisher kein qualitatives Item für subjektives Erleben des Osteopathen als Parameter für Evidenz zulässt, nicht opportun erscheint. Die Osteopathie selbst ignoriert die erste Person Singular, welche die Tastwelt konstituiert, und blockiert die Zugänge zur qualitativen Forschung ihres eigenen Gegenstandes. Im perspektivischen Mittelpunkt des Wir steht die Handlung der Berufsgruppe von Osteopathen (BAO 2012), die in ihrem beruflichen Weltbezug nicht nur durch körperliche Sinne Erlebnisse als Gegenstand ihrer Handlungskunst empfinden und diese professionell einsetzen, sondern sich auch in ihren leiblichen Wahrnehmungserlebnissen begegnen. Diese waren in der Vielfalt ihrer Erscheinungen bisher nicht Gegenstand einer systematischen Untersuchung unter einer osteopathischen Perspektive. Daher soll die vorliegende Arbeit für dieses Forschungsfeld ein erster Einstieg sein.

Ich unterstelle für die Untersuchung eine zweifache prinzipielle Vorordnung:

- Zum einen eine Vorordnung der *leiblich* situierten Wahrnehmung des *actor percipiens*.
- Zum anderen eine Vorordnung von leiblicher Handlung des *actor palpationis*.
- Beide stehen gleichberechtigt als Untersuchungsgegenstand im Mittelpunkt meiner Arbeit und werden wechselseitig durch Befragungen und Analysen in ihrer Geltung bestimmt.

Der wahrnehmende Osteopath befragt mittels der Tasthandlung, der *actio palpationis*, die Leiblichkeit des Anderen. Dabei zeigen sich in der Interaktion mit den Patienten Phänomene der Zwischenleiblichkeit, die sich als sinnliches Erleben präsentieren.

Als Grundannahme dieser Arbeit gilt, dass der Osteopath Wahrnehmungserlebnisse hat, die seine Wirklichkeit bestimmen. Untersucht wird nicht nur die Frage nach der Möglichkeit solcher Wahrnehmungserlebnisse, sondern auch die nach den Folgen, die sich aus dieser angenommenen phänomenalen Wirklichkeit für den Osteopathen in seiner beruflichen Weltbezogenheit – als begehbares

Phänomenerleben – ableiten lassen.[24] Dazu wird die Relation von Wahrnehmung im Kontext einer vital erlebten Intersubjektivität zwischen Personen angenommen, welche die Wahrnehmung im Selbst auf*spürt*. Der Osteopath gilt als Leibwesen, das in partizipialer Präsens-Form – als *homo percipiens* – wahrnehmend ist und wird infolge dieser Annahme nicht als ein Subjekt gedacht, das Wahrnehmungen hat.

Ich untersuche die Möglichkeiten dieser Bedingung im handelnden Vollzug der *actio palpationis* und begründe dies philosophisch. Dies ist der im Erleben gegründete Ausgangspunkt meiner Untersuchung.

Die Stoßrichtung, die ich hiermit vorgebe, ist ein Appell an den osteopathischen Wissenschaftsdiskurs der Jetztzeit und fordert den Osteopathen auf, sich meinem wissenschaftsphilosophischen Diskurs anzuschließen. Dies wurde bisher osteopathiegeschichtlich versäumt. Ich begründe dies im folgenden Kapitel.

1.2 Der zeitgenössische osteopathische Diskurs und seine Probleme

„Will die Osteopathie eine echte Zukunft haben, wird sie wohl kaum umhinkommen, sich wieder auf die Philosophie der klassischen Osteopathie zu besinnen. Dort – und nur dort – wird sie jene Identität und Kohärenz finden, die fundamental für eine homogene und kraftvolle Weiterentwicklung und damit für das authentische Überleben sein wird." (Fuller 2013, S. ii)

Hätte die Osteopathie auch dann eine begründbare Wirklichkeit, wenn der Nachweis ihrer Wirksamkeit wegfiele? Dies ist eine zugespitzte Frage, um eine Grundsatzbestimmung einzuleiten. Sie wird mit dieser Arbeit eingebracht, um damit ein erweitertes osteopathisches Forschungsfeld für die Zukunft zu konzipieren. Wie Fuller beziehe ich mich dabei auf die Gründerväter und beantworte die Frage aufgrund der Einsichten in dieser Arbeit mit einem „Ja".

Die osteopathische Wirklichkeit konstituiert sich durch die Einheitsbildung von manuellem *Behandeln* und *Begreifen* im Kontext relationsphilosophischer Annahmen, wie dies weiter unten entwickelt wird. Für jeden, der an der Zukunft der Osteopathie im 21. Jahrhundert interessiert ist, ist dies eine dringliche Frage zur Einordnung der Osteopathie in den Kontext der klinisch relevanten Lebens-

---

24 Phänomene werden in diesem Teil der Arbeit als begehbare Wahrnehmungsinhalte verstanden. Das Phänomen selbst ist nicht das, was unmittelbar „tastbar" dem Osteopathen erscheint, sondern es enthält eine Tiefendimension, in welcher der Osteopath sich im natürlichen Erfahrungsvollzug bewegt.

wissenschaften. Ich unterstelle, dass die osteopathische *Community* es ernst meint mit der Fortentwicklung ihrer praktizierten Kunstlehre.[25]

Wissenschaftstheoretisch stehen Fragen hierzu am Übergang vom 20. ins 21. Jahrhundert (noch) nicht im Forschungsfokus der fünften Generation von Osteopathen. Eine Publikationszunahme ist immerhin wahrnehmbar (Liem 2008, Sommerfeld 2008 Fuller 2013, Lever 2013, Gevitz 2014, Hartmann 2016b). Die naturwissenschaftliche Ausrichtung der Medizin im Sinne einer auf Doppelblindstudien reduzierten *evidence based medicine* benachteiligt aber Forschungsfragen, die mit *qualitativen* Fragestellungen zur Wirklichkeit von Therapien arbeiten.[26] Erlebbare Seinsweisen als Ausdruck von Qualitätsmodalitäten am Patienten und im Selbst des Osteopathen sind (auch) der Boden für die osteopathische Wirklichkeitsfindung. Sie sind der Zugang und die Medialität für die Behandlung. Somit wird dem begehbaren, qualitativen Phänomenerleben der Vorrang eingeräumt, anstatt die Wirksamkeit, sofern diese sich in einer systematisch-quantitativen Sammlung von Therapieeffekten erschöpft und sich folglich auch nicht am pragmatistischen Überprüfungssystem der klassischen Osteopathie orientiert, nur zu prüfen.

In einem kürzlich publizierten Bericht des DFG-Netzwerks „*Philosophie und Lebenswissenschaften in Deutschland. Entwicklungen und Tendenzen*" (Bauer 2013) wird der Frage nachgegangen, ob für das 21. Jahrhundert die Biologie, die Medizin oder die Neurowissenschaften die führende Lebenswissenschaft sein wird bzw. werden. Experten meinen, dass wir in ein Jahrhundert des philosophischen Diskurses über Fragen der Lebenswissenschaften eingetreten sind. Der Bericht bringt das Feld solcher Fragen allerdings in eine biologisch verengte Perspektive. Es handele sich vorwiegend um Fragen „[…] nach den Beziehungen zwischen den Begriffen biologischer Funktion und Dysfunktion einerseits und medizinischer Gesundheit andererseits." Auf der Linie dieser Fragen werde „[…] eine grundsätzliche Erweiterung der Philosophie der Biologie zu einer inklusiven Philosophie der Lebenswissenschaften angestoßen."[27]

---

25 McGovern 2006. Von diese Kunstlehre ist in Teil II die Rede. Die Kunstlehre ist fähig, auf den Einzelfall einzugehen, weil sie gegebenenfalls anhand der palpatorischen Diagnostik die Regeln der Behandlung kreativ weiterentwickelt.

26 Ich orientiere mich mit der Evidenzforschung an der „*Evidenzbasierten Medizin*" als *gold standard* für die klinische Medizinforschung. Dass diese Methodologie jedoch in Bereichen der Komplementärmedizin zu kurz greift, zeigt Heusser (vgl. Heusser 2011, S. 240 ff.).

27 Information Philosophie 2013 (4), S. 14 ff.

Obwohl ich die biologistische Ausrichtung fragwürdig finde, halte ich andererseits die im Bericht vorgeschlagene praxeologische Wende für vielversprechend: Es gehe zunehmend um eine

> „[…] ausgeprägte Hinwendung zur biologischen Praxis […]. Einerseits rücken tatsächlich Prozesse der Erkenntnisgewinnung (z. B. Theorie- oder Modellbildung) in den Fokus, nicht nur die idealisierenden Rekonstruktionen; andererseits interessiert sich die Philosophie der Lebenswissenschaften zunehmend für die handwerklichen, heutzutage massiv technisch unterstützten und von der Materialität der Forschungsgegenstände beeinflussten Tätigkeiten im Labor, im Feld, in der Klinik oder im Museum."

Ich meine, die Osteopathie soll und kann sich in den lebenswissenschaftlich-philosophischen Diskurs einbringen. Als „handwerklich" tätige Medizin hat sie ein Wissen und Können erarbeitet, das einer Problematik unterliegt, die auch für andere Bereiche der Lebenswissenschaften gilt, z. B. im ärztlichen Wissen und Können der somatischen Medizin. Sie muss mit ihrem praktischen Wissen auch theoretisch sprechfähig und anschlussfähig werden.

Weltweit fließen Forschungsressourcen der Osteopathie in die Beantwortung von Fragen zur quantitativen Wirksamkeit und nicht in z. B. Explikationsdaten qualitativ-leibliche Erlebnisphänomene der Tastwelt, wie ich sie in Teil I untersuche. Normenregulierungen, Qualifikationsstatuten zum Personal und Beweisführung von Schadensvermeidung (*harm*) osteopathischen Handelns spiegeln die Felder osteopathischer Normierungen, wie kürzlich von der *Osteopathic International Alliance (OIA)* veröffentlicht.[28] Diese Bewegungen lassen sich osteopathiegeschichtlich zurückführen auf den reduktionistischen Marsch von Inhaltsbestimmungen der *"Osteopathic Principles"*. Diese osteopathischen Theorien[29], die ihre Alleinstellungsmerkmale einst ausmachten, haben an Relevanz für das Grundsätzliche einer osteopathischen Wirklichkeit verloren, die einst von Still, Littlejohn, Sutherland und anderen reflektierenden Osteopathen der ersten Generation konstituiert, gelehrt und schriftlich nachweisbar festgehalten wurden. Warum? Sie traten ins Abseits, da der Fokus von einem mechanistisch- und physiologisch universalen Gesundheitsmodell (Still und Littlejohn) auf ein physiologisch-zelluläres (Krankheits-) Modell umgestellt wurde. Hiermit wurde die Lehre und Praxis der Osteopathie auf ein zellulärpathologisches Modell aus-

---

28 Dazu liegt ein Report der OIA vor, die den Status quo der Osteopathie weltweit darstellt. Der Report gilt auch für die WHO *Tradition Medicine Strategy* bis ins Jahr 2023: (siehe Internetquellen).

29 „Theorien" lassen sich im Original mit *Philosophy and Principles* beschreiben (Ward 2003, S. 8 ff.).

gerichtet. Innerhalb dieses Modells wurde und wird bis heute die osteopathische klinische Forschung vorangetrieben. In dem maßgeblichen amerikanischen Lehrbuch für Osteopathie *Fondations for Osteopathic Medicine* wird diese Entwicklung so beschrieben:

> „An example of this evolution is a shift from Still's early, and virtually exclusive, emphasis on anatomy to a more inclusive stress on primary physiologic functions that strengthen his concepts. Initially, J. Martin Littlejohn, and later, Burns, Cole, Denslow, and Korr, promoted integrative neurophysiologic and neuroendocrine concepts.
> Whereas Littlejohn interpretated Still's concepts in light of 19th century physiologic theories, Burns, Cole, Denslow, and Korr pioneered distinctive osteopathic approaches to physiologic investigations, making significant scientific contributions. Korr was particularly influential in interpretating osteopathic concepts in light of the rapidly developing science of physiology in the 20th century." (Ward 2003, S. 9)

Die führenden Osteopathen der zweiten Generation steuerten auf die (nicht klassisch eingeführten osteopathischen) US-universitären Physiologie-Konzepte zu, in der sich die osteopathisch-spezifische Wissenschaftssicht größtenteils auflöste. Dem wollte Littlejohn schon 1900 mit einer verbindlichen Konsensdefinition zur Osteopathie als *"independent system"* entgegensteuern, indem er von einem *"independent system co-extensive with the science and art of healing"* sprach.[30] Im selben Aufsatz spricht er auch von dem *"Osteopathic Principle"* (hier im Singular). Das osteopathische Prinzip sei *"[...] built upon the foundation of sciences already deeply seated in the philosophy of truth"*. Es stelle nicht weniger dar als *"a new systematic method of treating diseases, gathering together, adding to a reinforcing nature methods of treating disease that have been accumulating since the art of healing began."* Ich hebe dies als bedeutend hervor, da Littlejohn genau wusste, dass das medizinphilosophische Programm in Gefahr ist. Man wird allerdings kritisch gegenüber den Klassikern sagen müssen, dass sowohl bei Still als auch bei Littlejohn der regelmäßige Einbezug der Philosophie ins lehrende Curriculum unterblieb. Ein Versäumnis, das sich bis heute rächt.

Die medizinphilosophischen Bezüge der Osteopathie jener Tage verloren zunehmend an Bedeutung. Wir sehen uns nun kurz die neuerliche Entwicklung der reduktionistischen Inhalte der formulierten Prinzipien und deren Praxis in der Gegenwart an, wie diese für die Politik, Forschung und Lehre verwendet werden:

Es werden unter „*Philosophie und Charakteristik der Osteopathie*" drei Prinzipien aufgeführt, die der *Osteopathic Community* als philosophische Haltepunkte

---

30 JAOA 2000. Vergleiche zur genauen Bestimmung – Kapitel 4.3.

dienen, um ihr gegenwärtiges Denken und Handeln zu kontextualisieren: (WHO 2010, OIA 2013)

- Der Körper ist eine Einheit und das Individuum eine Kombination aus Körper, Geist und Seele.
- Der Körper ist zu Selbst-Regulation, zur Selbstheilung und zur Erhaltung von Gesundheit befähigt.
- Struktur und Funktion stehen in enger wechselseitiger Beziehung.

Resch (2009) beschreibt diese Prinzipien treffend in einer gutachterlichen Stellungnahme zur wissenschaftlichen Bewertung der Osteopathie in Deutschland:[31]

> „Daraus leitet sich auch die gebräuchliche modellhafte Vorstellung des ungestörten Austauschs von Körperflüssigkeiten (Stoffwechsel) als eine unabdingbare Voraussetzung für die Gesundheit ab. ‚Blockierungen‘ (‚Dysfunktionen‘) können demzufolge den Stoffwechsel behindern und damit die Selbstheilungskräfte schwächen, ihre Diagnose determiniert die Therapie mit den Zielen: Mobilität schaffen, Blockierungen lösen, Zirkulation ermöglichen. Damit wird aber keine parallele wissenschaftliche Realität postuliert."

Dies ist zutreffend und im gegenwärtigen Kontext der *osteopathischen Prinzipien* folgerichtig beschrieben. In der gleichen *„Bewertung osteopathischer Verfahren"* kommt die entsprechende Kommission zu folgender Empfehlung:

> „Als Erstes ist es sinnvoll, die Beurteilung des philosophischen Gedankengebäudes von der wissenschaftlichen Beurteilung der Wirksamkeit und der Sicherheit der befunderhebenden und therapeutischen Maßnahmen zu trennen."[32]

Zur Beurteilung der osteopathischen Philosophie heißt es dort weiter:

> „Wie jedes andere philosophische Gedankengebäude lassen sich die konzeptionellen Annahmen der ‚Osteopathie‘ nicht naturwissenschaftlich, beispielsweise im Sinne der Evidenzbeurteilung, untersuchen. Allerdings lassen sich diese durchaus in Bezug auf unser heutiges naturwissenschaftliches und ärztliches Denken beurteilen. Dabei wird klar, dass das Theorem der ‚Osteopathie‘ starke historische Wurzeln hat. […] Die ‚Osteopathie‘ soll die Selbstheilungskräfte aktivieren und fördern. Dieses Konzept ähnelt in gewisser Hinsicht komplementärmedizinischen Verfahren, die man unter dem Etikett ‚Regulationsmedizin‘ zusammenfassen kann. Auf einer abstrakten Ebene sind einige dieser Annahmen (Bewegung, Fluss und Ganzheitlichkeit) durchaus mit unserem heutigen naturwissenschaftlich-ärztlichen Denken kompatibel. So sind Aspekte wie Bewegung und Ganzheitlichkeit essenzieller Bestandteil verschiedener medizinischer Fachdisziplinen. […] Unter Ausklammerung des historischen Kontextes sind die Grundgedanken

---

31 Resch 2009.
32 Deutsches Ärzteblatt 2009.

der ‚Osteopathie' eher als allgemeine Grundprinzipien und nicht als ein philosophisches Gedankengebäude im engeren Sinne zu verstehen. Dies unterscheidet beispielsweise die ‚Osteopathie' von der Anthroposophischen Medizin, aber auch von der Traditionellen Chinesischen Medizin (TCM)."

Diese Textstelle ist beispielhaft für die Tendenzen, die ursprünglich professionsphilosophischen Inhalte zu frakturieren und die philosophische Genese der Osteopathie zu relativieren, im Extrem sogar zu negieren.

Die Osteopathie hat in meinem Verständnis eigene Erkenntnisquellen, die sich von den in der Humanmedizin gut etablierten Zugangsweisen zu den biologischen Lebensvorgängen eines unterstellten physiko-chemischen, medizinischen Modells deutlich unterscheiden (Borck 2016, S. 91 f.). Im Mainstream der heutigen Osteopathie werden die *osteopathischen Prinzipien* – oder was sie sein sollten: die theoretische Integrationsidee der Osteopathie – im Verhältnis zu ihrem ursprünglichen historischen Ursprung nicht hinreichend repräsentiert. In der Lehre und in der Ausübung kommen die klassisch-philosophischen Ausarbeitungen nur unterbelichtet zum Ausdruck. Es fehlt an hermeneutischem Aufwand, sich die reichhaltige Vergangenheit der klassischen Texte zu „vergegenwärtigen", um sie neuerlich im kritisch-philosophischen Diskurs in die Medizin zu tragen, die es mit dem Label einer *Komplementarität* ernst meint (Heusser 2011, Wallach 2011). Komplementarität impliziert zwei Sichtweisen auf eine Wirklichkeit, die beide gleichberechtigt nebeneinanderstehen dürfen. Die Osteopathie schielt auf die Medizin, ist in ihrem Bannkreis von Evidenz verhaftet und scheint sich davon nicht lösen zu können.[33]

Betrachten wir diesen Befund noch einmal von einer anderen Seite: Die Professionalisierungsbemühungen der Osteopathen sind dahin gehend geglückt, dass die WHO die Osteopathie heute als ein medizinisches Heilverfahren anerkennt. Die osteopathische Tastwelt ist sozusagen praktisch etabliert. Paradox ist nur, dass die Osteopathie ihre ursprünglichen philosophischen Grundgedanken weitgehend opfern bzw. pauschalisieren musste, um „anerkannt" zu werden. Die philosophische Reflexion ist jedoch ein immanenter Bestandteil dieser manuellen Heilkunst. *"Within that framework, osteopathic practitioners incorporate current medical and scientific knowledge when applying osteopathic principles to patient care."* (WHO 2010, S. 3) Deshalb halte ich die Arbeit an der Klärung osteopathi-

---

33 Die Ursachen dafür werde ich im Littlejohn-Teil mit dem *Flexner Report* darstellen. Ferner zeigt Gevitz 2014, wie sich zu Beginn des letzten Jahrhunderts in den USA ein Identifikationsprozess in der zweiten Generation von Osteopathen statuierte. Wie die eigene Profession der DOs sich zum "Label" MD und den damit verbundenen Kernmerkmalen zu verhalten hat.

scher Begrifflichkeiten – und somit der philosophischen Denkwelt der Osteopathie – für eine Anstrengung, die für die Zukunft der Osteopathie bedeutsam ist. Es geht mir einerseits um eine Erinnerung an ihre historischen philosophischen Grundlagen, andererseits um die Erweiterung und Aktualisierung ihrer Bezüge zu philosophischen Annahmen. Dem kann ein interner Identifikationsprozess folgen, der die Osteopathen gesamt zur Selbstreflektion anregt, womöglich sogar zwingt, um ihre beruflichen Aufgaben und Alleinstellungsmerkmale im Gesundheitswesen gegenüber anderen Gesundheitsberufen stärker zu konturieren (Tyreman, 2013).

Es gilt, eine konstituierende, *osteopathische Leibmedizin* neu zu bestimmen. Sie muss kommunizierbar sein. Ferner stützt sie sich auf die *Lebenskraft*, den *Leib* und eine ihm zugrunde liegende Selbstorganisation, die bedeutungsbasiert zur Umgebung/Umwelt steht. Dort gilt es, phänomenologisch, ontologisch und epistemologisch tätig zu sein. Dabei ist stärker an die Einbeziehung eines kulturellen Universums des Menschen zu denken, über das wir reflektieren und arbeiten sollten, als an ein methodologisches Eintauchen, das sich nur aus dem biomedizinischen Krankheitsbegriff erschließen lässt (McGovern 2003, S. 68).

Das bis hierher Angedeutete muss für die osteopathische *Tastwelt* bereitgestellt und den Mitgliedern der osteopathischen Heilergemeinschaft transparent vorgeführt werden. Die osteopathische Profession erstarrt größtenteils in ihren einst festgelegten *Prinzipien*, hat sich selbst und den Patienten dort eingerichtet und (er)nährt sich ausschließlich durch sie. Die so verstandenen osteopathischen Prinzipien *standardisieren* und *pauschalisieren* die Osteopathie der Gegenwart. Der Osteopath behindert sich selbst durch einen leblosen Rückgriff auf die historischen Texte der Gründerväter und verpasst einen interpretatorischen Neuzugang zur Osteopathie im 21. Jahrhundert, solange er diese Prinzipien nicht für die Gegenwart kritisch überdenkt. (Hartmann 2016a, S. 296 f.)

Ich fasse zusammen: Mir geht es in der vorliegenden Arbeit also darum, einen neuen Referenzrahmen zu erarbeiten. Ich werde die Osteopathie im Feld einer leiblichen Seinsweise im Zustand kommunizierender Leiblichkeit zwischen dem Osteopathen und dem Patienten zu stärken versuchen. Damit wird der Patient vom Gegenständlichen befreit und er wird in seiner leiblichen Existenz in einer gemeinsamen Welt platziert. Es entsteht hierdurch eine Ko-Subjektivität mit dem Osteopathen.

Wenn wir 140 Jahre Erfolgsgeschichte der Osteopathie als philosophische Verlustgeschichte beschreiben wollen, bieten sich m. E. die folgenden drei Hauptpunkte an:

- Die osteopathische Methode (primär der philosophisch-theoretische Hintergrund), wie von Still 1899 entworfen, wurde damals schon unzureichend von der *Osteopathic Community* der zweiten osteopathischen Generation aufgearbeitet. Eine Folge daraus ist, dass der eigentliche philosophische Hintergrund dieser neuen Kunstlehre nicht systematisch erforscht und gelehrt wurde, obwohl er deren unabdingbaren Bestandteil bilden müsste.
- Die Hinwendung zum Forschungsfeld wissenschaftlicher Überprüfbarkeit osteopathischer Effekte unter dem Label *Evidenz durch Wirksamkeit*, welche damit die Fragen nach der osteopathischen Wirklichkeit ablöst, ohne diese z. B. pragmatistisch zu rekonstruieren. Die Frage nach den möglicherweise negativen Folgen der osteopathischen Behandlungen stellt sich trotzdem. Auf diese Weise wird das Sein des Osteopathen selbst verdrängt. Der Osteopath hat sich stattdessen einem Scheinobjektivismus gebeugt, er wurde zum Beobachter, der außerhalb der Tastwelt steht, statt zu einem Artikulator der Tastwelt, in der er lebt und erlebt, sofern er behandelt.
- Der dritte Verlust bezieht sich auf die Setzung des Leibes von vitalistischer Natur, die mit der Osteopathie untrennbar verbunden ist. Sie gründet sich auf das Motiv einer prozessphilosophischen Kommunikation von Personen. Ich unterstelle hier und entwickle im Folgenden den Gedanken einer mithin nur intersubjektiv zu generierenden Selbstheilung, die zur Anpassung die actio palpationis gezielt einsetzt. Dies schließt eine prozess-reaktive Auffassung von Gesundheitsentwicklung ein, die für die allopathische Medizin jedoch unerheblich ist. Dort wird der Menschenleib „als funktionelles Aggregat der Organe"[34] angenommen, von deren Sichtweise die klassische Osteopathie sich entschieden abhebt – allerdings ohne diese Differenz bisher philosophisch durchdacht genug ausdrücken zu können.

Diese Problemfelder zeigen beispielhaft den Verlust an begründeter philosophischer Kompetenz und wie reduktionistisch diese Entwicklung sich infolge vollzog. Es sind Defizite aus philosophischer Perspektive. Sie verhindern bisher einen auf das Leben konzentrierten philosophischen Zugang für das 21. Jahrhundert, der sich jedoch für eine neuerliche Entwicklung, einen Neuzugang zur Osteopathie konsensfähig zeigen muss.

Somit die Frage: Wie kann – über die jetzigen Prinzipien hinaus – neuerlich ein Feld von osteopathischer Philosophie unter der Annahme entwickelt werden, Osteopathie als komplementär-medizinisches Verfahren habe noch eine zweite zu beforschende Wirklichkeit, die zu plausibilieren sich lohnt? Mit anderen Worten:

---

34 Toombs 1993.

Wie würde die Osteopathie neuerlich belebt, wenn wir annehmen, diese Kunstlehre des Heilens sei prozessontologisch zu denken? Diese Frage im Hintergrund, bereite ich die angezeigten philosophischen Verlustposten noch einmal genauer auf und zeige Wege zu einem möglichen Neuzugang zur Osteopathie, um sie schließlich für die Gegenwart zu kontextualisieren.

1.3 Selbsterfahrung: Vom dialektischen Wandel des Selbst im Prozess der Handlung, Wahrnehmung und deren Reflexion. Der philosophische Ansatz

Die empirische Basis der vorliegenden Arbeit ist mein professionelles leibliches Selbsterleben mittels tastendem Handeln als praktizierender Osteopath. Über Prozesse der Wahrnehmung, des Reflektierens und des Schreibens, die ich fortlaufend über vier Jahre mit meiner klinischen Praxis verbunden habe, will ich hier berichten. Über die Reflexion der erarbeiteten philosophischen Texte suchte ich nach deren praktischer Relevanz in der Erfahrung.

Das eigene Erleben veränderte und differenzierte sich über die Zeit des Schreibens an dieser Arbeit. Zeitweise erlebte ich eine Reduzierung meiner freien Wahrnehmung, die es galt, am Ende der Arbeit wieder einzuholen, um sie neuerlich zu gewinnen. Es gab im Prozess der semiotischen Analyse Durchgangsphasen des Verlierens durch notwendige, bewusste Setzung einzelner gezielter Wahrnehmungsakzente. Am Ende einer solchen Arbeit war es jedoch unverzichtbar, mir selbst die freie Wahrnehmung wieder einzuverleiben. Anderes habe ich während dieses prozessualen Bemühens dazugewonnen, vor allem eine Fülle an philosophischen Einsichten, die es galt, mit meiner Wahrnehmungswelt abzugleichen und sodann solche Ergebnisse schriftlich zu fixieren. Auch das ist eine Dialektik – eine Dialektik, die im „*Reflexionswissen*" mündet und Ergebnisse einer Erfahrungswelt bestimmt.[35]

Meine osteopathische Praxis, also mein palpatorisches Tun, mit allen Überlegungen an philosophisch-schriftlicher Ausgestaltung für diese Arbeit, hat sich in der besonders intensiven Zeit der Reflexion in einer veränderten Körper- und Leibwahrnehmung erlebbar niedergeschlagen. Denken, Erleben und Tun haben

---

35 „*Reflexionswissen*" [ist] ein Wissen, das mit dem Nichtwissen als wesentlicher Komponente und Ressource arbeitet, um sich als offener Prozess zu entfalten, der auf seine eigene Entwicklung lernend reagiert. Nichts anderes meint der klassische Begriff der Bildung. Seit Humboldt ist die Universität der paradoxe Ort der Kultivierung dieses wissenden Nichtwissens, das in der Suche nach Fragen Form gewinnt. Aus: http://www.uni-wh.de/kultur/forschung-kulturreflexion/.

sich wechselseitig verändert, waren von originären und produktiven Bewegungen zwischen Wahrnehmen, Denken und Reflektieren im Selbstverhältnis eines therapeutisch Handelnden bestimmt.

Ich sehe hierin eine Parallele zu Aristoteles \f n ' Denken über Ethik. Osteopathie, das werden wir sehen, sollte nicht nur ein Lernen in begrifflichen Feldern, sondern vielmehr ein Lernen aus der überprüfenden Handlung heraus sein. Das werden wir sowohl bei Still als auch bei Littlejohn eindringlich zu lesen bekommen. Ich verändere mich durch mein Tun selbst, sowie ich eine Veränderung im Anderen durch mein Handeln an ihm bewirke. Dieser Begriff von Ethik, der nicht mit der Begriffsanalyse moralischer Ausdrücke oder mit der Analyse von „Verpflichtungen" beginnt, sondern mit einer wertvollen und entwicklungsbedürftigen menschlichen Fähigkeit, entwickelt sich im Handeln besonders mit Anderen, z. B. den Studierenden des osteopathischen Fachs, zu einer praktischen, moralischen Expertise, die gar nicht primär an der Begrifflichkeit ausgerichtet ist. Sie ist mehr an den Wirkungen orientiert, die solches Handeln über die Zeit auf z. B. meine Veränderung als *homo percipiens* und die studentische Gruppe an Einflussgröße bereitstellt. Somit führt die unverzichtbare Reflexion im Feld der Handlung zu Klärungen, die erst in der Nacharbeitung des Erlebens durch die Handlung an Reflexionswissen gewinnt und mittels der Sprache – oder wie hier in schriftlicher Form – davon Zeugnis ablegt.[36]

Beispielhaft hierfür sei eine Fallbeschreibung meiner leiblichen Wahrnehmung, wie kürzlich in der Praxis erfahren:[37]

Ich untersuche und behandle – nach erfolgter Anamnese – M. erstmals in seinem Bauchraum:

1.3.1 Ein Protokoll meiner osteopathischen Tastwelt

„Meine Hände berühren die Bauchoberfläche von M. Mit dieser Berührung lasse ich mich ein in die Tiefe seines Gewebes und falle in seine Bauchhöhle, werde mehr da hineingezogen – in diesen Raum – wie ein Stein, der auf den Grund eines Sees langsam hinabgleitet. Ich fühle auf dem Weg dorthin Dunkelheit und pulsierende Bewegung, dabei wird mir kalt in den Armen. Die Kälte lass ich nicht zu. Sie gehört nicht zu mir – kommt von M. und ich gebe sie wieder zurück. Später, (das weiß ich aus meiner Erfahrung) wird die Kälte sich auflösen – weg sein, wenn ich das Gebiet behandelt habe – falls ich es behandeln werde. Die pulsierenden Bewegungen, die teils schnell, teils langsam sich anfühlen, verwirren mich etwas. Ich bleibe an diesem Ort und erlebe langsam eine Beruhigung, - - dauert Minuten - die sich zu einem gleichmäßig rhythmischen

---

36 Ich danke Frau S. Rinofner Kreidl (Graz) für wertvolle Hinweise zu diesem Thema.
37 Dieses Protokoll wird weiter unten (6.9) phänomenologisch-semiotisch interpretiert.

Pulsieren entwickelt. Das berührte „Gebiet" beginnt heller zu werden, farblich sich zu verändern. Orange trifft den Farbton wohl am besten. Dabei nehme ich jedoch keine räumlich-gegenständlichen Konturen im Gewebe wahr. Ich verweile weiter dort – habe das Gefühl, dass meine Finger sich zu einem Punkt hinbewegen, den es zu „drücken" gilt – bzw. leicht zu berühren. Das tue ich auch. Während ich in die Tiefe des Gewebes „drücke", mich hineinbegebe, nehme ich einen Widerstand von dort aus der Tiefe wahr – ein Widerstand – so als stellte sich mir M. „lokal" entgegen. Es ist nicht das oft erlebte reflektorische Zusammenziehen von Gewebe. Es ist mehr wie eine Art von Antworten oder eine Art von Echo von innen, von M. heraus, das ich aber nicht akustisch höre, dennoch wahrnehme in mir – als eine Antwort auf meine Intervention. Mein Arm wird müde oder schwer. Ich antworte auf das Echo darauf wie im Dialogischen – beginne das Gewebe zu verschieben nach rechts und links und fühle, dass es nach rechts besser verschiebbar ist. Dort – rechts – halte ich es zart mit meinen Fingern fest, fixiere es achtsam – warte auf seine Antwort – und spüre ein beginnendes Pulsieren, was ich nur unter Konzentration Ms' Gewebe zuordnen kann. Ich war mir unsicher, ob es von meinen Händen ausging. Das ist nicht der Fall und ich atme ruhig zu meiner Entspannung in mich hinein. Ordne mich – bewege mich auf der Stelle – um mich sicher (nur) auf sein Pulsieren zu konzentrieren. Das Pulsieren fühlt sich nicht gesund, nicht normal an. Es gehört da nicht hin – ist nicht intelligent, ist energieschwach – und ist begleitet von einer Abgrenzung, Abweichung, die ich weich und gestaut fühle, wie ein Wasserkissen – in seiner Konsistenz nachgebend. Nein, einen Knoten oder eine Verhärtung kann ich ausschließen. In mir taucht – höre das aber nicht – der Begriff des *„obliquen Modus"* auf, verfolge den Begriff aber nicht weiter, da ich „weiß", ich werde sonst von dem, was da gerade geschieht, abgezogen, werde gestört in meiner Wahrnehmung – bin sonst raus aus der Tiefe des Feldes. Mit dem Pulsieren erlebe ich wie M. eine Unruhe entwickelt, derer ich in mir auch gewahr werde. Ich weiß aus Erfahrung: die Unruhe, die ich in mir jetzt erlebe, ist nicht von mir, sondern eine Art von resonierendem Erleben, das nur M. betrifft, da diese von ihm ausgeht. Ist das wirklich so? Ich spüre das in mir nach und fühle das so „bestätigt". „Es hat nichts mit meinem Leib zu tun", sage ich mir. Ich löse ein wenig die Fixierung, nehme die Finger etwas zurück und verschiebe vorsichtig die Gewebsschicht gegenüber dieser Umgebung. Dieses Manöver tut mir gut. Erlebe ich dadurch doch eine Entspannung meiner Arme, Hände und Finger, die jetzt flächiger in das Gewebe reingezogen werden, so als würde das Gewebe von M. der „Bestimmer" der Bewegung sein, der mit meinen Fingern „spricht", diese anweist bzw. diese führend dirigiert. Ich lasse mich drauf ein – treibe und erfahre ein größeres Areal in Ms' Bauch, das mich „aufsaugt". Dabei erlebe ich mich leicht und sicher. Dies ist ein Gefühl, wie wenn ein zusammengedrückter, nasser Schwamm sich ganz langsam ausbreitet, während man die Hand leicht geschlossen um den Schwamm gelegt hält. „Kein Widerstand leisten jetzt!", das weiß ich – dies wäre nicht gut für den Prozess. Vielmehr der Intelligenz der Leib-Gewebe vertrauen, sie weiterverfolgen – so wie fast immer. Darauf ist Verlass – sowohl der meinen wie der von M. Ich warte ab und lasse alle minimalen Fingerwindungen in der Tiefe von Ms' Gewebedirigat zu. Irgendwann kommt es zur Bewegungs„stille", nicht Stillstand. Die Unruhe – der ich nachspüren will – ist nicht mehr zu kontaktieren. Ich kann sie nicht nachspüren noch erscheint sie in mir. Ich nehme keine Resonanz von M. in mir oder ich in ihm für diese spezielle Qualität wahr. Sie scheint sich aufgelöst zu haben. Ich konzentriere mich wieder auf das Pulsieren. Ich mache einen Vorstoß mit den Fingern das Pulsieren aufzuspüren. „Scanne" kleinflächig in der Umgebung den Bauchraum ab. Finde in dem Areal aber im Vergleich zu vorher, wo ich jetzt wieder gegenwärtig bin, eine qualitativ andere Situation vor. Ich meine festzustellen, dass es sich jetzt um eine entspanntere Bewegung oder intime Rhythmik zu handeln scheint. Da ist der Raum, der die Farbe nicht verloren hat – im Gegenteil – der Raum füllt sich zunehmend mit Helligkeit in verschiedenen Farbtönen. Ich erlebe dies als etwas Gleichmäßiges, Aufgeräumtes, Beruhigtes, Zufriedeneres, so wie wenn man ein Messinstrument kalibriert hätte, auf das Verlass ist, dem man vertrauen kann in seiner präzisen Arbeitsweise. Meine Hände spüren dem Raum noch eine kurze Weile nach. Ich spüre achtsam in Ms' Gewebe noch etwas hinein, erlebe jedoch keine erneute Änderung der letztlich wahrgenommenen Leibsituation weder in M. noch in mir. Meine Hände bewegen sich in eine andere Region des Bauchraums neuerlich auf der Suche, dort wo Gesundheit fehlt."

Im Sinne der einleitenden Bemerkungen dieses Kapitels bleibt anzumerken, dass sich meine osteopathischen Erfahrungen, die ich in dieser Arbeit präsentiere, sowohl semiotisch als auch phänomenologisch interpretieren lassen. Indem ich sie verschriftlicht, artikuliert und objektiviert habe, stelle ich meine Erfahrungen der kritisch-kollegialen Öffentlichkeit zur Verfügung. Ich hoffe damit einen fruchtbaren Prozess für die Osteopathie eröffnen zu können.

Die Individualität von osteopathischer Erfahrung gehört klassischerweise zur Osteopathie. Zugleich gehört es aber auch dazu, dass sie offen diskutiert wird. Mein Bestreben ist es, dies in dieser Arbeit möglichst hochwertig darzustellen.

Ferner ist für meine prozess-philosophische Entwicklung innerhalb dieser Arbeit zu erwähnen, dass ich zu Beginn dieser Dissertation eine berichtende, erzählende Intention im Blick auf meine eigene osteopathische Praxis hatte, die sich mit der Darstellung und Rechtfertigung qualitativer Wahrnehmungen und Erfahrungen befasste. Diese kommen im schulmedizinischen und davon beeinflussten osteopathischen Gegenwartsdiskurs nicht hinreichend zum Ausdruck, da hier ganz vorwiegend quantitative Standards und Annahmen als angemessen gelten. Narration ist hier für mich philosophisch gerechtfertigt, wenn ansonsten qualitativ wesentliche Aspekte der Wirklichkeit nicht erfasst, bezeichnet und öffentlich dargestellt werden können.[38]

Zunächst erschien mir für meine Intention der Philosoph Merleau-Ponty der angemessene Denker, da die qualitativen auf den Leib fokussierten Aspekte, um die es in der osteopathischen Erfahrung geht, in dieser Philosophie mit großer

---

38 Vgl. die sorgfältige Argumentation von Hampe 2014, S. 11 ff.

Sorgfalt berücksichtigt werden. Da aber durch die philosophisch reflektierte Übersetzungsarbeit von Pöttner (2005) im Forschungsdiskurs die klassische Osteopathie bereits im Kontext des Amerikanischen Transzendentalismus und des beginnenden Pragmatismus verortet worden ist, wurden mir im Hinblick auf die Jetztzeit zunehmend Fragen nach den phänomenologischen und pragmatistischen Wurzeln der komplementärmedizinischen Praxis der Osteopathie bedeutsam.

Dem geschuldet habe ich eine Untersuchung der Hauptschriften der Gründerväter der Osteopathie A. T. Stills und J. M. Littlejohns in meine Arbeit miteinbezogen. Insbesondere bei Still kann ich zeigen, dass – mit Peirce' zu sprechen (s. u. 6.9) die abduktiven, induktiven und deduktiven Schlussfolgerungsprozesse, die als Argumente symbolische Legizeichen darstellen, in der *actio palpationis* präsent sind, mithin sind sie in den Leib eingeschrieben. Ebenso zeigte die Swedenborgrezeption bei Still, dass das osteopathische Modell von Anfang an nichtkartesisch gemeint war. Hier erschloss sich für mich ein philosophischer Vorsprung vor der (französischen) Phänomenologie, die bei Merleau-Ponty und wohl auch bei Sartre letztlich kartesisch geblieben ist. Dieser Restkartesianismus geht wohl auf eine entsprechende Husserlrezeption zurück (Métraux 1986, S. 221).

Für mich stellte entsprechend die Lektüre und Verarbeitung des amerikanischen Semiotikers Charles Sanders Peirce (Pape 1983) eine Art Offenbarungserlebnis dar. Peirce hatte schon 1903 eine differenzierte, alltagsorientierte Phänomenologie entwickelt, auf deren Basis alle wissenschaftlichen Verfahren kategorial klassifiziert werden konnten. In dem von Peirce vorgeschlagenen System der Wissenschaften gibt es daher viele Gegensätze gar nicht, mit denen ich glaubte, kämpfen zu müssen. Wie später Whitehead, hält schon Peirce die Verallgemeinerung bestimmter Erfahrungsbereiche, wie desjenigen der Physik, auf alle anderen Erfahrungsbereiche für unzulässig (Hampe 2014, S. 34). Zugleich schließt die Geltung der genuin triadischen Zeichenrelation jede Art von „Subjekt-Objekt-Spaltung" in Erkenntnisprozessen aus. Aber in der Phänomenologie Merleau-Pontys und Teilen der osteopathischen Praxis kommt diese Spaltung weiter vor.[39] Wenn weiter der *Outcome* im Sinne der pragmatischen Maxime Peirce' untersucht wird, stehen sich die Orientierung an qualitativen Wahrnehmungen und Erfahrungen sowie Behandlungskontrolle im Sinne Littlejohns nicht ausschließend gegenüber. Schließlich erwächst die Semiotik Peirce' aus seiner Phänomenologie.

---

39 Vgl. auch Hampe 2014, S. 300, dem bewusst ist, dass die Leistung von Peirce, Whitehead und Heidegger von vielen gesellschaftlichen Praktiken und Philosophien nicht rezipiert worden ist.

Anders die Phänomenologie Merleau-Pontys, anhand derer ich in dieser Arbeit den Begriff des „osteopathischen Leibes" entwickle. Ich sehe die osteopathische Praxis dadurch philosophisch gerechtfertigt. Peirce' Phänomenologie wiederum lehrt uns, dass die Unterscheidung von „präreflexiv" und „reflexiv" bei Merleau-Ponty ein zu wenig reflektierter kartesischer Rest geblieben ist.

Ich nehme die Denkleistungen dieser Philosophen dabei mit Dankbarkeit in Anspruch.

Allen wesentlichen von mir behandelten Autoren gemeinsam ist die relationale Orientierung ihrer philosophischen Schwerpunkte an Bezügen des menschlichen Organismus zu ihrer Umwelt und an seiner perspektivischen Ausrichtung im Kontext zur Natur.[40] Intensiv habe ich das an den Arbeiten von Uexkülls, Hoffmeyers und auch Fuchs' erfasst, welche diese Ansätze weiterführen.[41]

1.4 Gliederung der Arbeit

Die fünf Teile der vorliegenden Arbeit sind nicht modular gegliedert, sondern bauen systematisch aufeinander auf.

- Der erste Teil der Arbeit untersucht die Wirklichkeitsannahme und die Gegenwärtigkeit einer osteopathischen „Tastwelt", die als der professionelle Ausgangspunkt für Phänomene von Wahrnehmungserlebnissen vorausgesetzt werden. Die Tastwelt der Osteopathen ist eine für die Gesamtarbeit vorangestellte Interviewstudie mit qualitativer Datenerhebung. Zur Beantwortung von Fragen „wie Osteopathen wahrnehmen" habe ich im Design einer empirischen Studie gegenwärtige Osteopathen zu ihren Erlebnissen in der Tastwelt befragt. In kritischer Reflexion kodiere ich die Ergebnisse kategorial. Dieses Material wird philosophisch interpretiert und dient als Grundlage zur Weiterentwicklung der Gesamtarbeit.
- Der zweite Teil stellt kontrastierend die klassische Osteopathie der Gründerzeit systematisch vor. Dies erfolgt als biographischer Durchgang durch die Lebenswerke der Begründer der Osteopathie A. T. Still und J. M. Littlejohn. Dabei wird Bezug auf deren philosophische Grundannahmen vor dem Hintergrund der Osteopathie als neuer Entwurf zur bisherigen Heilkunst genommen. Es wird

---

40 Ich versuche zu zeigen, dass der romantische Naturbegriff im Amerikanischen Transzendentalismus soweit gefasst war, dass er auch die Aspekte der Sozialität als differenzierte Phänomene einschloss.
41 Der erarbeitete Naturbegriff orientierte sich an einer leiblich-organischen Form von Lebensbedingungen und deren organischer Erfahrung, wie die Natur/System/Umwelt auf diese im osteopathischen Kontext einwirkt.

der philosophische Referenzrahmen der romantischen Philosophie des Amerikanischen Transzendentalismus hin zum Pragmatismus untersucht, innerhalb dessen sich die Osteopathie im 19./20. Jahrhundert konstituierte.
- Beispielhaft für die philosophische Grundannahme einer osteopathischen Wissenschaft und deren mögliche Bezüge zur Philosophie des beginnenden 20. Jahrhunderts wird mittels exemplarischer Textinterpretation im dritten Teil der Arbeit deren Verortung in der *Psychophysiologie* und anderer Texte J. M. Littlejohns untersucht. Die Ergebnisse und Einsichten werden im Verhältnis zum vierten Teil der Arbeit kritisch untersucht, besprochen und analysiert.
- Teil vier der Arbeit ist auf die phänomenologische Philosophie Maurice Merleau-Pontys gerichtet, der, wie ich meine, als Gewährsmann für die Wahrnehmungsphilosophie in der Osteopathie stehen sollte. Das *Primat der Wahrnehmung*[42] bzw. die prinzipielle Vorordnung der Wahrnehmung wird kritisch vor dem Hintergrund seiner Leibphilosophie und der perzeptiven Wahrnehmungswirklichkeit untersucht und ins Verhältnis zu den Studienergebnissen des ersten Teils gesetzt. Dabei wird die Wahrnehmungstheorie als Verortung der Osteopathie im Sinne einer Wahrnehmungs- und Erfahrungs-Philosophie untersucht.
- Teil fünf untersucht den Status quo der Osteopathie im 21. Jahrhundert und was sie für dieses Jahrhundert an neuen philosophischen Einsichten bereitstellen kann. Sind doch die rezipierten Ergebnisse der Klassiker des zweiten und dritten Teils bis heute nur ansatzweise als ein medizinphilosophisches Programm wahrzunehmen, dessen theoretischer Habitus sich aus einem philosophischen Zugang erschließt. Mittels der Ergebnisdarlegung wird nach einem Neuzugang osteopathischer Grundannahmen gefragt. Insgesamt stellt meine Arbeit die Vorordnungen von qualitativer Wahrnehmung und der *actio palpationis* diskursiv gegenüber. Postuliert wird eine Argumentationslinie zwischen erkenntnistheoretischem Diskurs der Phänomenologie und dem Pragmatismus bzw. der Biosemiotik von Uexküllscher und Hoffmeyerscher Prägung. Diese verstehe ich als ein mögliches philosophisches Modell der Osteopathie, das bei der stummen perzeptiven Kommunikation seinen Ausgangspunkt nimmt und im Verlauf der Arbeit zu einer visuell und verbal kommunizierten Wahrnehmungs- und Erkenntniswelt führt. Die Geltungsansprüche der osteopathischen Wirklichkeit können in diesem Modell gut artikuliert werden.

---

42 Der Titel meint hier nicht die Publikation Merleau-Ponty 2003a, sondern wird als Topos gesetzt.

1.5 Forschungslage und Gang der Rezeption

Zwei vordergründig unterschiedliche Gegenstände begegnen sich in dieser Arbeit und sollen sich gegenseitig anregen: Zum einen die Osteopathie als medizinische Einzelwissenschaft, die vordergründig naturwissenschaftlich ihren Geltungsanspruch einer praktizierenden Wirklichkeit als Teil der Komplementär-Medizin im 21. Jahrhundert gefunden hat. Zum Anderen philosophische Theorien aus den Traditionen der Phänomenologie und des amerikanischen Pragmatismus, die ungeachtet ihrer Unterschiedlichkeiten gemeinsam haben, dass sie sich beide von der positivistisch reduzierten Naturwissenschaft nicht vereinnahmen lassen.

Versucht wird ein methodischer Brückenschlag. Weder können und sollen hier die Vorgehensweisen der medizinwissenschaftlichen Evidenzforschung Anwendung finden noch soll ausschließlich phänomenologisch verfahren werden. Denn die Phänomenologie (der Merleau-Pontyschen Richtung) wirft, wie oben bereits erwähnt, ihrerseits Fragen auf, welche nur im Kontext pragmatistischer Grundannahmen zu beantworten sind.

Wie stellt sich nun die für meine Arbeitsziele relevante Forschungslage dar?

Aufseiten der Osteopathie ist die Quellenlage zu den philosophischen Grundannahmen der Osteopathie noch erstaunlich wenig aufgearbeitet. Dies ist dem Umstand geschuldet (wie oben bereits dargelegt), dass die junge Wissenschaft sich sehr früh im Feld der Medizin eingerichtet hatte (Fuller 2013, S. i).

Oft ist nicht klar, dass sowohl Still als auch Littlejohn die Osteopathie als Medizin konzipiert hatten, die alle bekannten Krankheiten behandeln konnte – und dies z. T. auch erfolgreich tat (Pöttner 2005; 2009). Dies geschah im Kontext einer eher romantischen Philosophieform, dem Amerikanischen Transzendentalismus, der seinen bekanntesten Vertreter in Ralph Waldo Emerson hat.

Beispielhaft hierfür sei aus einer Rede Littlejohns von 1899 zitiert:

> „Können Sie sagen, woher das Leben kommt, wohin es geht und welchem Zweck es dient? Wenn Sie Ihre Hände auf einen Kranken legen, dann tun Sie das so ehrfürchtig, als würden Sie den Urmechanismus von Erde und Himmel berühren, den Körper des Menschen, die vollkommenste Verkörperung göttlicher Weisheit." (Littlejohn 2009a, S. 25)

Bei der Übersetzung der Schriften Stills und Littlejohns ins Deutsche wurde deutlich, dass sowohl in einzelnen Werken Littlejohns wie der *Psychophysiologie* (2009b) als auch sonst in der osteopathischen Literatur der philosophische Rahmen, in dem die Osteopathie agierte, diskutiert wurde (McConnell 1915). Das geschah z. T. noch zu Lebzeiten Stills, ohne dass er widersprochen hätte. Im Wesentlichen kann die vorliegende Arbeit an die damalige Diskussion anknüpfen.

Aus jüngerer Zeit ist vor allem der Osteopath Walter McKone (McKone 2001) zu nennen, der entsprechende Überlegungen geäußert hat, welche die osteopathische Philosophie sowohl mit pragmatistischen als auch vor allem mit phänomenologischen Erwägungen in Zusammenhang gebracht hat. Berücksichtigung verdient auch die Arbeit von Fuller (2013). Fuller ist Mitglied der „Neuen Kirche Swedenborgs"[43] und kranialer Osteopath. Er arbeitet die amerikanische Religionsgeschichte des 19. Jahrhunderts auf. Viele Beziehungen zwischen der Swedenborgschen Philosophie und Stills Entwicklung hin zu seinem medizinphilosophischen Programm, die auch bei Trowbridge 2006 erwähnt werden, werden hier ausführlich beschrieben und belegt. Vor allem wird hier der erhebliche Einfluss Emanuel Swedenborgs auf den (in unseren Begriffen: linksliberalen) Teil der Kultur der USA nachvollziehbar dargelegt. Aus meiner Sicht bleibt an dieser nicht unbedeutenden Arbeit aber offen, warum sich z. B. bei Emerson eine teilweise zurückhaltende Rezeption Swedenborgs zeigt, die später bei William James und vor allem Charles Sanders Peirce im Pragmatismus zwar zu einem bleibenden Interesse an Swedenborg, aber zu keinem ungebrochenen Enthusiasmus mehr führt. Das wird hier erwähnt, weil neben dem handelnden Vollzug der *actio palpationis* die klassische Osteopathie nur dann verstanden werden kann, wenn zugleich gesagt wird, dass diese nach der palpatorischen Diagnose und Behandlung die Einschränkungen aufhebt, welche den freien Fluss der Lebenskraft verhindern.[44] Und Fuller 2013 weist nach, dass Stills Umorientierung seit den 1850er Jahren nicht zuletzt auf eine intensive Swedenborg-Rezeption zurückgeht.

In diesen Beiträgen wird festgehalten, dass die osteopathische keine positivistische Position ist bzw. war. Das heißt, die Wirklichkeit bestand für sie nicht einzig aus isolierten Sinneseindrücken oder – wie im Positivismus des frühen 20. Jahrhunderts – aus logisch verbundenen Tatsachenfeststellungen, die in problematischer Weise sekundär induktiv geordnet werden mussten. Still etwa behauptete, dass er in der taktilen Wahrnehmung und Erfahrung den Anderen durchaus als ihn selbst erfassen konnte. Dass dies der Fall war, zeigte sich für Still und Littlejohn im Vorliegen dokumentierter Behandlungserfolge.

Aus meiner Sicht muss freilich der Palpationsaspekt in der *Tastwelt* weiter vertieft werden, um zu einem aktualisierten philosophischen Verstehen der Erlebnispraxis zu gelangen. Das zeigt sich auch an gegenwärtigen Äußerungen von Osteopathen, wie ich dies in meiner Interviewstudie zeigen kann.

---

43 Vgl. unten S. 107 ff.
44 Auf den Begriff der *Lebenskraft* und ihre Bilder bzw. deren Bedeutung für das philosophisch-osteopathische Konzept wird in Teil II und Teil III ausführlich eingegangen werden.

Mein Erkenntnisgang hierzu vollzog sich folgendermaßen: Ich glaubte lange Zeit, die philosophischen Defizite der gegenwärtigen Osteopathie dadurch korrigieren zu können, dass ich sie in Bezug zur phänomenologischen Leib- und Wahrnehmungsphilosophie Maurice Merleau-Pontys setze. Während der Interviews ergab sich freilich, dass keineswegs alles, was Merleau-Ponty begrifflich unterstellt, durch osteopathische Äußerungen gedeckt ist. So zeigte sich beispielsweise, dass die Sprache vieler Osteopathen nicht die Unterscheidung von „Wahrnehmung" und „Erfahrung" so trifft, wie von Merleau-Ponty vorgedacht.[45] Dies führte dazu, dass ich auch den semiotischen Aspekt des klassischen Pragmatismus zu sehen begann, der zeitgleich zur Osteopathie entstanden ist. Der semiotische Aspekt ist bei Merleau-Ponty unterbelichtet, weil er von demjenigen Teil des Strukturalismus vor Umberto Eco beeinflusst ist, der alle Zeichenarten nach dem Modell der Sprache analysiert. Daher redet Merleau-Ponty im phänomenologischen Horizont von „Präreflexivität", welche demjenigen Prozess vorausliegt, durch den es zu propositionalen Äußerungen kommt. Man kann von Charles Peirce (1983) aber lernen, dass dies zu einseitig gedacht ist.

Das führte mich zur genaueren Wahrnehmung der Klassiker der Osteopathie: A. T. Still und J. M. Littlejohn. Letzterer erfasst explizit neuronale Prozesse als Kommunikation, sodass die Unterscheidung von Merleau-Ponty zwischen naturwissenschaftlichem Vorgehen und philosophischem Begreifen relativiert bzw. genauer bestimmt werden muss – sofern man neuronale Vorgänge überhaupt sinnvoll als eine Art von Kommunikation verstehen kann. Hier liegt eine Herausforderung an die adäquate Begriffsarbeit.

Trotzdem bleibt eine gewisse Spannung erhalten: Einige der faszinierenden Ideen von Merleau-Ponty sind und bleiben für die gegenwärtige Osteopathie äußerst relevant. Welche, werde ich im nächsten Kapitel darstellen.

---

45 Sprachlich umschreibt der Osteopath meist seine *actio palpationis,* indem er dieses und jenes *„spürt"* bzw. *„fühlt".*

2 Teil I: Die Tastwelt der Osteopathen

„Die erlebte Erfahrung ist unmittelbar nur für denjenigen interessant, der ein Interesse am Menschen hat. Ich habe niemals gehofft, dass meine Arbeit den Physiker als Physiker sehr interessieren könnte. Aber Ihre Beschwerde richtet sich genauso gut an alle Werke der Philosophie." (Merleau-Ponty 2003, S. 75)

Im folgenden Teil wird im Anschluss an Merleau-Ponty in Begrifflichkeiten zur Interpretation osteopathischer Wahrnehmungs- und Erfahrungserlebnisse investiert, die erst in Teil IV begründet und präzisiert werden. Dieses Vorgehen begründe ich damit, dass zunächst die *Tastwelt der Osteopathen* in Interviews präsentiert werden soll, um eine Basis für die Argumentation der Arbeit zu gewinnen. Möglicherweise ergeben sich aus den Ergebnissen der Interview-Studie Anhaltspunkte, welche die philosophischen Annahmen Merleau-Pontys bestätigen oder vielleicht auch – zumindest teilweise revidieren.

Hier stelle ich übersichtlich und knapp Ansatz und wesentliche Ergebnisse der qualitativen Interview-Studie dar. Wer darüber hinaus Interviewfragen, Leitfaden und alle Interviews ganz lesen möchte, kann dies auf www.kaiser-osteopathie-bonn.de tun.

2.1 Einleitung

Osteopathie ist die Kunst des leiblich berührenden Handelns im medizinisch-therapeutischen Kontext. Diese (Be-)Handlung wird mit der Absicht und dem Ziel vollzogen, Gesundheit im Anderen zu fördern. Dabei ist die auf den Anderen gerichtete Handlung als osteopathische Palpation die Schlüsselfigur dieser (Be-)Handlungsform. Durch sie manifestiert sich das Agens der Osteopathie als eine medizinische Erfahrungswissenschaft, die an die haptische Perzeption des Anderen gebunden ist.

Ich betrachte die osteopathische Palpation als eine praktische Kunst therapeutischer Interaktion. Das ist der Topos der *actio palpationis*. Jedoch existiert bisher die *actio palpationis* in der *real world situation* der osteopathischen Praxis als Terminus technicus nicht. Die *osteopathische Palpation* ist der medizinisch gängige Begriff, um diese Handlungen zu beschreiben. Der Begriff kann alltagssprachlich mit *"healing touch"*, „Palpation", *„Ecoute"* und „osteopathische Berührung" gleichgesetzt werden (Cèsar 2009, S. 48–53). Alle diese Termini stehen gleichberechtigt in den osteopathischen Lehrbüchern für die Vielfalt der osteopathischen Praxis.

Durch diese praktizierte *actio* konstituiert sich eine *Tastwelt*, die nach Überzeugung der Osteopathen ein therapeutisches Feld zwischen Behandler und Patient bildet. Dieses Feld wird als eine Erlebniswelt von sinnlichem Empfinden, Erfahren und Wahrnehmen erzeugt. Es ist die Form, wie dem Osteopathen die Palpationserlebnisse als Phänomene im natürlichen, leiblichen Erfahrungsvollzug wirklich erscheinen. Es gilt, diese Phänomene innerhalb des Feldes zu untersuchen.[46]

Was lässt sich über das besagte Feld ausmachen? Das Feld hat man sich polysektoral-dimensional vorzustellen, da es sich räumlich an der Körper- und Leiblichkeit *zwischen* dem Selbst und dem Anderen ausrichtet.[47] Die Beziehung – durch die Tastwelt konstituiert (*zwischen* dem Osteopathen und dem Patienten) – wird in diesem Teil der Arbeit mittels der Berührung horizontal-direktional angenommen: Nämlich von der Eigenleiblichkeit des Osteopathen ausgehend zur Fremdleiblichkeit des Patienten hin. Ich nehme an, dass sich der Eigenbezug von osteopathisch erfahrbarer Leiblichkeit in der Fremdbezüglichkeit des Patienten erschließen lässt – und umgekehrt. Die Eigenleiblichkeit konstituiert sich als ein responsives Erleben im Selbst der Behandler und eines sich darauf gründenden therapeutischen Verhaltens zum Anderen, auf das sich die osteopathische Therapie stützt. Es stellt die Osteopathen als Wahrnehmende dar mittels ihres Leibs.[48] Osteopathen in Aktion sind somit als Subjekte wahrnehmend konstituiert – als *actores percipientes*.

Die Perspektive im ersten Teil der Arbeit zum möglichen Erfahren von Wahrnehmungsinhalten ist hypothetisch an Merleau-Ponty angelehnt. Gerichtet ist sie auf die „Bestimmung des Wesens der Wahrnehmung etwa, des Wesens des Bewusstseins", auf die „natürliche Einstellung" und den professionellen „Weltbezug" des Osteopathen in seiner beruflichen „Faktizität" (Merleau-Ponty 1966, S. 3).

Die Mitteilungen von Wahrnehmungserlebnissen stehen im Folgenden im Mittelpunkt einer qualitativen Untersuchung. Die Wahrnehmungserlebnisse wurden durch strukturierte Befragungen von Osteopathen gewonnen und die-

---

46 Als Tastwelt wird folgende Arbeitsdefinition zugrunde gelegt: *Die Tastwelt konstituiert sich als ein Feld von berührender Begegnung, das durch die osteopathische Palpation (actio palpationis) zwischen Osteopath und Patient entsteht und sich im Zwischen entwickelt. Im Zentrum stehen nonverbale Erlebnisse zwischen Osteopath und Patient. Durch die Beendigung der Berührung löst sich dieses Feld auf.*

47 Vgl. das Protokoll 1.3.1 und 6.9. Es gibt mehrere Dimensionen und Bereiche, weil Körper und Leib unterschieden werden und dies gleicherweise für den Osteopathen und den Patienten gilt.

48 Diese phänomenologische Beschreibung soll den Aspekt des Selbstverhältnisses des *actor percipiens* hervorheben.

nen als Datenmaterial zur Beantwortung der Frage, ob Wahrnehmungserlebnisse von Empfindungserlebnissen unterschieden und bezeichnet werden – und mit welchen qualitativen Phänomenbegriffen Osteopathen ihr Unterscheidungsvermögen sprachlich ausdrücken.

2.2 Ausgangssituation zur Erstellung der Interview-Studie

Mir sind in meiner über 28-jährigen osteopathischen Behandlungserfahrung Phänomene begegnet, die zu dieser Forschungsfrage führen: Wie gut kann der Osteopath im Vollzug der *actio palpationis* seine Erlebnisphänomene in der Tastwelt, die er leiblich erfährt, in verbale Reflexionen und ggf. grafische Darstellungen überführen? Ich habe meine Wahrnehmungserlebnisse über die Jahre protokolliert, sie dadurch und im Gespräch mit anderen zu *Erfahrungen* verarbeitet.

Mit dieser Studie untersuche ich, ob vergleichbare Erfahrungen auch von anderen reflektierenden Osteopathen berichtet werden.

Mit der Befragung zur osteopathischen Tastwelt wird ein neuer Zugang zur klassischen Osteopathie versucht, der darin besteht, dass ich das aktuale Verständnis von erlebtem Wirklichkeitsbewusstsein bei Osteopathen in ihrer Selbstsicht untersuche. In den Texten der Klassiker der Osteopathie fehlt jegliche Beschreibung qualitativer Phänomene unterhalb einer propositionalen Ebene. Dabei bilden definierte Schlüsselfelder der klassischen Osteopathie wie „Wahrnehmung", „Leib", „Intersubjektivität" ferner die *actio palpationis* den Ausgangspunkt der zu untersuchenden Phänomenalität der Tastwelt. Dies werde ich in Verbindung mit der leibphänomenologischen Position Merleau-Pontys (1966) entwickeln. So berichtet das Subjekt der Wahrnehmung selbst über die osteopathischen Schlüsselfelder in den Interviews (Merleau-Ponty 1966, S. 244 ff.). Mein Vorgehen leitet sich aus Merleau-Pontys Wahrnehmungsmodell ab, das in der *Berührung* die leiberfahrbare Begründung findet (Merleau-Ponty 1986, S. 184 f.). Für diese Art der Wahrnehmung wird der Leib als Wahrnehmungsorgan gesetzt. Dies gilt für die behandelnden Osteopathen wie für die Patienten. Es wird (auch) Merleau-Pontys Chiasmus-Gedanke herausgearbeitet, so wie Merleau-Ponty diesen in seinem Spätwerk entwickelte. Dessen argumentative Anwendbarkeit auf die Intersubjektivität als zwischenleiblichen Wahrnehmungsakt von Osteopath und Patient bzw. umgekehrt ist Teil der Interviews (Merleau-Ponty 1966, 1986). So liegt das zentrale Moment dieses ersten Teils der Arbeit in der Eröffnung eines „berührbaren Seins" (Merleau-Ponty 1986, S. 176), das in der Tastwelt „als Feld der Wahrnehmung und des Handelns" (Merleau-Ponty 2003, S. 33) konstitutiv für das Einlösen einer osteopathischen Wirklichkeit steht. Der Vollzug der palpatorischen Handlungspraxis, welche ich zu einer Entgrenzung und Auflösung hin zum Chiasmus denke, ist die notwendige Bedingung der *causa finalis* der osteopathischen Praxis. Dies wird durch die Befragung von Osteopathen weiter erhellt.

Ich beginne deshalb mit folgender Arbeitshypothese:

Ein Osteopath ist im Vollzug seiner *actio palpationis* privilegiert, Erlebnisphänomene in der Tastwelt als Empfindungs- und Wahrnehmungsgeschehen leiblich zu erfahren, die in seiner verbalen Reflexion im Interview „Explikationsdaten" generieren. Diese Explikationsdaten sind geeignet, phänomenologisch-philosophische Grundannahmen eines aktualisierten Verständnisses von erlebtem Wirklichkeitsbewusstsein differenzierend darzustellen bzw. an erinnerter Erfahrung zu sättigen.

Die Erlebnisphänomene beziehen sich auf:

- die Eigenleiblichkeit;
- die Fremdleiblichkeit;
- die intersubjektive Wirklichkeit (der Chiasmus).

Die Differenz von Darstellungen erschließt sich durch mitgeteilte Erlebnisse von körperlich sinngebundenem Empfinden vs. leiblichem Wahrnehmen. Beide werden der erlebten subjektiven Wirklichkeit des Osteopathen zugeschrieben.

2.3 Überlegungen zur methodischen Herangehensweise

Eine systematisch-empirisch angelegte, qualitative Untersuchung, die auf Interviews beruht, erscheint vielleicht überraschend innerhalb einer philosophisch-phänomenologischen und semiotischen Forschungsarbeit. Doch hat dieses Vorgehen zur Forschungsfrage einen begründeten Bezug, da ich einen Einblick geben will in die *"real world situation"* der Empfindungs-, Wahrnehmungs- und Erfahrungsmodalitäten von Osteopathen in einer von ihnen selbst versprachlichten Form. Ein solcher Einblick ist nur mit Methoden der qualitativen Sozialforschung zu erhalten. Gegenstand der Interviews ist die professionell entwickelte und immer wieder eingeübte, sinnlich trainierte Wahrnehmungs- und Erfahrungspraxis, die den Einstieg und den Verlauf der Behandlung bestimmt.

Personen, Art und Stilmittel, welche die Tastwelt konstituieren, finden in *der Lebenswelt* statt, die für den Osteopathen in einer leiblich-existenziellen Verbundenheit dieses interpersonellen Mediums der Berührung besonders charakteristisch erscheint und für ihn Bedeutung hat.

Die Interviews sind durch Fragen so vorstrukturiert, dass die osteopathische Introspektion angesprochen wird, die der phänomenologischen Philosophie der Art Husserls in ihrem Wesen eigen ist. Die Fragen wiederum sind so konstruiert, dass der Interviewer, der seinerseits Osteopath ist, mit der Erfahrungs- und Erlebniswelt anderer tätigen Osteopathen in Beziehung tritt. Ferner dient die Befragung dem Vergleich der Osteopathen untereinander.

Somit wird beim Osteopathen seine wahrnehmende „Gegenwärtigkeit" leibgebundener, „Welterfahrung" (Merleau-Ponty 1966, S. 4) und apperzipierter Wirklichkeit im Akt der Patientenpalpation expliziert und präsentiert. Gedacht ist an ein osteopathisches „Präsenzbewusstsein" während der Behandlung, in dem die Wahrnehmungserlebnisse primäre Qualitäten besitzen, die in der Folge „Sinnesdaten" generieren. Wobei der Begriff *Sinnesdaten* in diesem philosophischen Rahmen freilich nur eine reduktionistische Sicht transportieren würde. Denn kritisch verstanden sind „*Sinnesdaten*" ihrer Bedeutung schon beraubte Informationseinheiten, die z. B. als Empfindungen haptisch über die Körpersinne generiert und physikalisch-neuronal übermittelt werden. Ich unterstelle mithin, dass Wahrnehmungen und Erfahrungen stets bedeutungsvoll sind. Und zwar bedeutungsvoll im Sinne einer Wirklichkeit, die sich *leiblich* im natürlichen Erfahrungsvollzug situiert. Dies Wirklichkeitsverständnis sehe ich für diese Arbeit nicht nur mit der phänomenologischen Philosophie von Merleau-Ponty, sondern – wie später in Teil II und V gezeigt wird – auch in der semiotisch ausgelegten pragmatistischen Philosophie, die ich bei Peirce finde (1983). Dabei konzipiert Peirce das Phänomenerleben nicht anders als anderes zeicheninterpretierendes Verhalten, als einen semiotischen Prozess.

Für den aktuellen Zweck soll das Modell Merleau-Pontys grafisch als Anker präsentiert werden, damit meine Vorerwartungen deutlicher werden:

Abbildung eins: Das perspektivische Modell Merleau-Pontys

Mensch aus zwei Perspektiven betrachtet
(Merleau-Ponty)

„Körper"   „Leib"

Positivistisch-naturalistisch: Phänomenologisch:

EMPFINDEN   **WAHRNEHMUNG**

impliziert neurophysiologische
Prozesse

impliziert Unterstellung eines
Selbstverhältnisses bei Patienten
und Behandler

2.3.1 Qualitative Forschung im phänomenologischen Feld

Meinen Forschungsansatz möchte ich als ein phänomenologisches Studiendesign bezeichnen. Die interessierenden Phänomene – gesamt die Tastwelten von Osteopathen – sollen als Beschreibungen von Erfahrungen, von Sinneseindrücken bzw. von Wahrnehmungsinhalten explorativ und induktiv in ihrer angestammten Lebenswelt beschrieben werden. Das Ziel einer solchen Interview-Studie mit osteopathischen Experten als Interviewpartnern besteht zum einen in der Darlegung von individuell Bedeutsamem, das mittels der Versprachlichung zum anderen diese Erlebnisse in Explikationsdaten zu fassen vermag. Solche Explikationsdaten werden – infolge mit qualitativen Werten belegt – als Ergebnisse dargestellt. Grundlegend für diese Operation ist der perspektivische Zugang aus der die Erlebnisbeschreibung erfolgt: Nämlich die einer *phänomenalen Wirklichkeit*, die sich ohne Vermittlung verfremdender theoretischer Begriffe nah an der sinnlichen Gewissheit abspielt. Die phänomenale Wirklichkeit ist individuell in der ersten Person Singular lebensweltlich verortet. Dies geschieht in einem möglichen Zugewandt-Sein von leiblicher Perspektive, die als „Ganzheit" inmitten der jeweiligen natürlichen Lebenswelt der Datengewinnung gesetzt ist (Burger 2008, S. 146). Meine Datengewinnung durch Interviews fokussiert auf das *qualitative* Phänomenerleben des Osteopathen. Eingedenk dessen, dass das Phänomen nicht das ist, was unmittelbar tastbar dem Osteopathen erscheint, sondern auf dasjenige, was jedem Phänomenerleben als dessen Tiefendimension innewohnt, die gewissermaßen begehbar[49] ist. Dem Osteopathen eröffnet sich diese begehbare Tiefendimension in der *vortastenden Berührung*.

Ich fasse für das bisher Besprochene zusammen:

Meine Untersuchung zur Generierung *qualitativer* Daten mit dem Instrument eines Fragebogens, der das osteopathische Phänomenerleben darstellt, hat folgende Charakteristika:

- Der befragte Osteopath wird als leibliches Wesen verstanden, dem in seiner professionellen Lebenswelt – hier die *Tastwelt* – Phänomene erscheinen, die er als Wirklichkeit anerkennt, die für ihn begehbar, also quasi erlebnisräumlich und erlebniszeitlich ausgelegt sind.
- Das erlebte Phänomen erscheint ihm durch die *actio palpationis*. Er erkennt diese als bedeutungsgebend an.

---

49 Dabei handelt es sich um eine sinnlich-leibliche Metapher, die osteopathische Praxis als Weg zu verstehen.

- Der Osteopath sollte in der Lage sein, die erlebten Phänomene sprachlich und inhaltlich sowie visuell nachvollziehbar zu bezeichnen.
- Erlebnisintersubjektivität (gemeinsames nonverbales Verständnis von Etwas in der Tastwelt) ist die Stiftung einer gemeinsamen Weltzugehörigkeit.
- Intersubjektivität zwischen dem tastendenden Osteopathen (*actor palpationis*) und dem Patienten konstituiert sich in der Tastwelt, die sich wechselseitig von Eigenleiblichkeit und Fremdleiblichkeit zur resonierenden Zwischenleiblichkeit aufbaut. Es bildet sich eine stumme Kosubjektivität.
- Diese stumme Kosubjektivität von osteopathischem Phänomenerleben muss begrifflich beredet und in die *sprachliche* Kommunikationsgemeinschaft von Osteopathen übersetzt werden, die ggf. zudem grafische Darstellungen verwendet.

In der vorliegenden Arbeit wird zur Bearbeitung der Fragestellung das qualitative Interview mit Experten ausgewählt. Im Folgenden werden die Methode und deren Anwendung beschrieben.

2.3.2 Der qualitative Forschungsansatz

„Menschen denken, fühlen und handeln immer auch auf der Grundlage subjektiver Bedeutungen. Die Psychologie kann an diesen subjektiven Sinnstrukturen nicht vorbei" (Mayring 1995, S. 34). Qualitative Ansätze lösen sich dementsprechend von der Objektivität, welche für die quantitative Forschung ein wichtiges Ziel ist, zugunsten des Erkenntnisgewinnes aus der Kommunikation des Forschers mit den Beteiligten (Flick 2005, S. 19). Der zu untersuchende Gegenstand ist bei der qualitativen Forschung Bezugspunkt für die Auswahl von Methoden. Im Gegensatz zum quantitativen Ansatz werden Sachverhalte nicht in einzelne Aspekte zerlegt, sondern als Ganzes in ihrem alltäglichen Kontext untersucht. Ziel ist es vordringlich Neues, Subjektives – hier die plurale Handlungs- und Erlebnispraxis – zu entdecken und als schon Bekanntes zu überprüfen (Flick 2005, S. 17).

Die qualitative Forschung berücksichtigt darüber hinaus die wechselseitige Abhängigkeit konzeptioneller, methodischer und empirischer Bestandteile des Forschungsprozesses (Flick 2005, S. 57). Diese Eigenschaft ist gerade im Rahmen der vorliegenden Arbeit unverzichtbar, denn es liegt keine andere themenrelevante Forschung in der Tastwelt zur Orientierung vor. Der qualitative Ansatz erlaubt eine Adaption der Methode im Laufe des Erhebungsprozesses, wann immer eine neue Erkenntnis dies erforderlich macht. „Das Prinzip der Offenheit besagt, dass die theoretische Strukturierung des Forschungsgegenstandes zurückgestellt wird, bis sich die Strukturierung des Forschungsgegenstandes durch die Forschungssubjekte herausgebildet hat."

2.3.3 Zusammenfassende Diskussion der Studienergebnisse

Im Folgenden werden die in der vorliegenden Interview-Studie ermittelten qualitativen Ergebnisse präsentiert. Sie werden im Vordergrund der vorgelegten Hypothese diskutiert.

In den Fokus der Studie stellte ich Fragen zum differenzierten Erleben von Wahrnehmen versus Empfinden in der praktizierten osteopathischen Tastwelt, wie sie sich im leiblichen Erleben des Osteopathen zeigen. Eigenleiblichkeit und Fremdleiblichkeit, die Annahme einer intersubjektiven Wirklichkeit, bilden zentrale Bezugspunkte zur angenommenen osteopathischen Wirklichkeit.

Eingedenk dessen, dass sich die Osteopathie wissenschaftskonstituierend bisher auf keine bestimmte philosophisch wohlbegründete Wahrnehmungsauffassung stützen kann, habe ich mich in den Interview-Studien dazu entschieden, die Auskünfte nicht normativ zu diskutieren, sondern habe sie, der Studienhypothese folgend, in Themen gegliedert und diskutiert (Kaiser 2008, 11; Novy 2008, 110). Die Summe der von meinen Interviewpartnern geäußerten Wahrnehmungserlebnisse artikulieren deren Wirklichkeitserfahrung, die sie durch ihr palpatorisches Engagement in der Tastwelt erfahren.

Mehrfach habe ich nun behauptet, dass es der Osteopathie an ausgebildeter philosophischer Durchdringung der eigenen Praxis mangelt. Im Zuge der Studie stellte sich heraus, dass sich die Artikulation der erlebten Tastphänomene für den Osteopathen schwierig gestaltetet und so auch die Kommunikation zwischen den Osteopathen erheblich erschwert. Dies gilt im Besonderen bei der Differenzierung zwischen Wahrnehmen, Erfahren und Empfinden im Feld erlebter und mitzuteilender Zwischenleiblichkeit. Die Schwierigkeiten bei der Begriffsbildung könnten dem mangelnden Zugang zu philosophischer Reflexion geschuldet sein, sodass die philosophische Rezeption eine Hilfestellung für die Kommunikationsgemeinschaft willkommen erscheinen lässt.

Die nun folgende zusammenfassende Darstellung der Studienergebnisse orientiert sich methodisch an der eingangs formulierten Leitfrage zum osteopathischen Wahrnehmungs- und Erfahrungserleben. Folgende Aspekte konnten kategorial identifiziert werden:

1. Wahrnehmen, Erfahren, Empfinden während der Palpation
2. Selbstbezug (Eigenleiblichkeit *„für sich sein"*, *Präsentation*)
3. Fremdbezug (Fremdleiblichkeit *„zur Welt sein"*, *Appräsentation*)
4. Leiblich intersubjektive Wirklichkeit, *Zwischenleiblichkeit*
5. Chiasmus als zwischenleibliche Beziehungsebene

Zu jeder Hypothese fasse ich im Folgenden zunächst die Ergebnisse faktisch bezüglich der Fragestellung zusammen (a), um anschließend hypothesengeleitet diese zu interpretieren (b). Schließlich setzte und diskutiere ich die erarbeiteten Resultate philosophisch im Referenzrahmen zu Maurice Merleau-Pontys Philosophie (c). Der Erkenntnisgewinn besteht dann im Nachweis der Leibphänomenologie Merleau-Pontys in der natürlichen Einstellung praktizierter Osteopathie der Gegenwart.

In einer ersten Runde werden die Hypothesenpunkte eins bis drei zusammen besprochen. Die Hypothesenpunkte vier und fünf folgen hernach, da diese einer gesonderten Ergebnispräsentation bedürfen.

2.3.4 Ergebnisdarstellung zu den Hypothesen eins bis drei

Im Folgenden werden die Ergebnisse zu Wahrnehmen, Erfahren und Empfinden während der Palpation übersichtlich zusammengefasst.

1. Bei der Beschreibung des Erlebens von *Eigenleiblichkeit* wurde auf *Wahrnehmung* 29 mal Bezug genommen und auf *Erfahrung* 23 mal. Dagegen wurde auf *Empfinden* nur fünf mal Bezug genommen. Dies gilt es mit der Erlebnisbeschreibung von *Fremdleiblichkeit* zu vergleichen, bei der gegenüber dem Empfinden mit zwei Nennungen dem Erfahren mit 20 Nennungen und dem Wahrnehmen mit sechs Nennungen den Vorzug gegeben wurde (Link-Tabellen vier/fünf).

Die Ergebnisse belegen dreierlei: (a) Der Berührende als Wahrnehmungssubjekt nimmt sich qua seines Leibes als selbstbezügliches Leibwesen wahr. (b) Im Berührenden konstituieren sich Wahrnehmungserlebnisse, die aus der *Fremdleiblichkeit* des Berührten resultieren. (c) Die umgangssprachliche Verwendung von „Empfinden" in einigen Interviews kann bedeuten, dass der an Merleau-Ponty orientierte Ansatz im Fragebogen, zwischen „Empfinden", „Wahrnehmen" und „Erfahren" zumindest bei den beiden ersten Begriffen scharf zu unterscheiden, fragwürdig bzw. schwer zu bewerten weil überkomplex ist. Jedenfalls findet sich diese Unterscheidung bei den Osteopathen selbst eher nicht.

Ferner konnten Erlebnisse des *Erfahrens* zwischen Eigenleiblichem als Berührender und Fremdleiblichem des Berührten bestätigt werden. Erlebnisse des *Empfindens* werden auch beschrieben, stellen sich hingegen jedoch nur schwach dar. Sowohl bei dem „Empfindungserlebnis" in der *Eigenleiblichkeit* als auch in der *Fremdleiblichkeit* liegen die Nennungen um ein Vielfaches hinter denen von Wahrnehmen und Erfahren.

Die inhaltlich hierzu gehörigen Klassifikationen von Erlebnissen sind zweigeteilt: Zum einen werden Kategorien des qualitativen Erlebens gebildet, die mit 38 Nennungen auf den *Berührten* verweisen, Qualitäten von *Rhythmus/Pulsation* mit 34 Nennungen, *Struktur* mit 23 Nennungen, *Bilder* mit 18 Nennungen sind gefolgt von *Bewegung* mit 13 Nennungen artikuliert werden.

Zum anderen werden Kategorien gebildet, die in subjektivem Eigenerleben des Berührenden von *Öffnung* mit 29 Nennungen, *Wahrnehmungsraum* mit 21 Nennungen und *Veränderung* mit 17 Nennungen bestimmt werden. (Link-Tabellen zwei/drei).

Der Osteopath eröffnet die Behandlung per Protokoll. Die Hauptkategorien, welche die Experten der Tastwelt angeben, sind ein *exploratives Vorgehen* mit 51 Nennungen, gefolgt von *Konzentration* mit 45 Nennungen, und der Einschluss eines *Handlungsschemas* mit 38 Nennungen (Link-Tabelle eins). Dabei fällt auf, dass ein *„diagnostisches" Vorgehen* mit 13 Nennungen nicht im Vordergrund steht.

2.3.5 Die Versprachlichung von Wahrnehmen, Erfahren, Empfinden während der Palpation

Die Versprachlichung von Tasterlebnissen in der Kommunikation mit anderen bereitete den interviewten Osteopathen einige Mühe. Die osteopathisch-palpatorische Wirklichkeitserfahrung und deren Deskriptionen hin zu einer geteilten intersubjektiven Tast-Kommunikationen zu entwickeln, werte ich im Ergebnis als uneinheitlich. Um diesen Befund zu erklären, wurden in den Interviews mit den *Lehrenden der Tastwelt* Fragen zu ihren lehrtheoretischen Konzepten gestellt. Die Antworten auf diese Fragen sind interessant.

Das Konzept der Tastwelt wird von Schule zu Schule individuell unterrichtet. Jeder Lehrende ist, sogar innerhalb einer Schulrichtung, für die Entwicklung des Lehrkonzepts selbst verantwortlich. Dies gilt sowohl für die theoretische Heranführung an den Gegenstand als auch für die Umsetzung in die lehrende Praxis einer *actio palpationis* in der Tastwelt (Link-Tabellen zwei bis drei). Ferner werden Begrifflichkeiten in Umlauf gebracht, die nicht nur osteopathisch mit 11 Nennungen, alltagssprachlich mit acht Nennungen, anatomisch mit drei Nennungen zu kategorisieren sind, sondern auch mit drei Nennungen der Metaphorik entliehen sind. Bei neun Nennungen wird nicht versucht, die Begriffe übergeordneten Kategorien zuzuführen. Sieben Nennungen galten der Kategorienbildung. Keiner der Lehrenden verfügt über einen konzeptionellen Leitfaden zur Begriffs- bzw. Kategorienbildung, der den Studierenden vermittelt werden kann.

Die Kommunikation von mitgeteilten Palpationserlebnissen des Studierenden ist mit 18 Nennungen Bestandteil der Lehre und wird im Diskurs mit den Studierenden gemeinsam erprobt. 15 Lehrende hingegen diskutieren die Wirklichkeitserfahrung von Palpationserlebnissen mit den Studierenden nicht (Link-Tabelle sieben).

Das Differenzieren zwischen *Wahrnehmen* versus *Erfahren* versus *Empfinden* wird von den Lehrenden mit 13 Nennungen versus vier Nennungen von Nicht-Differenzierung angegeben (Link-Tabelle acht). Um ein Bild der Zuordnung dieser Begriffssetzungen beim Lehrenden zu erhalten, wurde die Frage 4.d in den Interviewleitfaden aufgenommen, um den Lehrenden nach der angenommenen unterschiedlichen Begriffsbestimmung dieser drei Begriffe zu befragen. Die wenigsten der Lehrenden konnten die Begrifflichkeiten systematisch differenzieren.

Die Kommunikationsfähigkeit der Begriffe von *Wahrnehmen, Erfahren, Empfinden* zwischen unterschiedlichen Schulen, wurde mit neun Nennungen als „prinzipiell möglich" angegeben. Acht der Befragten sahen dies als nicht möglich an. Für eine Kommunikation mit Schwierigkeiten sprachen sich drei der Befragten aus (Link-Tabelle neun).

Die abschließende Frage des Leitfadens bildete die Frage der Notwendigkeit der Entwicklung eines verbindlichen Glossars zur intersubjektiven Kommunikation zwecks Mitteilung der Palpationserlebnisse. 14 Nennungen sprachen sich für die Entwicklung eines *verbindlichen* Glossars aus. Hingegen waren zehn der Meinung, dass dies Glossar nicht zu erstellen sei und dies nicht nur, weil es nicht durchführbar sei, sondern auch, weil es nicht notwendig wäre (Link-Tabelle zehn).

2.3.6 Hypothesengeleitete Interpretation zu den Aspekten eins bis drei

Die Grundbestimmungen einer perspektivisch philosophisch hergeleiteten Wahrnehmung einer „erfahrbaren" Leibperzeption, welche die Wahrnehmung des Leibwesens als notwendige Bedingung jeglicher Möglichkeit von Wahrnehmung zugrunde gelegt hat, stellen für das konstituierende Subjekt von Wahrnehmungen, Erfahrungen und Empfindungen unterschiedliche Klassen von *leiblich* erfahrbaren Phänomenen dar.

Die Wahrnehmung ist ein fester Bestandteil osteopathischen Erlebens im Vollzug der *actio palpationis*. Wahrnehmung zeigt sich im Leibbewusstsein, die sich in der natürlichen Lebenswelt von Osteopathen situiert. Es wird deutlich, dass nicht nur im Körperbewusstsein sinnlich vom Osteopathen empfunden wird, wie die rationale Medizin dies vordergründig beschreibt, sondern die Selbstauskünfte der Osteopathen stützen deutlich die Hypothese erlebter Wahrnehmungsmomente in ihrer Leiblichkeit (de Jesus Esteves 2011, S. 69 ff.).

In dem Sinne beschreibt ein Osteopath:

> „Es kann auch nicht das Ziel der osteopathischen Palpation sein, den Status des Objektiven zu erreichen, sondern die wichtigere Frage ist die nach dem bewussten Umgang mit dem Subjektiven in der osteopathischen Arbeit."[50]

Ich schließe daraus, dass es für ein angemessenes Verständnis der osteopathischen Praxis wichtig ist, den Modus von subjektiv erlebter Wahrnehmungs-Wirklichkeit anzuerkennen, wenn ein Osteopath den Ort seines perzeptiven Erlebens „[…] mit [s]einem eigenen Körper als Wahrnehmungsinstrument" beschreibt. Die Anerkennung eines phänomenalen Leibs stützt sich auf solch einen Vergleich. Diese osteopathische Wirklichkeit gründet sich nicht auf ein bloßes Vorstellungsvermögen, sondern ist von vielen Interviewten als leiblich situiert beschrieben worden. Ein Beispiel: „Bei der Selbstbeobachtung habe ich tatsächlich festgestellt, dass ungefähr 70 % meiner Wahrnehmung unbewusst stattfindet und vor allem nicht in meinem Kopf, sondern in meinem Körper!" Ein anderer Osteopath äußerte sich so:

> „Es ist eher ein Ganzes. Es kommt über die Hände – die Hände sind mein Instrument dafür – zumindest wenn ich palpiere – und das wird eher ein Ganzes. Das ist nicht ein Raum, wo ich mich hin orientieren muss, dass ich was wahrnehme. […], der ganze Körper als Wahrnehmungsorgan, was in mir aufsteigt."

Der Osteopath eröffnet die Behandlung immer mit einer eigens eingeübten protokollarischen Vorgehensweise. Dies konstituiert die Tastwelt durch Berührung als Bedingung eines Modus von leiblicher „Präreflexion" (Merleau-Ponty), die sich im Verlauf der Behandlung zur rationalen Reflexion hin „verdichtet". Aus den Ergebnissen ist deutlich eine Differenziertheit der „Wahrnehmung des eigenen Leibes" und „die Wahrnehmung als Operation des Verstandes" (Merleau-Ponty 2003, S. 7 f.) festzustellen – Letzteres ist, zumindest in der philosophischen Theorie Merleau-Pontys, gleichzusetzen mit der Empfindung.

Im „präreflexivem Bewusstsein" gewinnt der Osteopath Informationen vom Berührten. Damit sind zwei verschiedene Modi während der Palpation thematisiert: zum einen ein „präreflexiver" zum anderen ein „reflexiver" Modus. Diese Terminologie zweier Modi zerreißt etwas Kontinuierliches. Wir werden dies mittels des phänomenologischen und semiotischen Begriffsapparates zu erfassen suchen. Im Selbstbezug zur Eigenleiblichkeit erfährt der Osteopath andere Qualitäten, die er im „reflexiven" Bewusstsein nicht imstande ist zu gewinnen. Die *actio palpationis* wird im haptischen Vollzug – in kommunikativer Stille – praktiziert. Dies ist eine eigenleiblichen Präsentation, die von einer fremdleiblichen Appräsentation

---

[50] Die genaue Zuordnung der Zitate lassen sich unter www.kaiser-osteopathie-bonn.de erschließen.

unterschieden wird. Das präreflexive Bewusstsein wird ausdrücklich dann erfahren, wenn zum Wahrnehmen von subjektiven Erlebnisqualitäten das „gesamte" Fremdleibliche erfasst werden soll. Einer der interviewten Osteopathen beschreibt dies so:

> „Und dies Muster kannst Du nur finden oder ist leichter zu finden, wenn der Patient sich öffnet, dir entgegenkommt, das macht er, aber nur, wenn er weiß, dass du mit deiner Palpation es auch wahrnehmen kannst".

Das Zweite erfolgt, um spezifische qualitativ und quantitativ objektivierbare Erlebnisqualitäten in Form von Sinnesdaten zu erhalten, die für die Befunderhebung am Patienten notwendig sind (Link-Tabelle eins). Dies kann in meinen Interviews ein Grund dafür sein, dass das diagnostische Vorgehen mit nur 13 Nennungen so schwach ausgeprägt ist.

> „Ob jetzt der Körper in meine Hände fließt, oder ich den Körper lese: Das mag mal dahingestellt sein. Letztlich egal, weil es entsteht eine Beziehung zwischen Pat. und mir und in dieser Beziehung weiß der Körper, dass er einen Rahmen hat oder gehalten bekommt, in dem er wieder all die Dinge tun kann, für die er geschaffen ist."

Ich würdige diese Interviewaussage als eine tief greifende – primär leibliche –, vordergründig diagnostische Erfahrung des Berührenden. Es ist eine Form von konstituierendem Bewusstsein während der *actio palpationis*. So berichtet ein Osteopath: „Und am Ende sage ich: ich habe den Topf mit Gegebenheiten, die ich wahrgenommen habe, und dann erst fange ich an damit was Rationelles mit zu machen." Oder mit den Worten eines anderen Osteopathen: „Also d. h., es kann sein, dass meine Physik, die Physik des Patienten oder die Metaphysik des Patienten trifft."

Die von den Interviewten benutzten Formen der verbalen Beschreibung der Erlebnisse stellen sich in der Interviewanalyse sehr unterschiedlich dar. Dies bezieht sich nicht auf die medizinische Begriffsbelegung mit der sinnlichen Erfahrungsebene, sondern auf die Beschreibungen von Erlebnissen, denen der Osteopath im Interview verbalen Ausdruck verleihen muss, die aber inhaltlich so sind, dass sie keiner Worte bedürfen.

> „Du spürst, was in dem anderen vorgeht und der andere spürt, was passiert ist und wahrscheinlich auch, was in dir vorgeht. Es ist einfach, so wie es ist, schön: Und es bedarf einfach keiner Worte mehr."

Dies ist ein typischer Beleg dieser Art von stummer Kommunikation.

Meine Untersuchungen haben gezeigt, dass das verwendete Vokabular zur Beschreibung von phänomenal-palpatorischem Erleben zwar begrifflich aufwendig ist, aber – gemessen an philosophischer Differenzierungskraft – „ungenau" bleibt, die Erlebniswelt selbst aber immerhin sprachlich vermittelbar be- bzw. umschrieben werden konnte.

Die Analyse der Experteninterviews der Lehrenden ergab eine Erklärungshypothese: Der studierende Osteopath wird individuell unterrichtet. Der Erlebniswelt liegt z. B. kein verbindliches Konzept zugrunde, innerhalb dessen er die Kontexte von Versprachlichung außerhalb der Begrifflichkeiten eines medizinisch-osteopathischen Rahmens übereinstimmend gelehrt bekommt und dieses auch einübt. Selbst innerhalb einer Schule wird die Palpation in der Theorie, Praxis und der Begriffsbestimmung der Erlebniswelt unterschiedlich vermittelt. Ferner ist eine große Anzahl der Lehrenden entweder nicht fähig oder nicht bereit, verbindliche Kategorien oder Verallgemeinerungen für Deskriptionsdaten von Erlebnissen der Tastwelt des Studierenden zu lehren. „Kategorien spielen für mich keine Rolle" sagt ein Lehrender dazu. Einen weiteren Punkt, der historisch im Ausbildungskonzept begründet liegt, stellt ein Lehrender wie folgt dar:

> „Zu Beginn der 1990er Jahre ist es so: Dann hast du bei dem Franzosen Unterricht gehabt. Ich als Niederländer machte meine Ausbildung in Deutschland mit einem französischen Lehrer. Ich höre das die ganze Zeit auf Französisch – schreibe meine Texte auf Niederländisch, höre zeitgleich die Übersetzungen von einem Belgier, der auch Deutsch spricht, also als Belgier das Französische ins Deutsche übersetzt – zeitgleich." Ein weiteres Zitat soll die Darstellung beenden:
> „Wahrnehmungen, die man erfahren hat. Und deshalb ein Vokabular, eine kinästhetische Wahrnehmung ist, was man für sich selbst mit den Prinzipien, was man gelernt hat, analysieren und verstehen muss."

2.3.7 Ergebnisdarstellung zu den Aspekten vier bis fünf

Zwischenleiblichkeit und Chiasmus

Wahrnehmen und Erfahren und Empfinden sind Erlebensweisen von Welt, die sowohl einen Bezug zu Dingen wie auch zur Leiblichkeit haben. Unter der Annahme des phänomenalen Leibs müssen wir sagen: Bewusstsein *von* Wahrnehmung und Erfahrung konstituiert sich nicht ohne den Leib. Wessen Leib? Wo grenzt sich Leib von Leib ab in der leiblichen Erfahrung? Die Frage nach dem *Zwischen* als verbindende, gemeinsame Zugehörigkeit von Osteopath und Patient wird in den Antworten der Experten der Tastwelt folgendermaßen dargestellt:

Die Link-Tabellen sechs bis acht stellen die Ergebnisse bezüglich der erlebten zwischenleiblichen Beziehungsebene, als das des *„Überkreuzens"* (Chiasmus) von *berührendem* Osteopathen und *berührtem* Patienten dar (Frage 2 des Interview-Leitfadens).

Wie in Frage drei des Interview-Leitfadens formuliert, wird dem Zitat zustimmend oder ablehnend begegnet bzgl. einer *„wechselseitigen, tiefen, subjektiven Verbindung"* zwischen Osteopath und Patient.

Link-Tabelle sechs zeigt, dass 14 von 19 Osteopathen einem austauschenden *Verhältnisses* gemäß dem Zitat von Merleau-Ponty zustimmen. Diese Gruppe lehnt aber den *Chiasmus* im *Eigen*erleben ab.

Die Link-Tabelle sieben zeigt die Kategorien der Ablehnung. Neun Nennungen beziehen sich auf ein nicht zu verbindendes Feld. acht Nennungen sprechen von keiner Überschneidung von z. B. Substrat und fünf Nennungen gehen auf persönliche Zweifel an eigenen Grundannahmen zurück.

Die Link-Tabelle acht berichtet ferner von den Osteopathen, die in ihrer Wahrnehmungswirklichkeit Erlebnisse eines Chiasmus angaben. 72 Nennungen sind sehr viel, da die Deskriptionen sehr sorgfältig untersucht und alle identifizierten Stellen kodiert wurden. Bei 60 Nennungen erschließt sich der Chiasmus in *Beziehung von/zum* Erleben von sich auflösender „Räumlichkeit", „Kommunikation", „Bewegung". Bei 12 Nennungen dominieren Beschreibungen von *Energie-Austausch*, wie z. B. „Resonanz", oder „Hochzeit". Die dafür verwendete Sprache ist oft metaphorisch. So berichtet ein Osteopath:

„[…] dann baut sich zwischen meinem Gefühl und seinem (Patient) Hautgefühl ein Vakuum auf. Manchmal spürt man auch, dass sich zwischen beiden Häuten etwas Flüssigkeit bildet, […] da habe ich dann guten Kontakt. Und in diesem Vakuum lasse ich mich mit in die Tiefe (des Patienten) mitnehmen, und wir werden eins."

2.3.8 Hypothesengeleitete Interpretation zu den Hypothesen vier bis fünf

Die Frage nach einer Wirklichkeit von *Zwischenleiblichkeit* und *Chiasmus* im Setting klinischer Behandlung einer andauernden therapeutischen Berührung ist nach meiner Kenntnis nie in einer Studie untersucht worden. Es wurde das Erleben des Chiasmus als notwendige Bedingung der *causa finalis* der Osteopathie hypothetisch gesetzt. Die Ergebnisse zeigen deutlich Tendenzen dieses Erlebens und zeugen somit von der Wahrnehmbarkeit eines phänomenologischen Feldes im Intersubjektiven von Zwischenleiblichkeit, die ihre Konstitution aus der Fremdwahrnehmung im Rückbezug speist. Beispielsweise: „[…] dass es eine Einweihung gibt, weil sich der Körper (des Patienten) öffnet und dadurch sich dieser austauscht". Oder ein anderer Osteopath berichtet:

„[…] wenn Du den Körper berührst, dann spürt sein Körper meine Informationen sofort. Und dann kommt die Reflexion über ein bestimmtes System in seinem Körper: Darf ich mich, soll ich mich, will ich mich auf ihn einlassen? Und dann kommt ein reger Austausch zwischen Informationen."

Durch diese und andere Mitteilungen kann die Studienhypothese in den Fragen von Erlebnissen der Zwischenleiblichkeit und des Chiasmus als angenommen bewertet werden. Das palpatorische Erschließen der Zwischenleiblichkeit entwickelt sich prozessual:

> „Das Fließen kann von zwei Ebenen ausgehen. Einmal ein Fließen bezüglich des Gewebes des Patienten aber auch ... dass ich dann teilweise von meiner Hand aus wie eine Form der Verdichtung fühle, die sich aber dann in eine fließende Qualität wieder entlädt, also frei wird, und dann in einer Synchronizität mit dem Patienten entsprechend sich auflöst."

Dieses prozessuale Erlebnis wird meist zirkulär in der „Horizontalität" von Zwischenleiblichkeit wahrgenommen: *„[...] In that contact then, we can set up a communication. And the communication I am talking about comes through the fasciae and the water of the body."* Es kann aber auch zum Erlebnis des Chiasmus führen. „[...] so hast Du das Gefühl mit dem Patienten, dass Du eigentlich mit ihm verschwimmst" – oder: bei einem anderen Osteopath heißt das „[...] [ich] *erlebe es als 'long tide'-Phase, da wird alles noch mehr Eins.*" Eine amerikanische Kollegin äußert sich dahin gehend: *"[...] That requires that place of poor love to arrive at this place of communications."*[51]

Der Hypothese folgend wurde dieses Erlebnis als notwendige Bedingung der *causa finalis* der osteopathischen Praxis angenommen. Wir sehen im fünften Teil, wie diese Annahme mit dem Gewebe zusammengebracht wird.

2.3.9 Philosophische Rezeption der Studienergebnisse

Reflektiere ich die Studienergebnisse im Überblick, so erscheinen mir zwei wesentliche Merkmale, welche die Studie zusammenfasst:

Zum einen bewegt sich der Osteopath in seiner *Tastwelt*, die sich ihm durch seine leibliche Präsenz, seinem leiblichen Erleben im Patienten erschließt, in einer Welt von Unsichtbarem. Dort gibt es keine Zeugen, keine (Mit-)Wahrnehmungen von neutralen dritten Personen. Ferner herrscht in dieser Tastwelt Stille. Es finden jedoch dort Kommunikationsformen statt, die sich nicht mittels artikulierender Sprache bilden. Hingegen wird in der Tastwelt stumm mit und durch Finger und Gewebe kommuniziert. Es ist dies eine *stumme Kommunikation*, die ich begrifflich zum jetzigen Zeitpunkt der Arbeit als ein Ergebnis festhalte. Diesen beiden Erlebnismotiven (leiblicher Präsenz und stummer Kommunikation) geschuldet, kann man den Status von praktizierter Osteopathie als Form resonanzbildender

---

51 Mir fiel während der Interviews auf, dass die Interviewten sehr bereitwillig und ausführlich gerade diesen Punkt besprachen: Die Transkriptions-Texte zur Frage drei sind meist die Längsten. Dies mag daran liegen, dass die erste Frage ihr verbalisierendes „Reflexionsfeld" eröffnete und dann in ihrem Rezipieren sie sich sicherer wurden.

leiblicher Erfahrung deuten, die als *stumme Kommunikation* in leiblicher Präsenz der Osteopathie sich beweist. Diese erschließt sich in der Zwischenleiblichkeit, einer konkreten haptischen Zwischenwelt. Es ist ein sich konstituierendes Feld von Handlungen und Erfahrungen. Es gilt, diesen Status in der Tastwelt anzuerkennen.

Die weiteren Ergebnisse der Studie werden dem Protokoll folgend im philosophischen Referenzrahmen zu Maurice Merleau-Ponty diskutiert. Dabei stehen die Leibphilosophie, die Intersubjektivität und der Chiasmus im Mittelpunkt der Ausführungen.

2.3.10 Das Erfahren der Eigenleiblichkeit beim Osteopathen

Der Osteopath nennt das Leibliche, den Leib nicht beim Namen. Er wurde hierzu auch nicht befragt. Für ihn existiert der Leib nicht explizit in verbaler Form. Er spricht durchweg von einem „Körper". Das bedeutet nicht, dass er deskriptiv die Figur des Leibes nicht anerkennt. In seinem gelebten Selbstbezug, dem natürlichen Ausgangspunkt seiner osteopathischen (Be)-Handlungsperspektive, konstituiert der Osteopath gerade aus einer sich selbst erschließenden Leibperspektive die verortete Eigenleiblichkeit, die er als Ausgangspunkt der Erschließung seiner Tastwelt benötigt. Das Erschließen (*Zugang/Technik*) der Leibperspektive ist vielmehr als ein osteopathisch trainiertes Verhalten anzuerkennen, das den Wahrnehmenden zur Wahrnehmung geleitet. Dies konstituiert sich durch das sich Verbinden zum Anderen (Welt), das durch die *actio palpationis* vollzogen wird (körperliche Handlung/Bewegung) und dem Erlebnis des Leiblichen im sinnlichen Wahrnehmungserlebnis. Der Osteopath ist in die Tastwelt (Welt) eingelassen, und bewegt sich therapeutisch sicher in ihr. Er ist Teil von ihr und kein stiller Beobachter außerhalb dieser Erlebniswelt.

Diese Ausgangsposition der „*Leibsynthese*" des existierenden Leibs wird zum Wahrnehmungsorgan für den Osteopathen, der sich als Subjekt wahrnehmend zur Welt setzt. Es existiert der phänomenale Leib in der Osteopathie. Die Kategorie *Zugang und Technik* ist gesättigt mit Aussagen der befragten Osteopathen zu Formen dieser erlebten Eigenleiblichkeit. Wichtig ist: Es können im Selbst des aktiv Berührenden Erlebnisse von einem passiv Berührtwerden unterschieden werden und Mitteilungen einer leibsituierten Synchronisierung beider Erfahrungen gewonnen werden. Dies bestätigen auch vorangegangene osteopathisch-empirische Untersuchungen, die nicht nach dem *Leiblichen* in der Wahrnehmung fragen (Hansak 2008, S. 126; Psutka 2006, S. 125 ff.; Fiedler 2009, S. 41).

2.3.11 Das Erfahren der Zwischenleiblichkeit beim Osteopathen: Zwischen Intersubjektivität und Chiasmus

Das Bedeutsame des Interview-Materials liegt ferner in einer intensiven Beschreibung und der Auseinandersetzung mit der leiblich-wahrgenommenen Intersubjektivität, z. B. in einer räumlichen Dimension von erlebter *Zwischenleiblichkeit* in der Tastwelt (Merleau-Ponty 1986, S. 185) sowie dem Erleben von Chiasmus. Die Osteopathen wurden zu diesen Erlebnissen befragt und gaben Auskunft. Wenn hier die philosophische Seinsannahme[52] in der Übertragbarkeit des Berührenden zum Berührten – *vice versa* – von überkreuzend beschriebenem Zwischenleiblichem bestätigt wurde, so ist dies nur die Konsequenz von sich tastendem Bewegen innerhalb der Tastwelt. So heißt es bei Merleau-Ponty: „Ich schließe mit dem Anderen einen Pakt, ich bin zum Leben in einer ‚Mitwelt' entschlossen, in der ich dem Anderen so viel Platz einräume wie mir selbst." (Merleau-Ponty 1966, 408) Diese Mitwelt gilt es als Tastwelt anzuerkennen. Die *actio palpationis* kann als handelnder Mittler von Eigenleiblichkeit zur Fremdleiblichkeit wechselseitigen Berührens bestätigt werden (Merleau-Ponty 1966, S. 282).

> „Meinen Leib erfahre ich als Vermögen gewisser Verhaltensweisen und einer gewissen Welt [...] und eben mein Leib ist es, der den Leib des anderen wahrnimmt, und er findet in ihm so etwas wie eine wunderbare Fortsetzung seiner eigenen Intentionen, eine vertraute Weise des Umgangs mit der Welt; und wie die Teile meines Leibes ein zusammenhängendes System bilden, bilden somit auch der fremde Leib und der meinige ein einziges Ganzes, zwei Seiten eines einzigen Phänomens, und die anonyme Existenz, deren Spur mein Leib in jedem Augenblick ist, bewohnt nunmehr die beiden Leiber in eins." (Merleau-Ponty 1966, S. 405)

Merleau-Pontys philosophische Stoßrichtung der wechselseitigen Wahrnehmungserfahrung führt zur Figur der Verflechtung *(entrelacement)*, dem Chiasmus, der aus der Perspektive von praktizierter Berührung in den Interviews untersucht wurde.

Die osteopathische Tastwelt bedarf der leiblichen Intersubjektivität. Die Berührung ist das Stilmittel, um „Spielarten" dieser zwischenleiblichen palpatorischen Differenzerfahrung zu erleben. Das Aufheben dieser Differenz zwischen Eigenem und Anderen führt zum möglichen Erlebnis eines leiblichen

---

52 Der Chiasmus als Metaphysik einer „*Ontologie des rohen Seins*", wird im Mittelpunkt dieser Denkfigur das weitere Schaffen Merleau-Pontys beherrschen, so wird im hiesigen Kapitel das Phänomen als Ergebnis der osteopathischen Erlebniswelt besprochen. Die philosophische, werksimplizierende Fruchtbarkeit dieser Denkfigur wird im Teil IV der Arbeit weiter ausgeführt werden (Merleau-Ponty 1986, S. 215).

Chiasmus. Dies wird aus der Perspektive des osteopathisch Leiblichen als Entgrenzung, Auflösung wahrgenommen, in welcher der Leib seine Bereitschaft zum Moment von Zirkularität, Verflechtung und Überkreuzung mit dem *Anderen* hin offen erlebt. Vonseiten des Anderen wird dieser im Berührtwerden zum Wahrnehmungsmoment des Chiasmus (her)-angezogen. Das Moment des leiblichen Öffnens zum Anderen dient dem Erleben von Nahsinnerfahrungen, um durch die Summe der Erlebnisse letztendlich Gesundheit zu generieren. Das leibliche Erleben des Chiasmus wird zum jetzigen Stand der Arbeit als die Erfahrung angenommen, die das philosophische Konzept Merleau-Pontys bestätigt. Ob diese Aufhebung des Gegenübers jedoch in der Tastwelt dienlich ist, wird im vierten und fünften Teil der Arbeit weiter untersucht. Es gilt dann die Relation von zwischenleiblich erlebter Verflechtung bzw. Chiasmus genauer zu analysieren. Ein *Zwischen* im direkten Erleben an Verflechtung wird bei den Osteopathen ja nicht theoretisiert gedacht, sondern teilweise als leibliche Wirklichkeitserfahrung erlebt und in Folge expliziert. Ich untersuche im vierten Teil der Arbeit diese Denklinie weiter.

2.4 Zusammenfassung

Anhand von Interviews tätiger Osteopathen wurde die leibliche Praxis der Osteopathen im Vollzug der *actio palpationis* bei Diagnose und Behandlung präsentiert. In diesen Interviews kommt die gelebte osteopathische Selbstreflexion zum Ausdruck. Es zeigte sich dabei, dass die Osteopathen ein Bewusstsein davon haben, dass es Erlebnisse gibt, die unterhalb der propositional ausdrückbaren Ebene liegen. Dies gehört wesentlich zur osteopathischen Praxis. Erlebt wird auch der Patient als Anderer. Ebenso gibt es reflexive Formen des Selbsterlebens, die, obwohl sie natürlich bei Bedarf verbalisiert werden können, in actu doch unterhalb der propositionalen Ebene liegen. Prinzipiell konnte gezeigt werden, dass das leibphänomenologische Modell Merleau-Pontys zur begrifflichen Erhellung des Sprechens der Osteopathen herangezogen werden kann. Das bestätigt eine meiner Arbeitshypothesen. Nicht bestätigt werden konnte, dass die Osteopathen in jedem Fall erkennbar so sprechen, wie es dem Begriffsapparat Merleau-Pontys entspricht. Zudem war die Begrifflichkeit der Osteopathen zu unterschiedlich und zeigte Probleme bei der öffentlichen Kommunikation der Palpationswahrnehmungen und -erfahrungen auf. Bestätigt wurde das dadurch, dass Interviews mit Studierenden belegten, dass in den Osteopathieschulen bisher keine einheitliche Terminologie zur Explikation solcher Wahrnehmungen und Erfahrungen gelehrt wird.

Nachdem diese Befunde nun gesichert wurden, werde ich den Fortgang der Arbeit folgendermaßen gestalten: Zunächst werden die klassischen Konzepte von Still (Teil II) und Littlejohn (Teil III) aufgenommen. Diese werden mit Merleau-Pontys Modell konfrontiert (Teil IV). Im Anschluss wird die Aufgabe angegangen, anhand der phänomenologisch inspirierten Semiotik Charles Peirce' Vorschläge für eine neue osteopathische Sprache zu entwickeln, die dem Selbsterleben der Osteopathen sowie deren Erleben des Patienten gerechter werden können.

3 Teil II: Andrew Taylor Still – Der Gründer der Osteopathie (1828–1917)

3.1 Einleitung

„Mein Ziel ist es, den Osteopathen zum Philosophen zu machen und ihn auf den Felsen des vernünftigen Schließens zu stellen." (Still 2005, IV, S. 23)

Die folgenden zwei Teile dienen vor allem der ideengeschichtlichen Rekonstruktion der Osteopathie. Ich schlage einen Bogen zu den Ursprüngen der klassischen Osteopathie mit ihren philosophischen Bezügen, der ich im ersten Teil der Arbeit eine praktizierte *real world situation* tätiger Osteopathen der Gegenwart voranstellte. Die Osteopathie wurde ursprünglich im Kontext eines primär philosophischen Referenzrahmens – nicht (nur) in einem medizinischen – entwickelt, dessen Wurzeln im osteopathischen Wissenschaftsbetrieb der Gegenwart allerdings schrittweise verloren gegangen sind.

An diese ursprüngliche Dimensionen möchte ich nun wieder heranführen, um der Osteopathie als Disziplin zu helfen, eine begriffene und ausweisbare Konzeption ihrer wichtigsten Grundannahmen für das 21. Jahrhundert entwickeln zu können. Dabei beschränkt sich die Betrachtung vornehmlich auf die *operae vitae* A. T. Stills und J. M. Littlejohns. Gemeinsam begründeten sie den genuin osteopathischen Entwurf zwischen der osteopathischen Handlung und einer diese gedanklich stützenden Theoriebildung philosophischen Charakters – derjenigen von der *osteopathischen Läsion*.

Somit stelle ich mit Teil II und Teil III zwei wichtige Entwürfe der klassischen Osteopathie vor, von denen unterstellt wurde und wird, dass sie am leichtesten im Kontext des *Amerikanischen Transzendentalismus* u. a. Ralph Waldo Emersons (1803–1882) verstanden werden können (Trowbridge 2006; Fuller 2013; Hartmann 2016b). Da im Amerikanischen Transzendentalismus der Einfluss Emanuel Swedenborgs (1688–1772) beachtlich war (Emerson 1900; vgl. Littlejohn 2009b, Pöttner 2005; 2009)[53], werde ich auch diese Seite ideengeschichtlich würdigen.

---

[53] Martin Pöttner verdanke ich gesprächsweise Hinweise zum Verständnis der Texte und deren inneren Zusammenhang. – Littlejohn 2009b, Einleitung, verweist darauf, dass das deutsche Denken vor allem durch Emerson in die Vereinigten Staaten vermittelt worden sei. Dabei geht es vor allem um Elemente der Frühromantik, aber auch Immanuel Kants.

Der Amerikanische Transzendentalismus gehört zu den Vorläufern des amerikanischen Pragmatismus. Henry James, der Vater des späteren Mitbegründers der „Pragmatismus" benannten modernen Philosophie, William James, war ein nicht unbedeutender Swedenborgianer. Spuren davon finden sich auch bei Peirce 1995 (z. B. S. 68 ff. u. ö.). Fuller (2013) hat die Bedeutung Swedenborgs für die klassische Osteopathie ausgeleuchtet und zu zeigen versucht, dass manches bei Still diesem Kontext geschuldet ist. Fuller geht aber zu wenig auf die damals aktuelle zeitgenössische philosophische Bedeutung Swedenborgs und den entsprechenden philosophischen Kontext in Amerika ein. Biografisch könnte es so gewesen sein, dass Stills Kontakt zu den Shawnee-Indianern ebenfalls großen Einfluss auf seine den Geist einschließende Naturauffassung gehabt hat (Lewis 2012; 2013).

Historisch ist man bei der Rekonstruktion des Entstehens der Osteopathie vor allem auf die Texte Andrew Taylor Stills selbst angewiesen, primär dessen *Autobiografie* (Still 2005, I, S. 1 ff.). Diese behandele ich als maßgebliche Quelle für seine philosophischen Grundannahmen im Aufbau dieses zweiten Teils, ist sie doch eine „autorisierte" Biografie aus erster Hand. Daraus nun werden in Kapitel drei zunächst Texte präsentiert. Diesen wenden wir uns zuerst zu, weil sie das normative Programm der klassischen Osteopathie bei A. T. Still selbst entfalten. Die in ihnen erzählte Geschichte erläutert hinreichend, wie es zur bereits beschriebenen Konstitution der *actio palpationis* in der Osteopathie kam. Zudem präzisiert Still, was er um 1900 (und zuvor) unter einer *Philosophie der Osteopathie* versteht. Entsprechend versuche ich, in Kapitel 3.3 das medizinphilosophische Programm dieser Profession zu entfalten. Medizinphilosophisch besagt das im Falle Stills, dass medizinisches Handeln in eine Auffassung des Universums bzw. der Natur eingebettet ist. Obgleich diese Auffassung spekulativ bzw. abduktiv (Peirce 1983, S. 136) erscheint, gibt Still denjenigen Kontext an, in dem diese Auffassung überprüft werden kann: in der Praxis, nicht zuletzt der Praxis der berührenden Behandlung. Deren Folgen sind entscheidend für die Bewertung der verwendeten Konzepte.[54]

Die Texte Stills sind von einer zupackenden Bildlichkeit geprägt, in der sich auch seine Lebenserfahrung als Siedler in der Frontier (dem Grenzland der östlichen Staaten der USA) und im Bürgerkrieg spiegelt. Andere seiner Stilmittel entstammen der romantischen Philosophie des Amerikanischen Transzendentalismus.

---

54 Wir werden in Teil III weiter verfolgen, wie J. M. Littlejohn diese Auffassung aufnimmt und systematisch in einen philosophischen Referenzrahmen zur Physiologie seiner Zeit setzen wird.

3.2 Die Autobiografie Stills als Darlegung einer zweifachen Konversion

Andrew Taylor Still (1828–1917) entstammt einer methodistischen Familie. Sein Vater war berittener Wanderprediger in der *Frontier*, dem verschiebbaren Grenzland der Siedler in der Neuen Welt. Daher ist in der Folge durchaus häufig von Fragen der Religion die Rede, was Stills Biografie geschuldet ist. Darüber hinaus ist von einer Transformation der ursprünglichen Religiosität Stills die Rede, die mit einem Wandel seiner medizinischen Überzeugungen einhergeht. Was dieses philosophisch besagt, wird im Kapitel Emmanuel Swedenborg in den USA erörtert.

Neben im engeren Sinn religiösen Fragen werden in Stills *Autobiografie* auch religiöse Fragen im Hinblick auf ihre politische Brisanz dargestellt. Die an einer pietistischen Jesusfrömmigkeit orientierte methodistische Kirche in den USA spaltete sich in einen Nord- und einen Südteil. Der Vater von Andrew Still entschiedener Gegner der Sklaverei und gehörte dem Nordteil an. Abram Still und Andrew Still waren entschiedene Gegner der Sklaverei und gehörten dem Nordteil an. Dies war auch für seinen Sohn Andrew (und dessen erste Familie) ausschlaggebend. Abram Still wurde von der den Nordstaaten der USA zugewandten Seite der methodistischen Kirche zur Indianermission (Shawnee) an der Mündung des *Wakarusa Creek* im sich entwickelnden Siedlerstaat Kansas (südwestlich von Kansas City) geschickt. Andrew Still folgte ihm 1853 dorthin. Das Lebensmodell, in dem Andrew Still lange aufwuchs, war dasjenige eines methodistischen Predigers, der von seinem Vater ausgebildet wurde.

Dazu gehörte der methodistischen Tradition nach auch eine Ausbildung in der sogenannten „heroischen Medizin" (McGovern 2003, S. 41 ff.). Methodistische Prediger waren also stets zugleich Seelsorger und Ärzte. Die heroische Medizin stellte eine Spätform der Säftelehre dar, die durch besonders drastische Gaben von bestimmten Mitteln wie Quecksilberlösungen, Whiskey, Morphium u. a. ein physiologisches Säftegleichgewicht im erkrankten Körper wiederherstellen wollte.

In der *Autobiografie* spielt hierbei das sogenannte Mittel „Kalomel" eine ausgesprochen negative Rolle:

> „Wenn wir krank sind, nehmen wir viele Gifte zu uns; die Art und Qualität sind in ihrer Tendenz tödlich; und nicht nur das, sondern sie bleiben lange erhalten. Man sagt, eine heute eingenommene Dosis Schwefel wird noch 60 Tage später im Körper nachgewiesen. Wie lange dauert seine Wirkung an? Sie mag 60 oder 70 Jahre andauern. Als ich ein Junge war, bekam ich ein Gift in meinen Arm gespritzt, das sie Virus nannten. Wie lange ist es in meinem Körper gewesen? Es hielt durch mehrere Attacken von Pocken stand, daher ist die Wirkung grenzenlos. Mit etwa 14 Jahren litt ich unter Spei-

chelfluss. Ich nahm mehrere Dosen Kalomel und meine Zähne wurden locker. Heute habe ich teilweise Ersatzzähne, weil ich in Zeiten und Generationen lebte, in denen den Menschen nichts anderes einfiel, als Zinnober aus meinen Kieferknochen zu machen." (Still 2005, I, S. 114)

Das Mittel Kalomel ist eine solche Quecksilberlösung und A. T. Still hebt auf einige schädliche Nebenwirkungen ab, die er selbst erfahren hatte. Um Still zu verstehen, sollte man immer in Betracht ziehen, dass er von seinem Vater in der „heroischen Medizin" ausgebildet war – und diese Praxis für eine lange Zeit selbst beibehielt. Aber er bewertete diese Medizin nicht zuletzt aufgrund deren negativen Folgen für den Körper.

3.2.1 Die Rolle der Siedler aus dem Nordosten der Vereinigten Staaten für die Änderung von Stills Auffassungen

Als historisch gesichert kann gelten, dass Stills Zeit in Kansas, die bis in die 1870er Jahre fortdauerte, zu einer allmählichen Änderung seiner Auffassungen führte. Dazu trugen vor allem die Siedlerbewegungen aus dem Norden bzw. Nordosten (New York u. a.) bei, die von dort kamen, um den sich entwickelnden Staat Kansas zu einem Staat der Gegner der Sklaverei zu machen. Dabei wurde auch die Stadt Lawrence gegründet (Trowbridge 2006, S. 77 ff.; Fuller 2012, S. 204 ff.), die in der Nähe der Wakarusa-Mission lag. Aufgrund des Kontakts mit diesen Siedlern aus dem Nordosten der USA, darunter namentlich erwähnt Major James Abbott, kam Still mit neuen Betrachtungsweisen auch der Medizin in Berührung (Fuller 2013, S. 166 u. ö.; Lewis 2012, S. 35), die bei ihm einen allmählichen Einstellungswechsel begünstigten. Er begegnete Menschen, die stark von Swedenborg beeinflusst waren, der im Norden bzw. Nordosten der USA eine durchaus beachtliche Anhängerschaft hatte. Von den swedenborgianisch beeinflussten Kirchen wurden seine ins Englische übertragenen (lateinischen) Schriften verbreitet.

Ebenso lernte Still Phrenologie und Mesmerismus kennen. Die Phrenologie, die auf den Pforzheimer Arzt Franz Josef Gall (1758–1828) zurückgeht, ist eine Vorläuferin der heutigen (populärwissenschaftlichen) Gehirnforschung. Sie entwickelte sich innerhalb der USA zu einer populären Psychologie (Fuller 2012, S. 126 ff.). Die Kombination mit einer Weiterentwicklung des Mesmerismus des Wiener Arztes Anton Mesmer (1734–1815), welcher den sogenannten „seelischen Magnetismus"[55] behauptet hatte, erlaubte es den „Magnetiseuren", Menschen in

---

55 Der Begriff lautete „animalischer Magnetismus", der ein polysemes Wortspiel im lateinischen Hintergrund enthält. *Animalis* hat verschiedene Verwendungstypen: „luftig";

Trancezustände zu versetzen. Dies sollte Leiden mindern. Die populäre Psychologie der Phrenologie zusammen mit dem Phänomen der Trancezustände schien die Anpassung des individuellen Lebens an die sich dynamisch verändernde Wirklichkeit zu versprechen.

Den sozialen Hintergrund jener Zeit müssen wir uns als einen rasanten gesellschaftlichen Wandel in den USA vorstellen. Besonders im Nordosten war die Gesellschaft stark in Bewegung geraten, es fehlte an Stabilität für die einzelnen Menschen. Dazu gehört der Beginn der industriellen Revolution, die sich nach dem Bürgerkrieg durchsetzte. Für das Wissenschaftssystem und das Wirtschaftssystem bedeutete dieser eine gewisse Unterbrechung ihrer Entwicklung. Der Mangel an Stabilität setzte sich fort, weil die amerikanische Gesellschaft eine ideologisch überzeugende und politisch durchsetzbare Antwort auf die Frage brauchte, ob Schwarze und Weiße gleichermaßen vollwertige Menschen sind und deshalb auch gleiche Bürgerrechte besitzen sollten. Diese tiefen Irritationen betrafen in gewisser Weise modifiziert auch die Gegenden des Mittleren Westens der Vereinigten Staaten, in denen sich weitere Siedlungsprozesse vollzogen. In diesen dynamischen gesellschaftlichen Prozess war auch die Entwicklung einer neuen Medizin einbezogen.

3.2.2 Die Rolle der Menschenrechte für die Osteopathie

Den Ausdruck „Menschenrechte" verwende ich im vorliegenden Abschnitt im Sinne der „Amerikanischen Unabhängigkeitserklärung":
"*We hold these truths to be self-evident, that all men are created equal, that they are endowed by their Creator with certain unalienable Rights, that among these are Life, Liberty and the pursuit of Happiness.--That to secure these rights, Governments are instituted among Men, deriving their just powers from the consent of the governed, --That whenever any Form of Government becomes destructive of these ends, it is the Right of the People to alter or to abolish it, and to institute new Government, laying its foundation on such principles and organizing its powers in such form, as to them shall seem most likely to effect their Safety and Happiness.*" (Declaration on Independence 1776)

Der Bürgerkrieg war entstanden, weil Schwarze in einigen Staaten der USA nicht als Menschen betrachtet, sondern als Sklaven behandelt wurden und keine Bürgerrechte genossen (*civil rights*). Bürgerrechte besitzen alle diejenigen, welche auch die Menschenrechte besitzen. Das ist die Logik der *Declaration on Independence* 1776, welche diesen Unterschied in Bezug auf Regierungshandeln ausführt. Regierungen, welche die Menschenrechte nicht schützen oder gar ver-

---

„seelisch", „tierisch", „geschöpflich". Nach Aristoteles haben im Übrigen auch Tiere eine Seele.

weigern, besitzen nach der neuen Rechtfertigungsgrundlage keine Legitimität. Diese Erklärung inspirierte Stills Vater und Still selbst.[56]

Mit dieser hier skizzierten Gedankenwelt kam Still also in der Zeit vor dem Bürgerkrieg und auch im Bürgerkrieg in Kansas selbst in Berührung. Auch diese Zeit war von ständigen und z. T. bedrückenden Veränderungen geprägt. Beim aufgeklärten Andrew Still führte dies zu seiner, für die Ausbildung der Osteopathie nicht unerheblichen Idee, nicht nur die Sklaverei der Schwarzen müsste abgeschafft werden, sondern die Rolle der Medizin in der Lebenspraxis müsse reformiert werden. So heißt es bei Still:

> „Ich brauchte allerdings nicht lange, um zu entdecken, dass wir Gewohnheiten, Gebräuche und Traditionen besaßen, die nicht besser als die Sklaverei in ihren schlimmsten Tagen, dabei aber weitaus tyrannischer waren. Mein Schlaf war nahezu ruiniert. Tag und Nacht sah ich Legionen von Männern und Frauen im ganzen Land hin und her taumelnd und nach Befreiung von Medikamentengebrauch und Trunksucht bettelnd." (2005, I, S. 36 f.)

Die Menschenrechte hatten im Bürgerkrieg den Sieg davon getragen, allerdings waren die traumatisierten Kriegsteilnehmer in Teile des Landes im Medikamentenrausch gefangen. Auch hier war Still zufolge, die Behauptung der Selbstbestimmung und der Freiheit erforderlich. Medikamenten- und Trunksucht, sowie sowie die „heroische Medizin" bilden für Still ein bedrückendes Syndrom. Dabei handelte es sich um eine Anspielung darauf, dass auch Morphium- und Whiskeydosen zu den nicht ganz seltenen Medikamentengaben gehörten. Dies erforderte nach Still eine andere Form der Medizin. Ich betone, dass es für Still in seinem politischen Bestreben nach einer medizinischen Neuorientierung auch um das Problem der Menschenrechte ging. Und m. E. ist dies für das normative Verständnis der Osteopathie ein wesentlicher Punkt, dem auch gegenwärtig Aufmerksamkeit geschuldet sein sollte.[57]

---

56 Vgl. zum Verständnis der Erklärung H. Joas (2011; 2. Kapitel), der auch auf das Verhältnis im Allgemeinen hinweist, das für Vater und Sohn Still ganz konkret gilt: Ihm zufolge entstammt die Erklärung dem „Bündnis einer quasipietistischen Massenbewegung und einer rationalistisch-aufklärerischen Elite" (667). Der Vater gehörte der zweiten Erweckungsbewegung an, der Sohn wurde Freimaurer. Joas erwähnt, dass einige Autoren der Erklärung wie Thomas Jefferson Deisten waren. Joas erwähnt, dass einige Autoren der Erklärung wie Thomas Jefferson Deisten waren. Das könnte auch auf A. T. Still zutreffen, wäre aber dann bei ihm ein pantheistischer Deismus.

57 Zum Problem der Menschenrechte im Blick auf Medizin und Gesundheitswissenschaft bzw. Public Health in der gegenwärtigen auch philosophisch geführten Debatte, vgl. Schröder 2014. Stills Kritik ist an demjenigen orientiert, was Joas 2011 in Bezug

3.2.3 Familiäres Unglück

Stills Leben war in dieser Phase von persönlichem Unglück bestimmt. 1859 starb seine erste Frau. Doch es kam für ihn noch schlimmer:

> „Im Frühjahr 1864, die entfernten Donner des sich zurückziehenden Krieges waren noch gut zu vernehmen, trat ein neuer Feind auf. Der Krieg war im Vergleich zu ihm sehr nachsichtig mit mir gewesen. Der Krieg hatte meine Familie verschont, aber als die dunklen Schwingen der zerebrospinalen Meningitis das Land überzogen, schien sie meine Lieben als Beute auserkoren zu haben. Die Ärzte kamen und waren sich ihrer Behandlung sicher. Tag und Nacht kümmerten sie sich um meine Kranken und verabreichten ihre vertrauenswürdigsten Medikamente – alles ohne Erfolg. Die Geliebten wurden immer schwächer. Der Reverend kam und stand uns bei. Sicher würden meine Geliebten mithilfe der Männer Gottes, welche die göttliche Hilfe erflehen konnten und mithilfe der wissenschaftlich kunstfertigen Männer gerettet werden. Jeder hoffte, dass der Todesengel mittels Tabletten und Predigern von der Tür ferngehalten werden konnte. Er aber ist ein unerbittlicher Feind. Wenn er einem Opfer sein Siegel aufgedrückt hat, helfen Gebete und Tabletten nicht mehr. Ich hatte in jener Zeit großes Vertrauen in die Ehrbarkeit meines Predigers und jener Ärzte und ich habe dieses Vertrauen nicht verloren. Gott weiß, sie taten, was sie für das Beste hielten. Sie vernachlässigten ihre Patienten nie, sie dosierten, fügten hinzu und veränderten die Dosierungen und hofften genau das zu finden, was den Feind vertreiben würde, aber es half alles nichts. Ich stand erstarrt vor meinen drei Familienmitgliedern: zwei meiner Kinder und ein adoptiertes Kind, alle an der zerebrospinalen Meningitis gestorben." (Still 2005, I, S. 39)

Still spricht hier von einem für ihn lebensentscheidenden Ereignis. Er betont ausdrücklich, dass die Medizinform, in der er von seinem Vater ausgebildet worden war, im Kontext dieses Ereignisses versagte. Ebenso galt dies für die Religion, in der er in seinem Elternhaus sozialisiert worden war. Prediger und Ärzte leisteten ihr Bestes, aber „es half alles nichts".

Die Hilflosigkeit der gängigen Medizin und Religion vor dem Elend der Krankheit erschütterte Still tief. Vor dem Hintergrund der Erfahrungen mit den Siedlern aus dem Norden, die andere Botschaften in seine, durch den Vater geprägte Welt brachten, entschließt er sich, bei seinen Behandlungen zu experimentieren – und eine neue Medizin zu entwerfen. Diese Phase dauert bis 1874. In dieser Phase suchte er nach anderen medizinischen Möglichkeiten, praktizierte aber auch noch

---

nicht zuletzt auf die *Declaration on Independence* glücklich als „Sakralität der Person" bezeichnet hat, was ihm zufolge auch die Position Kants erfassen soll. Stills Kritik ist an demjenigen orientiert, was Joas 2011 in Bezug nicht zuletzt auf die *Declaration on Independence* glücklich als „Sakralität der Person" bezeichnet hat, was ihm zufolge auch die Position Kants erfassen soll.

wegen der Gewohnheit von Patienten, auch aus finanziellen Erwägungen, nach den Maßgaben der heroischen Medizin.

3.2.4 Die Kehre

Fuller betont zu Recht den Zusammenhang von Methodismus und „heroischer Medizin" (2013, S. 179 ff.). Es ist für das Verständnis der *Autobiografie* als Text ausschlaggebend, dass dieser einer große Konversion – die Geschichte einer Umkehr – erzählt, wie der methodistisch erzogene Andrew und mit den Methoden der heroischen Medizin durch seinen Vater medizinisch ausgebildete Sohn sich von diesem und sowohl der religiösen als auch der medizinischen Lebensform, die der Vater ihm beigebracht hatte, abwendet.

William James hat 1902 den entsprechenden Religionstypus aus der Erfahrung der damaligen US-amerikanischen Gesellschaft ausführlich beschrieben. Das gilt nicht nur für die Methodisten, sondern selbstverständlich auch für die Baptisten. Die *Autobiografie* als Konversionsliteratur, erzählt die Bekehrung zur Osteopathie und auch dies wird sehr verhalten angedeutet zum Spiritismus (Trowbridge 2006; Fuller 2012).

Das ist in gewisser Weise richtig, aber doch zu einseitig. Still hatte zugleich eine distanzierte Haltung zu den traditionellen Religionen eingenommen und wurde Freimaurer (Stark 2004, S. 75 ff.; Hartmann 2016b). Dass dies für sein Selbstverständnis ausschlaggebend war, zeigt die Tatsache, dass sein Grabstein Freimaurersymbole trägt, und zwar von Still selbst ausgewählte.[58] Bei den Freimaurern werden die positiven sittlichen Impulse der Religionen geschätzt, aber auch ihre Kämpfe untereinander als Argument gegen ihre Wahrheitsfähigkeit vorgebracht. Still selbst nimmt eine aufklärerisch-distanzierte Haltung zu den verschiedenen Religionen, aber auch zu metaphysischen und/oder religionsphilosophischen Konzeptionen ein (Levis 2012, S. 54):

> „Ich möchte zu Euch sprechen, als wärt Ihr Osteopathen mit langjähriger Erfahrung, die mit ihrer Hand die Narbe Christi an seiner Seite berührt haben und die frei sind von weiteren Zweifeln. Ich bin in einer eher beschämenden Position und weiß nicht, ob ich eine Salve oder nur einen einzelnen Schuss auf Euch abschießen soll; oder wie die Baptistenprediger eine Schrotflinte nehme und so ganz viele auf einmal erreiche. Ihr müsst mir heute Abend aber keine Haubitze suchen.

---

58 Haxton J., 2013: persönliche Mitteilung des Leiters des Museums of Osteopathic Medicine in Kirksville auf Anfrage: "*YES – Dr. Still was indeed a Mason. On his tombstone he has the Mason chain on both sides of the tombstone.*"

Als ich das große Thema Osteopathie betrachtete und mich mit den Werken Gottes vertraut machte, des ‚Unerkennbaren', ‚Jehova' – so andere – oder ‚Illinoywa Tapamalaqua', wie ihn die Shawnee-Indianer nennen, und damit das Leben und den Verstand des lebendigen Gottes bezeichnen, wollte ich zuallererst, dass mein Verstand verstehen kann. Ich begann das zu untersuchen, was ich zuerst nehmen sollte, um die Wahrheiten der Natur zu begreifen und sie als wissenschaftliche Fakten niederzulegen. Wo soll ich beginnen? Das ist die Frage. Was nehme ich? Welcher ist der beste Weg? Ich erkannte, dass eine meiner Hände bereits genug für ein ganzes Leben war. Nimm die Hand eines Menschen, sein Herz, seine Lungen oder die ganze Kombination, und es geht ins Unerkennbare. Ich wollte, dass dies zu dem Erkennbaren gehörte." (Still 2005, I, S. 113)

Dieser Text ist für Still typisch, er zeigt seine Herkunft aus der freikirchlichen Welt der Methodisten und auch die ironische Auseinandersetzung mit der zeitgenössisch anderen, großen evangelikalen Gruppe, den Baptisten. Die Sprache ist durch militärische Bilder geprägt. Im Rückblick verweist er vage anspielend auf religiöse, religionsphilosophische bzw. metaphysische Erwägungen, die vielleicht auf Herbert Spencers Publikation „Die ersten Prinzipien der Philosophie"[59] (Lewis 2012, S. 82), die Shawnees[60], möglicherweise auch auf Swedenborg zurückgehen.[61]

Still zufolge vermag der Verstand, die Rivalitäten der Religionen zu durchschauen (Still 2005, I, S. 100). Demgegenüber gibt er vor, ganz sachorientiert nach dem einzelnen Unerkennbaren beim individuellen Menschen zu schauen, z. B. nach dessen Herz, Lunge usf. Das aber muss nach seiner Auffassung erkennbar sein.

Genau diese Haltung bewog ihn mutmaßlich, sich vom Methodismus zum Spiritismus zu bekehren, denn dieser gibt vor, über das Leben nach dem Tod Bescheid zu wissen. Im Spiritismus – als eine in den USA neue philosophisch-

---

59 Lewis hat in Erfahrung gebracht, dass dieddieas *"First Principles"* Stills *"most treasured volume"* war. (ebd. S. 82)

60 Wie Still von seiner Erfahrung bei den Shawnees beeinflusst ist, ist aus seinen eigenen Äußerungen nur schwer erschließbar. Es ist bekannt, dass Still ihre Sprachen sprach (persönliche Mitteilung C. Hartmann). Lewis 2013, 24, formuliert aber gewiss mit Recht: „Für die Indianer war der Mensch ein Teil der Natur, nicht ihr Beherrscher, und die Natur selbst von heiliger Weisheit durchdrungen." Vgl. auch Lewis 2012, S. 26, S. 105 u. ö. Er rechnet damit, dass das Gotteskonzept der Shawnee Still beeindruckt hat, was aus dem Zitat auch hervorzugehen scheint.

61 Die falsche Bezeichnung „Jehova" für den im Judentum verehrten Gott ist verbreitet und findet sich auch bei Swedenborg. Der Fehler beruht darauf, dass das Tetragramm *JHWH* in den hebräischen und aramäischen Heiligen Schriften der Juden wie *Adonai* vokalisiert wurde und damit das Tetragramm niemals ausgesprochen, sondern stets *adonai* gelesen wurde. Viele christliche Theologen versuchten aber, das Tetragramm buchstabennah zu lesen. So entsteht die Lesart *Jehova*.

religiöse Bewegung um 1850 – war für Still die Ideenwelt Emanuel Swedenborgs ausgedrückt, die seine Annahmen der Einheitsbildung von Wissenschaft und Geistverständnis stützten.

Die Still-Biographie berichtet über folgende bedeutsame Szene: Still betreute seinen Vater an dessen Lebensende medizinisch. Der Vater fragte ihn, ob er überlebe. Der Sohn verneinte dies, er müsse bald sterben. Darauf kam es zu einem Gespräch darüber, was „danach" sei. Der Vater sagte, dass er fromm gelebt habe und auf die Gnade des Erlösers hoffe. Er gehe in ein Dunkel, sei aber gewiss, dass es wieder hell werde. Dem Sohn reichte diese Antwort nicht, er wollte es genau wissen (Trowbridge 2006, S. 123). Er besorgte sich dieses „Wissen" in der Folge in Séancen.

Mit dem Tod des Vaters zerfällt Stills Zutrauen zur heroischen Medizin vollends. Der Zerfall dauerte bis 1874 (Fuller 2013, S. 189).

Wichtig für das Verständnis des intellektuellen Lebens Stills ist die Tatsache, dass er eine der Siedlerinnen aus New York heiratete. Mary Elvira Turner wurde 1860 seine zweite Frau. Damit verbanden sich in dieser Ehe die kulturell relativ verschiedenen Welten des Nordostens und des Grenzlandes. Die religionsphilosophische und medizinphilosophische Mischung sowie das Engagement für die Menschenrechte sind für Stills Ansatz charakteristisch.

3.2.5 Erfolg

Stills Bestreben, die *Menschenrechte* im Bereich der Medizin zu etablieren, war im Selbstrückblick erfolgreich. Beredt wird dies in der folgenden Passage, die auch noch einmal den aufklärerischen, an den Fortschritt der Menschheit glaubenden Duktus Stills dokumentiert:

> „Am 22. Juni 1874 pflanzte ich schließlich das Banner der Osteopathie in die Brise. 25 Jahre lang widerstand es Stürmen, Zyklonen und Blizzards seitens der Opposition. Seine Fäden sind heute fester als das Banner gewoben wurde. Seine Farben haben so zu leuchten begonnen, dass nun Millionen es sehen und bewundern und in seinen Falten Schutz vor Krankheit und Tod suchen. Mütter und Väter kommen in Scharen und fragen, warum das Banner nicht früher gehisst wurde. Ich möchte mit den Worten antworten, dass es viele Jahre gebraucht hat, um den Boden für die Aussaat dieser Wissenschaft vorzubereiten, wie dies für alle Wahrheiten gilt, welche dem Menschen zugute kommen. Sei geduldig, vertraue auf Gott als Architekten und dem schließlichen Triumph der Wahrheit, und alles wird gut werden." (Still 2005, I, S. 42)

Still hatte lange „gekämpft", um die militärische Metaphorik aufzunehmen, und nach verschiedenen Experimenten eine schlichte, einfache Lösung gefunden. Er sagt es auch so, indem er eine umfangreiche Serie von Krankheiten nennt, aber nur feststellt:

> „Es gibt sie als Krankheiten einfach nicht. Es handelt sich bei diesen nur um einzelne oder kombinierte Wirkungen. Die Ursache kann gefunden werden und sie besteht in der verringerten oder verstärkten Nervenaktion, welche die Flüssigkeiten in Teilen oder im Ganzen des Körpers steuert. Es erscheint völlig verständlich für jeden, der mit mehr als den Fähigkeiten eines Narren geboren wurde und der sich mit der Anatomie und der Funktion des Lebensmechanismus vertraut gemacht hat, dass alle derartigen Krankheiten nur Wirkungen sind, deren Ursache im teilweisen oder ganzen Versagen der Nerven liegt, die Lebensflüssigkeiten vernünftig zu leiten. Auf diesem Stein habe ich die Osteopathie seit 25 Jahren errichtet und erhalten. Jeden Tag wurde es immer offensichtlicher, dass diese Philosophie zutrifft." (Ebd.)

Um Stills hier knapp skizzierte *Philosophie der Osteopathie* zu verstehen, ergeben sich aufgrund dieser zentralen Äußerung sieben Aufgaben, die ich in der Folge zu beantworten versuche:

1. Was ist unter dem Konzept von *„Ursache"* und *„Wirkungen"* zu verstehen?
2. Still war mit populären Konzeptionen von Phrenologie und Mesmerismus vertraut. Wie hängt das mit seiner Behauptung zusammen, dass Krankheiten die Wirkungen des Versagens der *Nerven* darstellen, die *„Lebensflüssigkeiten"* richtig zu leiten? Möglicherweise versteht man manches besser, wenn man als Folie das Denken Swedenborgs heranzieht – um dessen Rezeption in den USA genauer zu verstehen.
3. Wieso vertritt Still ein Steuerungskonzept des *„Lebensmechanismus"* durch die Nerven (*„leiten"* [to manage]) – und worin besteht die Funktion der *„Lebensflüssigkeiten"* und welche sind diese?
4. Was versteht Still unter *„Lebensmechanismus"* – ist das nicht ein Widerspruch in sich selbst?
5. Wieso versagen die Nerven?
6. Und wie kann man diesem Versagen therapeutisch begegnen?
7. Wie begründet Still dies alles – und welche Art der Rechtfertigung seines Konzepts sieht er vor?

Das Zitat formuliert kurz, einfach und rätselhaft Stills Programm. Meine Fragen formulieren Voraussetzungen, die zu verstehen notwendig sind, um Stills medizinphilosophisches Programm angemessen zu begreifen. Dies wird in 3.3 beschrieben.

3.2.6 Die Gründung der American School of Osteopathy (ASO)

Die *Autobiografie* ist erzählerisch so konzipiert, dass die professionellen Konsequenzen von Stills medizinischer Konversion den Zielpunkt des Textes bilden. Still zog als wandernder Arzt umher, teilweise auch als *"magnetic healer"* (Lewis 2012, S. 97 f.). Dies war die damalige Bezeichnung für einen Mesmeristen. Er arbeitete durchaus auch als „*Blitzeinrenker*", als *lightning bone setter* (Lewis 2012, S. 108 ff.). Es lässt sich der Eindruck gewinnen, dass diese Titel Marketingstrategien waren, um sein Osteopathie-Programm leichter unter die Leute bringen zu können. Er konnte darauf rechnen, dass diese Sujets anziehend wirkten. Der geographische Schwerpunkt seiner Arbeit war der Staat Missouri (MO), dort konzentrierte er sich auf die Stadt Kirksville, von wo aus er die umliegenden Orte besuchte. Schließlich waren so viele Patienten bereit, zu ihm nach Kirksville zu kommen, dass er sich dort in eigener Praxis niederließ.

Am Ende seines letztlich doch sehr erfolgreichen Berufslebens stellten sich einige seiner Studenten die Frage, ob die Osteopathie mit Still verstirbt, einem genialen „ursprünglichen Denker" (Still 2005, II[62], S. 91 u. ö.), wie er sich im Kontext transzendentalistischer Äußerungen selbst bezeichnete – oder ob sich die *Philosophie der Osteopathie* in gedanklich kontrollierte Regeln fassen ließ, die sprachlich und bildlich verständlich dargestellt sowie in (übbare) Handlungsmuster gefasst werden konnten. Denn damit wären sie für andere Menschen lehr- und von anderen Menschen lernbar.

Still bejahte dies und seine Formulierungen zur *Philosophie der Osteopathie* sind schon aus der Perspektive entworfen, dass dies möglich ist. 1892 gründete er mit 64 Jahren die *American School of Osteopathy (ASO)* in Kirksville. Diese erlebte eine kurze Blüte, aber mit dem Auftreten von Gelehrten wie John Martin Littlejohn (1866–1947), dem ersten Dekan der Fakultät in Kirksville, zeigte

---

62 „Still 2005, II" = *Philosophie der Osteopathie*. – Der Begriff „ursprünglicher Denker" bezeichnet den Versuch, jenseits der Tradition zu demjenigen vorzustoßen, was etwa den Menschen, die Natur usf. betrifft. Auch bei Merleau-Ponty werden wir in der Verwendung des Begriffs „primordial" auf einen ähnlichen Ansatz treffen. – Bei Emerson (1990, S. 83), heißt es: „Unser Zeitalter ist retrospektiv. Es baut die Grabdenkmäler seiner Väter. Es schreibt Biografien, Geschichtsbücher und Kritiken. Frühere Generationen schauten Gott und Natur von Angesicht zu Angesicht; wir jedoch sehen nur mit ihren Augen. Warum sollten nicht auch wir uns einer ursprünglichen Beziehung zum Universum erfreuen? Warum sollten wir nicht eine Dichtung und Philosophie der Einsicht, statt der bloßen Tradition haben und eine Religion zu uns selbst sprechender Offenbarungen, anstelle einer Geschichte der Religion unserer Vorväter?" (Zitat leicht an die zurzeit geltende Rechtschreibung angepasst. [A. K.])

sich, dass die Lehr- und Lernbarkeit der Philosophie der Osteopathie noch verbesserungswürdig und -bedürftig war. Dieses Thema behandle ich in Teil III ausführlich.[63]

Ab 1897 begann Still, in gewisser Weise begleitend, Bücher zu schreiben: Die Titel im Original und in deutscher Übersetzung.[64]

- *Autobiography of Andrew T. Still with a History of the Discovery and Development of the Science of Osteopathy* (1897, revised 1908)
- *Philosophy of Osteopathy* (1899)
- *The Philosophy and Mechanical Principles of Osteopathy* (1902)
- *Osteopathy Research and Practice* (1910)

Hier nach der Übersetzung als Still 2005 zitiert.

- Autobiografie (1. Aufl. 1897; 2. Aufl. 1908) = Still 2005, I
- Philosophie der Osteopathie (1899) = Still 2005, II
- Die Philosophie und mechanischen Prinzipien der Osteopathie (1902) = Still 2005, III
- Forschung und Praxis (1910) = Still 2005, IV

Ebenso veröffentlichte er im *Journal of Osteopathy* zahlreiche Aufsätze. Dieser Wechsel ins schriftliche Medium ist Stills Einsicht geschuldet, dass die Osteopathie des öffentlichen-philosophischen und wissenschaftlichen Diskurses bedarf.

3.3 Das medizinphilosophische Programm A. T. Stills

Zunächst stelle ich den Hintergrund Swedenborgs in amerikanischer Rezeption (3.3.1) dar, dann wird gezeigt, wie das Konzept der Lebensflüssigkeiten (3.3.2), der Nervenaktion (3.3.3), der Läsionen und der Kunstlehre der *actio palpationis* (3.3.4), die formalen Aspekte der Argumentationen bzw. Schlussfolgerungen (3.3.5), das Naturkonzept und die (pragmatistische) Erfahrungstheorie (3.3.6) darauf bezogen sind. Die Absätze 3.3.3 und 3.3.4 versuchen, den Stillschen Begriff des *„Lebensmechanismus"* zu erhellen.

---

63 Die Blüte der Schule sieht man nicht zuletzt daran, dass Still dort gelehrt hat und seine Schüler Littlejohn und William Garner Sutherland (1873–1954) sowie seine Schülerin Charlotte Weaver (1884–1964) dort ihren osteopathischen Titel erhielten.
64 Es ist das Verdienst des Verlegers und Herausgebers C. Hartmann, dass er ab 2002 systematisch die klassischen Texte zur Osteopathie (Still, Littlejohn und Sutherland) – aus dem Amerikanischen Original – dem deutschen Leser zu Verfügung stellte (vgl. ausführlich Hartmann 2016b).

3.3.1 Emmanuel Swedenborg in den USA

> „Wie Swedenborg, der 200 Jahre früher Anatomie bei der Suche nach der Seele studierte, studierte Dr. A. T. Still das Werk seines Schöpfers – den menschlichen Körper." (Sutherland 1939, S. 6)

Dieser Sachverhalt ist schon länger bekannt (Trowbridge 2006), aber genau erfasst wurde er erst von Fuller (2012; 2013), der auch auf das Motto dieses Unterabschnitts, das aus Sutherland 1939 stammt, aufmerksam macht. Dieses Zitat Sutherlands zeigt, dass unter Stills Schülern bekannt war, dass Still Swedenborg studiert und seine eigene medizinphilosophische Auffassung parallel und als kritische Fortschreibung zu derjenigen Swedenborgs entworfen hatte. Still war dabei kein Plagiator, sondern er hat seine hermeneutische Maxime, also seine Hauptregel, wie er Texte, die er rezipierte bzw. las und verstand, unmissverständlich offengelegt: „Ich zitiere beim Schreiben, beim Vortragen vor den Klassen und vor großem Publikum keine Autoren außer Gott und der Erfahrung [...]." (Still 2005, II, S. 9)

Es darf unterstellt werden, dass Stills Gotteskonzept pantheistisch war, was sich ja auch durch Formulierungen wie „Gott der Natur" (z. B. Still 2005, I, S. 112) u. ä. zeigt. Es ist aber aufschlussreich, dass Stills hermeneutische und rhetorische Maxime, die er in der „Philosophie der Osteopathie" formulierte, einen zweifachen Bezug auf das Individuum A. T. Still indiziert. Gott lässt sich seiner Auffassung nach nur individuell-mystisch erschließen, ein Erbe seiner pietistischen Prägung. Und die Erfahrung ist stets die Erfahrung, die „Ich" gemacht habe. Da „Ich" sie öffentlich mitteile, besteht der Anspruch, dass andere Menschen diese oder eine ähnliche Erfahrung auch machen können.

Ebenso verhält es sich mit den pantheistischen Konzepten Stills, die er mitteilt und die sich andere s. E. auch erschließen können, sofern sie sich auf den individuell-mystischen Weg einlassen, der u. a. über Meditation im Kontext der Naturwahrnehmung und -erfahrung verläuft. (z. B. 2005, I, S. 143 f.)

Aufschlussreich ist, dass Still dazu schreibt:

> „Die ganze Nacht über lag ich in den Ketten des Schlummers, doch mit dem ersten Aufflackern des Morgengrauens erwachte ich und ging fort. Die ganze Natur schien in schweigender Erwartung zu verharren. Mit der eisernen Hand des Willens verriegelte ich die Tür der Erinnerung, schloss die Vergangenheit mit ihren alten Ideen aus. Meine Seele nahm eine rezeptive Haltung an, mein Ohr war auf die rhythmische Harmonie der Natur eingestimmt. Fern über den Wogen der salzigen Tiefen sah ich die zarten Strahlen eines Lichtes her aufkommen, mit rosa Färbung die Fahle des Morgens bereichernd. Ich sah die rote Scheibe der Sonne auftauchen, dann voll gerundet und glühend aus der Umarmung der Nacht entspringen, um die Welt zu küssen und ihre Schönheit zu wecken. Mein Geist war überwältigt von der unermesslichen Größe des göttlichen Planes, nach dem das Universum erbaut ist. Ich stand an der Grenze des Landes, an dem

sich die Wellen des Meeres der Fantasie an den Ufern der Tatsachen brechen, ich sah mit mentaler Sphäre eine wunderschöne Vision am Himmel." (Still 2005, I, S. 143)

Still zitiert daher keine Autoren, weil er alles selbst in Bezug auf Gott und die (eigene aber kommunizierbare) Erfahrung überprüft hat bzw. überprüft haben will – nur das ist für einen „ursprünglichen Denker" angemessen. Und die Resultate dieses eigenen Überprüfungsprozesses teilt er sprachlich und schriftlich mit. Deswegen zitiert Still auch nicht Emanuel Swedenborg direkt, sondern viele Anspielungen auf dessen Texte zeigen, wie er diese verarbeitet hat. Da das vollkommen offen und transparent geschieht – wie das Zitat Sutherlands jedenfalls nahelegt – ist das vielleicht gerechtfertigt, hat aber nach Littlejohn in der Osteopathie keine Fortsetzung mehr gefunden.

Swedenborg ist philosophisch aus den berühmten „Träumen eines Geistersehers" von Immanuel Kant (1766) einem philosophischen Publikum bekannt, einem Text, in dem sich Kant nicht nur mit bestimmten Aspekten von Swedenborgs anatomischen Überzeugungen kritisch auseinandersetzt, sondern auch mit den Ergebnissen der sogenannten „theologischen Wende", die sich in Phänomenen wie Hellsichtigkeit und spiritistischen Kontakten zu Verstorbenen niederschlug.

Swedenborg war als (zunächst anonymer) Autor eines reichen Panoramas von Hölle und Himmel hervorgetreten, wobei es sich nach Kant um „acht Quartbände voll Unsinn" handelte (Kant 1975b, 973; vgl. die gemeinten *Arcana caelestia* [Swedenborg 1749–1756; 1976]). Kant stellte die paranormalen Phänomene nicht vollkommen infrage, da ihm diese einigermaßen gut belegt schienen. Aber sehr wohl griff er das Modell, mit dem Swedenborg in seinen anatomischen Schriften gearbeitet hatte (Swedenborg 1843; 1844), scharf an. Kant zufolge hatte Swedenborg anatomisch-materielle Strukturen mit nichtmateriellen Größen wie Seele und Geist verwechselt, was zu eigenartigen Interpretationen u. a. des *Liquor cerebrospinalis* führte, die sich ähnlich auch bei Kants Königsberger Kollegen Sömmering niedergeschlagen hatten (Kant 1975c).

Kants Haupteinwand lautet also: Swedenborg verwechselt materielle Vorgänge mit geistigen Phänomenen – und Kants kritisches Urteil besiegelt die geringe Bedeutsamkeit Swendenborgs für den philosophischen Diskurs der Moderne. Allerdings gibt es in der Romantik bei F. W. J. Schelling ([1775–1854] Horn 1997) durchaus noch Bezugnahmen, aber im ideengeschichtlichen Mainstream bleibt Swedenborg ein merkwürdiger Außenseiter mit skurrilen Auffassungen wie z. B. der, dass im Leben nach dem Tode sich ideale Paare in Seelenverwandtschaft einander zuwenden, die sich im irdischen Leben leider nicht gefunden haben, um dann eine ewige spirituelle Liebe voller Glück genießen zu können (Swedenborg 1995). Immerhin gibt die Swedenborg-Rezeption von Schelling einen Hinweis darauf, dass es sich um eine „romantische", ganzheitliche Auffassung der Natur handelte, worin Swedenborg als inspirierend empfunden wurde. Man kann sagen, dass Schelling den für ihn so bedeutsamen *produktiven* Aspekt der Natur auch bei Swedenborg sah.

Für die Ideengeschichte der Osteopathie ist wesentlich, dass der Diskurs in den Vereinigten Staaten anders verlief – und zwar auch bei den Autoren, die Kant schätzten – wie Ralph Waldo Emerson (1900) und Charles S. Peirce (1903).

Man kann die Tendenz vielleicht so charakterisieren: Ob Kant mit seiner Auffassung richtig lag, dass der Geist völlig immateriell und nicht räumlich ausgedehnt sei, wurde bezweifelt. Daher nahmen Emerson mit poetischen Modellen und Peirce mit semiotischen Erwägungen ein Wahrheitsmoment an Swedenborg wahr. Vor allem aber lobten alle seine hohe ethische Auffassung von Freiheit, Weisheit und Liebe, was sich in großen religiösen Visionen wie der „umfassenden Kirche" (Religionen übergreifend und weltweit) dann auch bei Peirce niederschlug. Ebenso sind einige von Peirces spekulativen Vorstellungen, z. B. die der evolutionären Liebe nicht unbeeinflusst von Swedenborg (Peirce 1991, S. 235 ff.).

Wie Fuller (2013) zeigt, gab es in den traditionellen protestantischen Kirchen wie den Presbyterianern und den Unitariern stets swedenborgianische Einflüsse. Weiter bestand in der USA ab den 1840er Jahren eine ganz auf Swedenborg bezogene Kirche, die *New Church*[65] (Fuller 2013, S. 54 ff.). Swedenborg hatte scharf davon abgeraten, den Kontakt mit den Verstorbenen aufzunehmen, es gebe problematische Geister in der himmlischen und höllischen Welt, die einen täuschen könnten. Es ist aber klar, dass sich an Swedenborgs Warnung kaum jemand hielt. Und so bildete sich im Anschluss an Swedenborgs Auffassung von der Welt der Geister ein starker Spiritismus in den USA aus, der sich in einer Welle von Séancen zeigte und erst gegen Ende des 19. Jahrhunderts versiegte.[66]

Wer nun war Swedenborg? Swedenborg war der Sohn eines strengen schwedischen orthodox-lutherischen Bischofs, der die Lehre vom Gesetz ernst nahm und die sittliche Verkommenheit seiner Zeitgenossen offenzulegen suchte. Zugleich aber betonte er die positiven Aspekte wie hochstehende Wissenschaftlichkeit, gute Staatlichkeit, soziale Gesinnung usf. Weiterhin geschah dies in einer Zeit, als René Descartes von der schwedischen Königin als philosophischer Lehrer eingeladen war und einen Wissenschaftsschub in Schweden auslöste. Descartes

---

65 Dieser gehört Fuller selbst an. Dieser Kirchentyp ist in den USA, aber auch in England und der Bundesrepublik noch aktiv. Vgl. Kapitel 26 *Osteopathie und die Neue Kirche*, ebd.
66 Persönlichkeiten wie Ralf Waldo Emerson, Marc Twain und die erblindete Hellen Keller standen dem Gedankengut Swedenborgs nahe. Twain setzte sich vehement für den Akademisierungsprozess der Osteopathie in der USA ein. Er und seine Familie waren Patienten in Kirksville und wurden von Still behandelt.

verstarb zwar bald nach seinem Besuch, aber der Effekt war stark. Die Lehren der lutherischen Orthodoxie gerieten unter empirischen Druck.

Der junge Swedenborg wuchs in einer zwischen Religion und Wissenschaft bzw. Philosophie gespannten sozialen Welt auf. Er unternahm Bildungsreisen nach Holland, England und Deutschland. In Schweden war er an der königlichen Verwaltung der Bergwerksindustrie beteiligt. Er lernte mithin die Feinheiten der modernen Wissenschaften und ihres stark mechanistischen Denkens kennen. Dabei befürchtete er eine Tendenz zum Atheismus oder Agnostizismus. Er versuchte stets wissenschaftlich genau zu arbeiten und zugleich zu zeigen, dass dies mit philosophischen Konzepten der Gotteslehre vereinbar sei. So führte er selbst umfangreiche Sektionen durch. Sein wesentliches Thema war dasjenige der Seele bzw. des Geistes. Beide mussten anatomische Aspekte aufweisen, die er in bestimmten Flüssigkeiten des Körpers fand (Swedenborg, 1719, 1740).

Dieses müssen wir hier untersuchen bzw. skizzieren, weil es ein Konzept impliziert, dass anders als bei Descartes nicht substanzontologisch-dualistisch gemeint ist und auf die Osteopathie großen Einfluss genommen hat. Die Begriffe von Seele und Geist verwendet Swedenborg synonym.[67] Davon wird der Verstand unterschieden, die mentale Größe des Schließens, Erwägens usf. Dabei ist der Geist bzw. die Seele nicht auf das Gehirn beschränkt, sondern wird durch Flüssigkeiten im gesamten Körper verteilt:

> „Die Seele ist die universale wesentliche Struktur des menschlichen Mikrokosmos bzw. Körpers. Sie ist universal gegenwärtig, mächtig, aktiv, bewusst, vorhersehend im gesamten Körper und seinen gesamten Organen." (Swedenborg 1843, 313)

„Mikrokosmos" heißt, dass sie ein ähnlicher Teil des Makrokosmos ist, der sich in ihr spiegelt.[68] Die Seele befindet sich dabei nicht in einem provinziellen Winkel des Körpers, sondern ist überall im Körper präsent. Dieser wird als Mikrokosmos im Verhältnis zum Makrokosmos verstanden. Nach Swedenborg ist der einzelne Mensch daher nicht scharf vom Universum abgegrenzt.

Diese Vorstellung ist offensichtlich religionsphilosophisch bzw. metaphysisch aufgeladen:

> „Die Seele fließt in den menschlichen Verstand und durch ihn in den Körper – und bringt ein Leben mit sich, das sie beständig vom Herrn empfängt. So teilt sie das Leben indirekt im Körper mit, worin sie durch eine sehr vertraute Vereinigung die Erscheinung schafft, dass der Körper lebendig ist." (Swedenborg 1984b, S. 12)

---

67 Das findet sich so auch bei Still.
68 Man kann das mit Peirce 1983 als „ikonisch" bezeichnen: Der Körper repräsentiert strukturell ikonisch den Makrokosmos.

Der Körper ist folglich keine isolierte Insel im Meer des Universums bzw. im Makrokosmos, sondern stellt als relationaler Mikrokosmos die geistigen und natürlichen Aspekte des Lebens körperlich da. Dabei ist wesentlich, dass Swedenborg unterstellt, Körper und Seele seien lebensspendend vertraut vereinigt. Die erotische Metaphorik erinnert an mystische Texte wie diejenigen der Mechthild von Magdeburg (1869), aber eben auch an einschlägige Texte Martin Luthers (Luther 1520). Es geht – so können wir festhalten – um eine Vereinigung mit dem (pantheistisch verstandenen) Universum oder Makrokosmos.

Die konkrete Vermittlung dieses Konzepts geschieht Swedenborg zufolge durch die sogenannte „geistige Flüssigkeit" bzw. „Essenz", die von den Zellen des Gehirns produziert werde und sich in den Ventrikeln mit jener Flüssigkeit vermische, die im *Plexus choroideus* (Adergeflecht im Hohlraumsytem des Gehirns) entsteht und den *Liquor cerebrospinalis* (Hirn- bzw. Rückenmarksflüssigkeiten) bildet. Weiter geht sie in den Blutstrom ein und es findet so eine Belebung des gesamten Körpers statt (Swedenborg 1994a, 90.104n; vgl. auch 1994b, 712.715n; Fuller 2013, 277).

> „Zum Zweck der Vorbereitung des Blutes hat die Seele im Zerebrum ein erlauchtes chemisches Laboratorium, die sie in Elemente und Organe angeordnet hat. Durch dessen Dienst destilliert sie eine Lymphe und arbeitet sie heraus, die durch den seelischen Geist (*animal spirit*) belebt wird und wodurch sie das Blut mit ihrer eigenen innersten Essenz, Natur und dem entsprechenden Leben inspiriert." (Swedenborg 1994a, S. 90 [im Original kursiv])

Die anatomischen Studien Swedenborgs hatten insofern das Ziel – wie Sutherland im Motto dieses Abschnitts treffend formulierte – „die Seele zu suchen". Diese befindet sich nicht ausschließlich im Gehirn, sondern wird mittels des Flüssigkeitskonzeptes über den gesamten Körper verteilt. Vor allzu starren substanzialistischen Auffassungen schützt auch die Flussmetaphorik, die vorsichtig eher an Ereignissequenzen denken lässt.

Folglich geht Kants Kritik hier an der Sache, um die es Swedenborg ging, vorbei. Kants Kritik zielt auf so etwas wie die substanzontologische Metaphysik René Descartes' (Descartes 1955). Danach besteht der Mensch aus zwei Substanzen: der denkenden Substanz (*res cogitans*) – zu der auch die Gefühle und der Wille gehören –, die nicht ausgedehnt ist, und der ausgedehnten Substanz (*res extensa*), die den materiellen Körper bildet. Vermittelt sind beide, Descartes Vorstellung zufolge, durch die Epiphyse, die Zirbeldrüse. Das Flüssigkeitskonzept Swedenborgs ist hingegen ein Konzept, das tatsächlich ein Beziehungsmodell, ein Modell der Relation darstellt. Es ist kein Substanzmodell. Ort der Belebung ist der menschliche Organismus.

Ideengeschichtlich wird meist zugestanden, dass die Wende von der Substanz zur Relation in den USA durch Peirce, (1986, S. 269–335) in Großbritannien durch Whitehead 1903 und in Deutschland durch Heidegger (1927) vollzogen wurde. Vielleicht muss man aber in Erwägung ziehen, dass z. B. von Peirce in der Bildlichkeit Swedenborgs jenes Moment der Relationalität entdeckt werden konnte, das die Einheitlichkeit des Menschen und seinen Bezug zum Universum aufrecht erhielt. Swedenborg entwickelte dafür ein methodologisches Konzept von drei zu unterscheidenden „Graden", das er konsequent auch auf die neuronale Anatomie des Gehirns und die damit verbundenen Strukturen übertrug. Er entwarf eine Folgekette von drei relationalen Sphären von *„Zweck", „Ursache"* und *„Wirkung"* bzw. *„Prinzip", „Mittel"* und *„Folge"* hierfür. Swedenborg verglich diese Sphären, in denen er eine „koetablierte Harmonie" am Werk sah, in dessen Mittelpunkt die Relation von „Struktur" zur „Funktion" der anatomischen Gewebe durch das Moment von Bewegungen/Schwingungen, diese in reziproker Beziehung zueinander führt. Dieses Moment nun legte – entgegen der geltenden anatomischen Deskription der Gewebe – ein neues Verständnis des funktionellen Geschehens *im* Körper nahe, als Moment von intrinsischen Bewegungen durch den gesamten Körper. Gleichwohl haben diese triadischen Gewebsbewegungen von Gehirn, intrakranialer Membran und Schädelknochen ihren Ursprung in der Seele (als genuin *„universale Essenz"* und *„mächtige Lebenskraft"*) und wirken vom Universum ausgehend über die individuelle Seele als Fließbewegung zum vierten Ventrikel des Gehirns bis in die Sphäre des Physischen hinein (Fuller, 2013, S. 272 ff.).

Das von Swedenborg oben gebotene religionsphilosophische Zitat ruft Stills „dreifach differenzierte Einheit" des Menschen von *Geist* bzw. *Seele, Verstand* und *Körper (triune man)* in Erinnerung (Pöttner 2005, S. XV f.; Hartmann 2013; 2016b; Kaiser 2008; Schlieker 2016[69]). Genauer ist der *Fluss* der Seele über den Verstand in den Körper kontinuierlich ein Empfangen der Weisheit und Liebe des Herrn, also des in bestimmter Weise interpretierten dreieinigen Gottes, der für das *Leben* sorgt. Und die Gesundheit der Menschen ist vollkommen, wenn dieser Fluss von Weisheit und Liebe in den Menschen nicht gestört wird – und er innerhalb des Menschen angemessen verteilt wird. Die Ereignisse des Lebens werden durch bestimmte Beziehungsmuster, die Swedenborg als *Weisheit* und *Liebe* bezeichnet, geordnet. Der Mensch – so Swedenborg – lässt sich nicht im Modell von zwei Substanzen interpretieren, die vom Rest des Universums abge-

---

[69] Erfreulich ist, dass im Kontext der osteopathischen Akademisierung in Deutschland nun eine erste Qualifikationsschrift zu diesem Thema vorliegt (Schliecker 2016).

grenzt sind. Stattdessen ist er auf den Gott bezogen, der dieses Universum und die Natur mit seiner Weisheit und Liebe bestimmt. Diesen Gedanken drückt Swedenborg mit der Vorstellung eines Flüssigkeitsmodells und im Bild des Fließens aus.

> „Gott allein ist Leben. Sein Leben ist Göttliche Weisheit und Göttliche Liebe. Daraus folgt, dass das Leben im Menschen nichts anderes als Weisheit und Liebe ist – und dass im Menschen das Leben in dem Grad existiert, in dem er diese empfängt." (Swedenborg 1984b, S. 363)

Auch Andrew Still lässt sich vor diesem Hintergrund nicht substanzontologisch interpretieren. Seine Suche nach der Seele darf nicht als Suche nach einer vermeintlichen Substanz der Seele missverstanden werden. Tatsächlich ist die Seele bzw. der Geist der Beziehungspunkt, in dem sich das göttliche Leben im Menschen manifestiert. Entgegen dem ersten Anschein ist Stills Konzept ein Relationskonzept.

Es handelt sich hierbei um religionsphilosophisch bzw. metaphysisch inspirierte Texte, die wie Peirce (1995) und Wittgenstein (1967) sagten, Bilder darstellen. Man kann gegen Swedenborg und auch Still einwenden, dass es ihnen nicht gelungen ist, dies reflexiv deutlich zu machen. Bilder im Sinne von Peirce und Wittgenstein sind für die Kommunikation religiöser bzw. spiritueller Sachverhalte unerlässlich – und sie stellen eine Form eigentlicher bzw. authentischer Kommunikation dar. Es handelt sich aber nicht um wissenschaftlich scharfe Begriffe. Positiv kann man ins Feld führen, dass Swedenborg und Still bildlich versuchten, ein relationales Konzept zu entwerfen. Das könnte einem weitgehenden Fehlen einer relationalen Begrifflichkeit in der abendländischen philosophischen Tradition geschuldet sein.

Swedenborg war bemüht, seine Auffassungen anatomisch-wissenschaftlich zu kontrollieren und suchte entsprechend Anatomen in den Niederlanden auf, wo er auch eigene Sektionen durchführte. 1743/44 geriet er dort in eine Lebenskrise. Dies ist im sogenannten *Journal of Dreams* belegt, in dem Swedenborg seine Konversion vom wissenschaftlich engagierten Sohn eines lutherischen Bischofs zu einem mystisch-inspirierten, konfessionell ungebundenen Theologen erlebte. Der Text zeichnet die entsprechenden Visionen auf.

Man kann erwägen, ob die strenge Meditationspraxis, die Swedenborg ausübte (Meditation mit vagotonisierender Hypoventilation [Fuller 2013, S. 23]) diese Entwicklung begünstigte. Jedenfalls blieb Swedenborg seitdem ein konfessionell ungebundener Theologe, der freilich meinte, seine Religiosität ließe sich prinzipiell in allen Kirchen jenseits von deren offiziellen Strukturen leben. Wie schon erwähnt, gab es aber eine rein auf seine Lehre bezogene Kirche: die *New Church*.

Anders als in Mitteleuropa hatte die lutherische Orthodoxie in Schweden also nicht Formen der pietistischen Mystik als Gegenposition hervorgebracht.

Die mystische Position Swedenborgs ist zwar ähnlich existenziell an einer Jesusfrömmigkeit orientiert, sieht aber das selbstbestimmte Individuum viel stärker im Kontext des Universums. Der einzelne Mensch gilt als ein Mikrokosmos, worin sich das Universum, der Makrokosmos, spiegelt. Der Zweck des Menschen ist es, Weisheit und Liebe Gottes darzustellen und in sich sowie mit anderen zu verwirklichen.

Wie besonders Fuller hervorhebt, ist damit auch ein Ton getroffen, der sich in linksliberalen Milieus in den USA u. a. im Kontext des Amerikanischen Transzendentalismus im 19. Jahrhundert ausgedrückt hat und bis heute nicht ganz verschwunden ist (Fuller 2013, S. 76 ff.). Die Rezeption Swedenborgs weist dabei Züge der Romantik auf, die über ein bloß mechanistisches Naturverständnis hinausgehend Spiritualität, Geist und Kultur organisch in den Naturbegriff einbezieht. Entsprechend behandelt Emerson in seinem Programmessay zur Natur neben der Schönheit verschiedene Kulturphänomene wie Sprache und die Erziehung als Natur.

Still hat die Grundzüge dieser Gedankenwelt bei den Siedlern aus dem Nordosten, die nach Kansas kamen, kennengelernt und sich dann auf seiner Suche nach einer medikamentenfreien Medizin von Swedenborg inspirieren lassen. Die Medikamente, die man Stills Metapher zufolge „in den vorderen Regalen der Apotheke des Unendlichen" (Still 2005, I, S. 40) findet, sind eben die *„Lebensflüssigkeiten"*, die Still teils wie Swedenborg bestimmt, teils aber auch anders. Durchaus anders jedenfalls fällt Stills praktische Schlussfolgerung aus, wie die Störungen bzw. Behinderungen des Flusses innerhalb des einzelnen Menschen in dessen Organismus anzugehen sind.

3.3.2 Die „Lebensflüssigkeiten"

Stills Konzept der *Lebensflüssigkeiten* ist von Swedenborg inspiriert. Da diese im gesamten Körper vorhanden sind, ist aus Stills auf die Schöpfung bezogene Betrachtungsweise keine Zuführung einer weiteren Medikation von außen erforderlich.

Es handelt sich bei den von Still identifizierten Lebensflüssigkeiten um

1. den Liquor cerebrospinalis;
2. die Lymphe;
3. die Darmlymphe (Chylus, Speisesaft);
4. das arterielle und venöse Blut;
5. die Nervenkraft (*nerve force* oder *action*) – und
6. die Nervenflüssigkeit (*nerve fluid*).

Durch diese Flüssigkeiten vermitteln sich Weisheit und Liebe Gottes bzw. sie stellen diese im menschlichen Körper dar.

Zur Nervenkraft bzw. Nervenflüssigkeit gehören für die osteopathische Praxis ferner die Faszien, weil diese Still zufolge stark innerviert sind, was heute auch sonst wissenschaftlich anerkannt ist und zunehmend ein eigenes Forschungsfeld innerhalb der Histologie eröffnet (Schleip 2012, 2014). Ferner erkannte der Gründervater Still die Bedeutung der Faszien für die medizinische Wissenschaft als Forschungsgegenstand für die leibliche Gesundheitserhaltung, die „[…] der heutigen Welt ein großes Problem auf[gibt], das es zu lösen gibt." (Still 2005, III, S. 40)

> „Ich kenne keinen Körperteil, welcher der Faszie als Jagdgrund gleicht. Ich glaube, dass mehr reiche, goldene Gedanken vor dem mentalen Auge des Verstandes beim Studium der Faszie als bei irgendeiner anderen Unterteilung des Körpers erscheinen werden. Darüber hinaus ist ein Teil an seinem Platz so groß und sinnvoll wie irgendein anderer an seinem Platz. Auf keinen Teil kann verzichtet werden. Die Faszie jedoch ist der Grund, auf dem alle Todesursachen das Leben zerstören. Bei jedem Blick erscheint ein Wunder. Hier finden wir den Ort, an dem neue weise Blutkörperchen gebildet werden und die Unreinheiten des Körpers durch die Rohre entfernen, die von der Haut zu den Tanks nützlicher Flüssigkeiten führen, die dort gesammelt und für den Körper nicht länger von Nutzen sind. Ohne Zweifel sind in der Faszie Nerven vorhanden, die Flüssigkeit in Gas verwandeln und es zur Entsorgung durch die vitale Wunderkette, welche die Nerven immer völlig rein hält, durch das schwammige und poröse System pressen." (Still 2005, II, S. 13 f.)

Das ist sicher nicht sehr klar gesagt, gibt aber einen Einblick in die Art, wie Still denkt. Auch die „Weisheit" der Blutkörperchen hängt ihm zufolge mit dem Fasziengewebe zusammen.

Es gibt wichtige Äußerungen zum *Liquor cerebrospinalis*. Der Text bezieht aber auch andere Flüssigkeiten ein:

> „Der Körper bei vollkommener Gesundheit
> Wir sehen ihn bei vollkommener Gesundheit an, das bezieht sich nicht auf eine Vollkommenheit und Harmonie in einzelnen Teilen, sondern im ganzen Körper. So weit sind wir nur von Liebe, Bewunderung und Erstaunen erfüllt. Ein weiteres Feld der Beobachtung erscheint dem Philosophen. Wir sehen teilweise oder allgemeine Disharmonie vom untersten bis zum höchsten beobachtbaren Niveau in Leben und Tod. Dann wird das Buch der „Warums" aufgeschlagen und zeigt seine Seiten, die mentale Arbeit bis zur Agonie fordern, um die Ursache oder die Ursachen zu erfahren, die eine Fehlfunktion eines Gliedes in der Empfindung, der Bewegung, der Ernährung, der Freiwilligkeit und Unfreiwilligkeit auftreten lassen. Sein Verstand untersucht den Knochen, das Band, den Muskel, die Faszie, die Kanäle, durch die das Blut mit der Lymphe und ihren Inhalten vom Herzen zu den lokalen Bestimmungsorten fließt – die Nerven, Blutgefäße

und jeden Kanal, durch den oder über den alle Substanzen über den ganzen Körper verteilt werden, besonders in das außer Gefecht gesetzte Körperteil. Es setzt seinen Weg fort und es bringt viel Blut zum Herzen und nimmt dort viel auf, doch die erzielten Ergebnisse sind unbefriedigend und eine weitere Seite wird aufgeblättert über das ‚Warum' kein gutes Ergebnis erzielt wurde und wo das Rätsel liegt, welche Qualität, welches Element, welche Kraft und Vitalität wurde zurückgehalten?

Ein Gedanke kommt ihm, dass die Zerebrospinale Flüssigkeit das höchste bekannte Element ist, das der menschliche Körper enthält. Solange das Gehirn diese Flüssigkeit nicht in großer Menge liefert, bleibt der invalide Zustand des Körpers erhalten. Wer schließen kann, wird sehen, dass dieser große Fluss des Lebens angezapft und das verdorrte Feld sofort gewässert werden muss, sonst ist die Ernte der Gesundheit für immer verloren." (Still 2005, II, S. 20)

Hier findet sich die bedeutsame Metapher *Fluss des Lebens*. Der *Liquor cerebrospinalis* ist im Kontext der Erwägungen Swedenborgs das höchste bekannte Element, er enthält offenbar das Leben in besonderer Weise. Still unterstellt, dass der *Liquor* über das gesamte zentrale Nervensystem verteilt ist und dann an Blut und Lymphe übermittelt wird. Dabei spielen auch die Faszien eine Rolle. So findet über die Kombination von Nervenflüssigkeit und Körperflüssigkeiten eine Verteilung u. a. der Weisheit statt.

„Vom Inhalt des Schädels wird eine Unze für das Denken verwendet. Der Rest generiert Kraft für die Nerven. Die Natur ist nicht so vergesslich, dass sie das Blut zwecks Weisheit in das Gehirn schickt, ohne ein Angebot zu garantieren. Gottes Intelligenz ist unermesslich, und es gibt viele Hinweise darauf, dass Wissen zu den Blutkörperchen transportiert wird, bevor es seine Arbeit verrichtet." (Still 2005, I, S. 87)

Das Blut ist Still zufolge daher im Kontext des Weisheitsgedankens auch ein Informationsträger im Körper. Die Information klärt, warum und wohin das Blut in ihm fließt. Die göttliche Intelligenz versorgt es sozusagen mit Orientierungswissen. Das Zitat zeigt m. E. eindeutig, dass Stills Konzepte der Nervenaktion und Nervenflüssigkeit im Kontext der Beziehung zum Universum mit dem Blut kombiniert sind.[70]

Nach Still reicht das alles aus, um einen einzelnen Mann oder eine einzelne Frau zu steuern und zu einem guten Leben zu befähigen.

„Wie ein Pferd Kraft braucht, anstelle der Sporen, um eine schwere Last zu tragen, braucht ein Mensch Freiheit in allen Teilen seines Mechanismus und die Kraft, die aus der Vollkommenheit seines Körpers resultiert, um die höchste ihm mögliche Arbeit zu

---

70 Es wird im vierten Teil der Arbeit bei Merleau-Ponty die Rede vom „*Bindegewebe der äußeren und inneren Horizonte*" sein, das sich als Relation einer Kommunikation zwischen Leib und Sein zur Welt gründet.

verrichten, nachdem das Blut das Herz erreicht. Dieses schickt es zum Gehirn, vielleicht um Wissen zu erwerben." *(Still 2005, I, S. 87)*

Innerhalb der osteopathischen Rezeption tritt dieser Aspekt gelegentlich in den Hintergrund und wird allgemein durch denjenigen der dem Menschen innewohnenden Selbstheilungskräfte ersetzt (Lewis 2012, S. 336 ff.). Das ist verständlich, weil Stills Position empirisch schwer kontrollierbar erscheint. Aber diese bei vielen Osteopathen vertretene Position der Selbstheilungskräfte hat er nicht vertreten. Für Still handelt es sich um eine Offenheit für das pantheistisch verstandene Universum, die sich im einzelnen Menschen in den *Lebensflüssigkeiten* zeigt.

3.3.3 Der erste Aspekt des „Lebensmechanismus": die Nervenaktion

Sieht man die letzten Zitate an, so gibt es Gründe anzunehmen, dass Stills Definition seines medizinphilosophischen Programms der Nervenaktion eine steuernde Funktion für den Menschen zuschreibt. Damit steht die Stillsche Metapher vom *Mensch als Maschine* (z. B. Still 2005, I, S. 70) im Zentrum unserer Interpretation. Still zufolge handelt es sich dabei um einen *Lebensmechanismus*. Littlejohn schreibt dazu:

> „[Stills] mechanischer Geist legte ihm nahe, dass der Mensch eine Maschine sei, wobei diese nicht nur aus einer Masse atomarer Substanzen bestünde, sondern jedes Atom sei eine Maschine in sich selbst. Schließlich folgerte er, dass die Materialien reine Angebote darstellten und dass der Körper als Maschine, der eine Masse interner Mechanismen in sich trage, mit der die Arbeit wie bei jeder anderen Maschine aufhöre, sofern Diskontinuitäten in den beweglichen Einheiten aufträten, welche den Körpermechanismus konstituieren. Mithin bestimmte er sich selbst zur Befundung jenes spezifischen Teils der menschlichen Maschine, der die Ordnung verlassen hatte und auf diese Weise die Maschine aus der Verkupplung geworfen hatte." (Littlejohn 2009a, S. 685)

Littlejohn berichtet dies aus der Erinnerung an Gespräche, die er und andere mit Still führten. Danach ist der mechanistische Ansatz für Still fundamental, Littlejohn hebt hier auf die möglichen Störungen des komplexen Mechanismus von vielen Maschinen ab. An dieser Stelle sollte erwähnt werden, dass die dargestellte bildliche Vorstellung Stills impliziert, dass die einzelnen „Maschinen" verbunden waren, also auch in der mechanistischen Bilderwelt Stills, wie Littlejohn sie auffasst, *relationale* Aspekte wesentlich waren. Hier interessiert uns der Lebensaspekt. Denkt Still das Leben ganz mechanistisch? Ist das eine bloße Analogie, eine Metapher?

Still selbst sieht es anders, jedenfalls komplexer. Bei einem Gespräch mit seinem Freund Harris sagt dieser:

„Als ich vom Menschen als einer Maschine sprach, die in sich alle Teile und Prinzipien des Lebens und die Weisheit Gottes in Seiner Arbeit enthielt, und wie schön alles miteinander arbeitete, schloss er, dass der Mensch die Maschine aller Maschinen und alle anderen nur Imitationen der im Menschen ausgedrückten Teile und Prinzipien waren. Gott war in der Lage eine Arbeit zu vollenden." (Still 2005, I, S. 50)

Gott hat also im Menschen sein lebendiges, maschinelles Wunderwerk geschaffen. Littlejohn differenziert:

„Er entdeckte später, dass in seiner Maschine, wie er feststellte, nicht nur feste Massen vorhanden waren wie in einer gewöhnlichen Maschine, sondern auch Strukturen, die in ihrer Masse aus Zellen und Fasern bestehen und alle auf die Art und Weise einer Maschine funktionierten. Somit befand er neben dem großen Mechanismus des Körpers auch lebendige Zellen und Gewebe als konzentrierte und vollständig ausgestattete Labore. Hierin wurden jene wesentlichen vitalisierenden und energetischen Substanzen produziert, die vom Körper gebraucht werden. Ebenso fand er Zellen, die als Speicherreservoire mit Impulsen angereichert sind, die notwendig für den Erhalt der Aktivitäten in den inneren und äußeren Geweben sind und für Motilität und Mobilität des Körpers gebraucht werden." (Littlejohn 2009a, S. 685)

Die *Lebendigkeit* kommt also von der kreativen Kraft der Zellen, die Vitalität im Körper erzeugen. Für Still ist dafür explizit der Schöpfungskontext bzw. das pantheistisch verstandene Universum verantwortlich – der Mensch ist offen für die Weisheit und Liebe Gottes, wie er bildhaft sagt.[71] Littlejohn betont dies als Wissenschaftler eher nicht. Littlejohns Darstellung der Gedankenentwicklung Stills geht aber noch weiter:

„Dies führte ihn zur Betrachtung der Flüssigkeiten des Körpers und des Nervensystems und dessen Fasern und Reflexzentren als zentralem Distributions-Mechanismus. Und als er in seinem Geist diesen nahezu unendlich kleinen Mechanismus entwarf, gelangte er schließlich zu der Anschauung, dass die regulative Kontrolle des distributiven Mechanismus in den Artikulationsbereichen des Körpers und in der Kooperation der gesamten artikulierenden Strukturen im Mechanismus des Körpers ruhen müsse. Wenn es sich wirklich so verhielt, dachte er sich, muss der Zustand, dass etwas nicht verkuppelt war, auf einem Zustand der Dislozierung und der Dysfunktion dieses artikulären Apparats beruhen." (Littlejohn 2009a, S. 686)

Für unseren Kontext ist es wichtig zu sehen, dass auch nach Littlejohns Ansicht die reife Auffassung Stills die Idee einer steuernden und verteilenden Aktivität der Nerven enthält, die auf die Flüssigkeiten des Körpers bezogen ist. Es wird so sein, dass Littlejohn diese Stillsche Idee im Kontext seiner eigenen Forschungen

---

71 Vgl. auch Lewis 2013, S. 24 f., der dies als „spirituelle Philosophie" bezeichnet und das vor allem mit den „Indianern" assoziiert.

perfektioniert hat. Aber die Grundidee stammt Littlejohn zufolge von Still selbst. Und dies stimmt mit dessen Äußerungen zum Hissen des „Banners der Osteopathie" überein.

Der *Lebensmechanismus* ist also weitgehend vollkommen, sofern die Nerven (die Nervenaktion bzw. Nervenkraft oder Nervenflüssigkeit) dazu beitragen, dass das Flüssigkeitskonzept, welches die Lebensflüssigkeiten mit den Medikamenten aus der Apotheke des Unendlichen sehr gut im Körper verteilt, reibungslos funktioniert. Littlejohn sieht diese Konzeption als eine an, die sich durchaus in Phasen entwickelt hat, es gibt gröbere Fälle, die dann auch mechanisch in Stills Schriften behandelt werden, indem er etwa eine „Hüfte einrenkt".[72] Letztlich ist es aber ein Feinsteuerungskonzept geworden, das subtil verstehen kann, warum es genuin Gesundheit gibt – und wie diese bei Abweichungen ggf. wieder erreicht werden kann. „Gesundheit zu finden sollte die Aufgabe des Arztes sein." (Still 2005, III,[73] S. 44)

3.3.4 Der zweite Aspekt des „Lebensmechanismus": Läsionen – und die Kunstlehre der zweiseitigen actio palpationis

Littlejohns letzter Text von 1935 spiegelt die Veränderung des Sprachgebrauchs, der sich innerhalb der Osteopathie ergeben hat. Heute gilt die *Läsion* (*lesion*), die eine strukturelle gewebliche Störung bezeichnet, welche eine funktionelle Dysfunktion nach sich zieht, als „archaischer Begriff" der klassischen Osteopathie, der inzwischen durch „somatische Dysfunktion" abgelöst wurde (*Foundations of Osteopathic Medicine* 2010, Glossar). Bei Littlejohn ist von „Dysfunktion" die Rede.

Still zufolge kommen solche Läsionen zustande, die dann die Ursachen für Krankheiten sind, weil die Nervenaktion gestört sei:

> „Es erscheint völlig verständlich für jeden, der mit mehr als den Fähigkeiten eines Narren geboren wurde und der sich mit der Anatomie und der Funktion des Lebensmechanismus vertraut gemacht hat, dass alle derartigen Krankheiten nur Wirkungen sind, deren Ursache im teilweisen oder ganzen Versagen der Nerven liegt, die Lebensflüssigkeiten vernünftig zu leiten." (Still 2005, I, S. 42)

Wie findet der Osteopath heraus, wo sich eine derartige Ursache im Sinne einer Läsion befindet? Das ist der diagnostische Aspekt der *actio palpationis*. Dabei handelt es sich um ihre erste Seite.

---

72 Vgl. Still 2005, I, S. 46.
73 Still 2005, III = *Die Philosophie und mechanischen Prinzipien der Osteopathie.*

„Nach langen Jahren der Behandlung und der Lehrversuche, wie ein Osteopathie Student die lokalen, nicht ansteckenden oder ansteckenden Ursachen einer Krankheit findet, ist es mir gelungen, eine Methode zu planen und vorzuschlagen, die ein Arzt sicher einfach befolgen und so jede Abweichung vom Normalen finden kann, welche die Nerven, Venen, Arterien, Organe oder Körperteile stört. Ich habe ein einfaches mentales Diagramm erstellt, das den Körper in drei Teile teilt: die Brust, die oberen und die unteren Körperglieder. Die erste Unterteilung enthält Kopf, Halswirbelsäule, Brust, Abdomen und Hüfte. Die zweite Unterteilung enthält Kopf, Halswirbelsäule, Ober- und Unterarm und die Hand. Der dritte Teil umfasst Füße, Beine, Oberschenkel, Becken und Lendenwirbel. Ich unterscheide diese Bereiche, um dem Untersuchenden die Grenzen des Angebots aufzuzeigen. In der Ellipse der Brust finden sich alle vitalen Vorräte. Von diesem Zentrum des Lebens gehen nur zwei Wege ab, einmal zu den Armen und einmal zu den unteren Extremitäten. In jeder Unterteilung finden wir fünf Untersuchungspunkte."

Dies stellt er dann veranschaulichend dar:

„Zur Illustration nehmen wir die unteren Gliedmaßen, ob wir es mit Lahmheit, Wundheit, Gicht, Rheuma, Neuralgien, Schwellungen, Schrumpfungen, Fieberzuständen, Kälte, Weichheit und Ausdruckslosigkeit, Wunden, Ulzerationen, Wundrose, Milchbeinen, varikösen Venen oder irgendeinem anderen Defekt zu tun haben, den der Patient beklagen möge und dessen Äußerungen das einzige verlässliche Buch oder Wesen der Symptomatik darstellt. Zwecks Übereinstimmung werden wir die unteren Extremitäten in fünf Teile teilen, Füße, Unter- und Oberschenkel, Becken und Kreuzbeinregion. Der Patient (Symptomatologe) erzählt uns von einem Schmerz in der Ober- und Unterseite und im Zentrum des Fußes. Nun kann der Arzt oder Vogeldoktor Wachteln des Schließens nur in einem Feld finden, das ihn zu der Ursache führt. Wenn dieses Feld in fünf Teile unterteilt ist und der Jäger vier Bereiche sorgfältig untersucht hat, wird er die Ursache oder die Ursachen im fünften Feld finden und nirgendwo sonst. Wenn sichergestellt ist, dass kein durch fallende Gegenstände oder Pferdehufe gebrochener Knochen, Auftreten auf Glas, Nagel oder etwas anderes, das den Fuß durchdringen und durch Zerbrechen Irritationen hervorrufen kann, im Fleisch geblieben ist und kein ausgerenkter Knochen im Fuß gefunden wurde, werden wir das Bein nach der Wachtel untersuchen und sicherstellen, dass die Fuß- und Kniegelenke in Ordnung sind. Wenn wir keine gebrochenen Knochen finden, das Bein keine Holzsplitter oder durch Hunde- oder andere Bisse verletztes Fleisch aufweist, noch irgendetwas anderes zu finden ist, was das Bein verletzt haben könnte, können wir fortfahren, an anderer Stelle nach der Ursache für den Schmerz im Fuß zu suchen. Wir wenden uns der dritten oder Oberschenkelabteilung zu und stellen sicher, dass der Oberschenkelknochen in allen Positionen normal funktioniert, sauber in seiner Fassung liegt, kein Muskel, kein Band und keine Nerven eingeklemmt sind. Noch zwei Unterteilungen sind zu untersuchen, es sind die wichtigsten und interessantesten von den fünf, das Becken und die Lumbalregion, durch die alle Beinnerven hindurch führen. Am Becken müssen wir sorgfältig untersuchen, dass keine Spannungen in den Bändern vorliegen, bevor wir zum lumbalen Bereich, der letzten Unterteilung, weitergehen. Wenn wir in den vorhergehenden vier

Bereichen nichts gefunden und sie so sorgfältig wie möglich untersucht haben, bleibt uns nur ein Bürstenhaufen übrig, der die Wachtel enthalten muss, die wir jagen. Da der lumbale Bereich alle Nerven enthält und die Nervenkräfte weitergibt, die vom Gehirn an das Becken und alle unteren Extremitäten gerichtet sind, werden wir nun die Gelenkverbindungen des Bereichs der Wirbelsäule untersuchen, in dem wir sicherlich die Ursache finden werden, wenn wir bei der Untersuchung der vorhergehenden Unterteilungen keinen Fehler gemacht haben. Wenn wir die Untersuchung dieses Teils der Wirbelsäule beginnen, müssen wir uns darüber im Klaren sein, dass wir es mit vielen Abteilungen der Nerven der Cauda equina zu tun haben. Die große, vor uns stehende Frage hat diese Form: Was verletzt oder irritiert irgendeine Unterteilung der Nerven, die über den großen oder kleinen Ischias zu einem Knochen an der Vorder- und Unterseite des Fußes fuhren? Es muss sorgfältig nach Stößen, Stauchungen, Drehungen und Verrenkungen gesucht werden. Eine teilweise Verrenkung einer Seite der Wirbelsäule konnte eine Drehung verursachen, die sich von einem Muskel zum anderen und weiter fortsetzt, Bänder belastet, Entzündung oder eine Stauung hervorruft, die zu einer Auflösung der für die harmonische Vitalität des Fußes nötigen Flüssigkeiten führt, welche die große und einzige Ursache für das Leid in einem fremden Land, das wir einen Hunger im Fuß nennen, darstellt." (Still 2005, II, S. 16 f.)

Dieser Text ist exemplarisch für Stills Ansatz. Er fordert die Osteopathen auf, ganz genau nach der *einen* oder der *Gruppe von Abweichung/en vom Normalzustand* (Still 2005, I, S. 74 u.ö.) zu suchen, welche die krankhaften Wirkungen hat. Er gibt ein grobes Raster vor, nach dem die Palpation vorgehen kann. Diese wird methodisch-gedanklich durch das *Schließen* des Verstandes begleitet. Dazu sind folgende Aspekte notwendig:

- ein sehr gut ausgebildeter Tastsinn,
- eine gute Verbindung mit dem Sehsinn,
- ein klares mentales *Bild* des Normalzustandes,
- die Beherrschung der Schlussfolgerungsprozesse,
- sehr gutes anatomisches, physiologisches und chemisches Wissen,
- die Fähigkeit, dem Patienten als Symptomatologen zuzuhören.

Im Hintergrund steht Stills Überzeugung, kleinste Störungen der „Artikulationen" der Gewebe (Littlejohn) behinderten den freien Fluss der „*Lebensflüssigkeiten*".

Die Therapie ist entsprechend einfach. Die Beseitigung der Läsion durch Manipulation, die andere Seite der *actio palpationis*, gibt den Weg für die „*Lebensflüssigkeiten*" wieder frei. Die Wirkungen verschwinden dann nach einiger Zeit.

Sowohl die diagnostische Palpation als auch die therapeutische Manipulation werden seit den Tagen der *American School of Osteopathy* geübt, verfeinert und zu verbessern getrachtet.

Dabei tritt ein Problem auf: Der mechanistische Hintergrund der osteopathischen Theoriebildung kann zu einer technischen Praxis führen. Und natürlich heißen die osteopathischen Manipulationen eben nicht zufällig bis heute „Techniken". Ich diskutiere das Problem zunächst etwas ausführlicher an Still, später dann im dritten Teil knapper an Littlejohn.

Eine *Technik* stellt eine Handlungsregel dar, deren Befolgung in der Regel zum Erfolg führt. Die Wahrscheinlichkeit entspricht naturwissenschaftlichen Gesetzesannahmen. Diese gelten für alle Fälle eines Typs. Der Apfel fällt immer mit einer klar bestimmten Geschwindigkeit vom Baum – so erwartet man. Bei der Entwicklung von Techniken sucht man möglichst zuverlässig zum gewünschten Erfolg führende Mittel, die Erfolgswahrscheinlichkeit beträgt also in jedem Fall einer ideal guten Technik eins bzw. 100 %. Eine ideal gute Technik würde in *allen* Fällen eines Problemtyps funktionieren, wie zuletzt im Zitat genannt: bei Stills *„Hunger im Fuß"* funktioniert das, sofern die Technik regelgerecht angewendet wird und sofern es ein entsprechender Fall ist, der technisch behandelt werden kann.

Diese Interpretation der Gedanken Stills liegt jedenfalls nahe. Und sie scheint auch von Still bestätigt zu werden:

> „Ich möchte den Verstand des Maschinisten beeindrucken: Wenn er kompetent ist und gemäß den Plan und den Bauanleitungen der Natur arbeitet, wird er die menschliche Maschine so reparieren, dass sie die erforderlichen Arbeiten auch ausführen wird. Gibt es keine chirurgischen Wunden oder Verletzungen, wird das Resultat genau dem entsprechen, was man erwartet – nicht mehr und nicht weniger. Hat man den menschlichen Körper wieder dem Grad der Vollkommenheit angepasst und befinden sich alle Körperteile ausnahmslos am richtigen Platz, so ist eine vollkommene Gesundheit die Antwort des Körpers. Die Natur bietet keine Entschuldigungen. Sie arbeitet reibungslos, wenn man mit ihr umgehen kann. Ansonsten werden lediglich gutes Essen und Erholung benötigt." (Still 2005, IV[74] S. 18)

Still schrieb 1910 ein Buch, in dem er seine Behandlungspraxis dokumentiert und begründete. Darin finden sich sehr häufig Äußerungen der folgenden Art:

> „Dies ist meine Behandlungsmethode bei Zysten. Sie gehört zum Bereich der osteopathischen Chirurgie – und die oben genannte Beschreibung ist lediglich meine Behandlungsempfehlung. Möglicherweise gibt es noch Aneurysmen und andere Umstände, die der Beratung, der Erfahrung und der Kunstfertigkeit eines praktischen Chirurgen bedürfen. Ich rate denjenigen, die den Kurs in Chirurgie nicht belegt haben, einen Osteopathen hinzuzuziehen, der diese Erfahrung hat." (Still 2005, IV, S. 35)

---

74 Still 2005, „IV" = *Forschung und Praxis*.

Still ist in zwei Punkten sehr zurückhaltend. Er befördert nicht die Ansicht, dass er als Begründer der Profession

- stets recht hat („Behandlungsempfehlung") – und
- er unterstützt nicht die Erwartung, dass alle Krankheitsfälle eines Typs in jedem Fall (hier: Zyste in der Kopfhaut) so gleich sind, dass sie eine gleiche Therapie zwingend nahelegen.

Still stimmt dabei mit dem evolutionären Programm Herbert Spencers (vgl. Trowbridge 2013; Lewis 2012; Pöttner 2005) in dessen *First Principles* (2007) überein, der die mechanistische Auffassung weiter entwickelt, aber unterstellt, dass solche mechanistischen Prozesse eine Geschichte haben, sodass Verschiedenheiten und Einzelheiten vorkommen.

> „In § 93 wurde darauf hingewiesen, dass keine tatsächliche Philosophie das Schema einer idealen Philosophie ausfüllen kann. Sie kann nicht einmal die Geschichte eines kleinen Aggregats vom Erscheinen zum Verschwinden verfolgen, geschweige denn die eines allumfassenden Aggregats." (Spencer 2007, S. 438)

Eine ideale Philosophie wäre eine solche, die alles in ein System einordnen kann, in dem der Klassenbegriff (Zyste) alle Bestimmtheit enthält, um im Einzelfall eines konkreten Vorkommnisses dessen Verhalten im Wesentlichen vorhersagen zu können. Das aber ist nicht der Fall, weil es in der Evolution der Natur das Phänomen der Geschichte gibt. D. h., im Naturbegriff ist der wesentliche Aspekt der Prozesshaftigkeit angedacht. Und das hat osteopathisch zur Folge, dass – wie Stills Diagnosekonzept zwingend zeigt – der einzelne Fall genau bestimmt ist und auch genau beschrieben und erfasst werden kann. Gleichwohl setzen das Stillsche und Spencersche Mechanismuskonzept nicht voraus, dass jedes ähnliche Phänomen wie die Zyste in der Kopfhaut immer genau gleich ist.[75] Dies entspräche nicht der Evolutionsgeschichte.

Wenn man dieser Auffassung ist, reichen „Techniken" also nicht aus. Man muss damit rechnen, dass es Ähnlichkeiten, Verschiedenheiten und sogar einzelne Fallkonstellationen gibt, die bisher unbekannt sind. Um diesem Problem zu begegnen, gibt es seit der Antike Regelsysteme, die auf *Erfahrung* beruhen, aber genau diesen Sachverhalten Rechnung tragen. Im Wissenschaftssystem galt dies im 19. Jahrhundert noch für Theologie, Jura und Medizin. Diese Regelsysteme heißen auf Deutsch *Kunstlehren*, auf Latein *artes*, auf Englisch *arts* und auf Griechisch *technai*. Friedrich Schleiermacher (1768–1834) bringt den über zwei Jahrtausende alten Konsens auf folgende Formel:

---

75 Vgl. auch Lewis 2013, S. 26.

> „Kunst [...] nennen wir jede zusammengesetzte Hervorbringung, wobei wir uns allgemeiner Regeln bewusst sind, deren Anwendung im einzelnen nicht wieder auf Regeln gebracht werden kann." (Schleiermacher 1830, § 132; im Anschluss u. a. an Platon und Aristoteles)

Die allgemeinen Regeln bei Zysten in der Kopfhaut bestehen, aber Still sagt klar aus, dass es Einzelfälle gibt, die weiteres Nachdenken, möglicherweise Beratung erfordern. Das setzt voraus, dass der Osteopath einen Spielraum für die *Freiheit* der Entscheidung hat und eine entsprechende *philosophische Kompetenz* besitzt, um diese Entscheidung zu treffen. Entsprechend bestimmt Still Osteopathie als *Heilkunst (healing art)* und stellt sie damit in die Tradition der *technai*, Kunstlehren seit der Antike:

> „Osteopathie ist weniger eine Sache von Büchern als eine Frage der Intelligenz. Ein erfolgreicher Osteopath ist in allen Fällen und bei allen Taten und Bemühungen, irgendeinen Teil des Körpers in seine normale Stellung zurückzubringen, eine individuelle Persönlichkeit mit dem Verstand eines Mechanikers. Ungelenkte Kraft ist gefährlich, richtet oft Schaden an und schafft nicht jene Erleichterung, welche das Resultat und die Belohnung für gerichtete Kunstfertigkeit sein sollte. Die Kenntnis der Anatomie bleibt nur totes Wissen, wenn wir sie nicht mit erfolgreicher Kunstfertigkeit anwenden können. Mehr ist darüber nicht zu sagen, warum unsere Kenntnis der Anatomie perfekter sein muss als bei allen anderen Schulen der Heilkunst. Der Osteopath sollte durch Bücher und strenge Ausbildung umfassend gebildet sein, und wenn ich mich auf Bücher beziehe, meine ich jene, die essenziell zur Erlangung des kompletten Wissens über die Anatomie sind." (Still 2005, III, S. 15)

Der Osteopath ist eine „*individuelle Persönlichkeit*", die *intelligent* ist. Das besagt im Sinne Stills, er ist von der Weisheit Gottes bestimmt. Das führt zu selbstbestimmten kreativen Anpassungsleistungen auf der Grundlage von erlernten Regeln. Mechaniker zu sein, besagt nicht, bloß immer gleiche mechanische Verrichtungen durchzuführen, sondern sich der Geschichte der Evolution zu stellen, die *Einzelnes* und nicht bloß gleiche Fälle einer Klasse hervorbringt. Diese Individualisierungsperspektive beruht auf einem Körper- bzw. Leibverständnis am Patienten, das in hohem Maße vom Osteopathen auf Abweichung von der Norm nur in der palpatorischen Kreativität zu kontrastieren ist. Somit ist Still zufolge Osteopathie in Diagnose und Therapie keineswegs langweilig, sondern stellt sehr oft eine kreative Kunstlehre dar.

3.3.5 Die Schlussfolgerungen – formale, logisch-semiotische Aspekte der Philosophie der Osteopathie

Still zufolge sind die Osteopathen im besten Falle intelligent. Ich formalisiere mit Peircescher Begrifflichkeit (1983, S. 134–136; vgl. Pöttner 2005) in der Folge dasjenige, was Still ausführlich zur sorgfältigen Diagnose gesagt hat. Dieser diagnostische Prozess, der mit den Händen und insbesondere mit den Fingern durchgeführt wird, ist ihm zufolge ein Prozess des *Schließens* (*to resason*). Die Metapher „*Wachtel des Schließens*" bezeichnet die gefundene, erschlossene gewebliche Läsion, welche die funktionelle Störung im Körperinneren auslöst, weil das freie Fließen der *Lebensflüssigkeiten* behindert ist. Der Verstand, (*mind*), ist derjenige Aspekt im Menschen, der für das Schließen zuständig ist. Die Aufgabe der Ausbildung von Osteopathen ist es, die Finger/die Hand so zu schulen, dass die Schlussfolgerungen von diesen durchgeführt und als solche bewusst werden. D. h., der Verstand *ist* auch in den Fingern, in der Hand bzw. begleitet deren Empfindungen und Wahrnehmungen stets. Ich untersuche dies im Anschluss an Pöttner 2005.[76]

Still arbeitet dabei mit einem, durch eingeübte Erfahrung geschulten, mentalen *Bild* des Normalzustandes der deskriptiven und funktionellen Anatomie, das der Osteopath durch Lektüre und klinisch-palpatorische Übung ausgebildet haben muss.

> „Ich bin sicher, Ihr habt in unserer Schule mehr Anatomie studiert als in irgendeiner anderen Schule bis heute, denn wir möchten, dass Ihr ein lebendiges Bild von allen Körperteilen in Euch tragt, wie ein Maler das Bild des Gesichts, der Szene, des Tieres oder was immer er mit seinem Pinsel malen möchte, in sich trägt." (Still 2005, II, S. 9)

Das Bild ist mit Empfindungen assoziiert, wie sich der anatomische Normalzustand anfühlt. Dabei wird als Normalzustand das körperliche Gesundsein gesetzt. Zur Ausbildung in der *American School of Osteopathy* ab 1892 gehörte es anfänglich, dass man als Student verschiedene Patientenfälle vorgeführt bekam und sich das Bild, eingedenk der Anatomiebücher, mit eigenen Palpationsübungen wahrnehmend assoziieren konnte. Dieses Bild vergleicht der Student mit den aktuellen Empfindungen in vivo beim Patienten, welcher gerade auf der Behandlungsbank liegt. Diese Empfindungen können stärker mittels des palpatorischen Sensoriums und/oder auch stärker mit dem visuellen Sensorium wahrgenommen werden. Folgen die gesamtsensorischen Empfindungen (Erfahrungen) dem Bild des Normalzustandes, dann findet sich die „*Wachtel des Schließens*" in einer anderen anatomischen Abteilung. Wenn der Osteopath zu einem Schluss kommt:

---

76 Der hier beschriebene palpatorisch, klinisch-diagnostische Prozess, der zum Schließen führt, ist die Grundfigur, die das Erleben eines Phänomens „als etwas Erfahrbares" im Osteopathen als Grundbedingung zum Schließen vorausgehen muss. Damit wird der *qualitative* Phänomenbegriff betont, der im Teil IV weiter entwickelt wird. Dies gilt sowohl für die *Sensation* (Sinnes*empfindung*) als auch für die *Perception* (Sinnes*wahrnehmung*) gleichermaßen (Littlejohn 2009b, S. 6).

"Keine erfahrbare Abweichung vom Normalzustand!", dann liegt ein deduktiver Schlussfolgerungsprozess vor:

,Alle Empfindungen sind wie immer.'
,Ich empfinde keine Abweichung vom Normalzustand!'
⇨ Die Läsion findet sich nicht in dieser Abteilung.

Es ist hervorzuheben, dass palpatorisch gewonnene Empfindungen und bewusste Schlussfolgerung möglichst nahe beieinander liegen sollten, was große Übung erforderlich macht.

Der diagnostische Prozess ist aber auf das Finden einer *Abweichung* vom Bild des Normalzustandes ausgerichtet. Auch hier ist es am wichtigsten, dass das Bild des Normalzustandes mit Empfindungen assoziiert ist. Dann wird das Phänomen der *Differenz*, der Abweichung" wahrgenommen, wenn unerwartete Empfindungen auftreten (Still 2005, III, S. 29).

,Das fühlt sich anders an, als nach dem Bild des Normalzustandes zu erwarten wäre!'
,Vor dem Hintergrund meines anatomischen Wissens und meiner osteopathischen Erfahrung bisher führt dies zu einer Behinderung der Lebensflüssigkeiten!'
⇨ Hier ist die gesuchte Läsion.

Dieser Schluss besitzt Voraussetzungen. Die erste Wahrnehmung ist eine Empfindung, welche eine *Differenz* zum mentalen Bild des Normalzustandes wahrnimmt. Diese, im Verhältnis zum Normalzustand, negativ bestimmte Empfindung ist dann mit dem anatomischen Wissen über die *Lebensflüssigkeiten* zu verbinden und führt zur *„Wachtel des Schließens"*. Die logische Voraussetzung besteht darin, dass alles, was dem mentalen Bild des Normalzustandes folgt, keine Behinderung des Normalzustandes darstellt. Und *negativ* kann Still zufolge geschlossen werden, dass eine Behinderung der „*Lebensflüssigkeiten*" verursacht wird, wenn eine Abweichung vom Bild des Normalzustandes vorliegt. Bei der Bestimmung einer Läsion handelt es sich daher um eine *negative Deduktion* im Kontext des mentalen Bildes vom Normalzustand.

Für die osteopathische Theoriebildung, die zum mentalen Bild des Normalzustandes führt, ist man, der klassischen Osteopathie zufolge, auf die Evidenzbasis der fünf Sinne angewiesen. Da es sich dabei um aus verschiedenen, ähnlichen oder gleich erscheinenden Erfahrungen gewonnene Regeln handelt, ist der zentrale osteopathische Schlussfolgerungsprozess, wie überwiegend in den in Europa kultivierten Praktiken des diagnostischen Schließens, die *Induktion*. Damit ist gemeint, dass wir verschiedene ähnliche Fälle wahrnehmen, die wir als Fälle einer Regel verstehen können. Wenn in vielen Fällen ein bestimmtes Wahrnehmungsmuster vorliegt, dann können wir induktiv schließen, dass der Normalzustand folgendermaßen aussieht. Es muss dann ein Bild mit einer gewissen Variationsbreite entstehen. Pöttner (2005) hat dies ausführlich besprochen:

> „Unsere Erfahrung ist induktiv aufgebaut. Aufgrund vieler ähnlicher Wahrnehmungen haben sich Erfahrungsmuster aufgebaut, die uns schon selbstverständlich erscheinen, sodass wir den Schlussfolgerungsprozess kaum einmal bewusst erleben. Darin liegt eine latente Unsicherheit, weil *zukünftige* Erfahrungen unsere Regeln nicht zwingend bestätigen müssen, die wir gegenwärtig für richtig halten […] " (Pöttner 2005, S. XVIII) „Eben deswegen regte Still die Überprüfung seiner Ergebnisse in der zukünftigen osteopathischen Erfahrung an und lehnte jede Form der Heldenverehrung ab." (Ebd.)

Wir sahen das bei der Diskussion des Zystenbeispiels in Still 2005, IV, S. 35. Pöttner führt die Argumentation Stills anhand dessen Selbstbeschreibungen, aber auch anhand allgemeiner Erwägungen aus:

> „Wie kommt man nun überhaupt zu Einsichten? Natürlich werden wir erst einmal in elementaren Erfahrungssituationen als Kleinkinder von unseren primären Bezugspersonen erzogen und mit grundlegenden Einsichten, die sie haben, vertraut gemacht: ‚Fasse nicht auf die Herdplatte, Du tust Dir sehr weh!' Kommt man aber ins Fragen, ob dies denn alles so stimmt, was einem die Erwachsenen erzählt und beigebracht haben, dann kann man sich zunächst bei anderen Autoritäten informieren und von ihnen Einsichten zu erwerben versuchen. Doch schließlich kommen viele Menschen in die Situation, in der Still spätestens nach dem Tod von mehreren Familienmitgliedern durch Spinale Meningitis war: Er erkannte, dass sein religiöser und medizinischer Hintergrund, mit dem er aufgewachsen war, nicht trug. Mit ihm ließ sich die schreckliche Situation nicht hinreichend deuten. Was nun? Man muss raten, wie es anders ist. Man begegnet Fremden und versucht sich neu zu orientieren. Man muss raten. Da Still aber kritisch war, riet er tapfer, wusste, dass er geraten hatte, und versuchte die erfolgreichen Rateergebnisse durch verschiedene ähnliche Erfahrungen zu bestätigen. Er schloss also aufgrund einer Erfahrung von Fremdheit ratend, unterstellte, dass sein Handeln wie das Reiben der Wirbelsäule eines an Durchfall erkrankten Kindes offenbar mit regelmäßigen Gründen erfolgreich gewesen war [vgl. Still 2005, I, S. 47 f. (A. K.)]. Die fremde Erfahrung musste also der Fall einer Regel sein. Nur, wie sah die Regel aus? Still bestätigte für sich zunächst, dass diese Methode mehrere Fälle von Durchfall kontrollieren konnte. Doch er wusste noch immer nicht, wie die Regel aussah. Irgendwann aber kam er auf die Regel des Verhältnisses von Nervenaktion und Lebensflüssigkeiten. Den Rateprozess, den Still durchlaufen hatte, nennt man (wohl seit der Antike) Abduktion bzw. Hypothese (insbesondere im antiken medizinischen Kontext). Er ist noch erheblich zerbrechlicher als die Induktion. Aber ohne ihn konnte man niemals zu neuen Erkenntnissen kommen, also ‚Gott und die Natur' direkt oder ursprünglich und jenseits der traditionellen Auffassungen erfassen. Still wendet diesen Punkt kritisch gegen seine medizinischen Zeitgenossen. Sie haben gerade in der Symptomatologie nur geraten, aber nicht weiter induktiv überprüft. Darin besteht m. E. der nachvollziehbare Kern seiner Kritik." (Pöttner 2005, S. XVIII ff.)

In diesem Abschnitt versuche ich zu belegen, dass die *actio palpationis* nach den von A. T. Still geäußerten Auffassungen auf palpatorischen Empfindungen bzw. Wahrnehmungen beruht, die dem Tastsinn als auch dem Sehsinn zugehören. Stills Pointe besteht aber zudem darin, dass die osteopathische Ausbildung eine derartige Sensibilität dieser Sinne hervorbringt, sodass die bekannten Schlussfolgerungsprozesse Deduktion, Induktion und auch Abduktion hier sensuell mittels Übung verkörpert werden.

Dieser formale, logisch-semiotische Aspekt der (osteopathischen) Philosophie wird also in die dominante Tätigkeit der Osteopathen eingeschrieben – so die Botschaft der klassischen Osteopathie. Das wird von Littlejohn nur verfeinert, aber nicht grundlegend geändert. Osteopathen entwickeln über Jahre der Praxis ein selbstreflektierendes Bewusstsein zum Eigenleiblichen, das im Kontext phänomenologisch-philosophischer Betrachtungsweise im Teil IV untersucht wird.

Der Ausdruck „Philosophie der Osteopathie" besagt also Still zufolge, dass Stills im Anschluss an Swedenborg entwickeltes

- Lebensflüssigkeitskonzept, das nicht zuletzt auf das Zentrale Nervensystem bezogen ist, mit einem
- Konzept der *actio palpationis* als Kunstlehre verbunden ist, welches Störungen der Aktion der Nerven sowohl erkennen als auch beseitigen kann.

Ein wesentlicher Aspekt der Stillschen „Philosophie der Osteopathie" besteht daher in einer Konzeptualisierung der osteopathischen Praxis, welches bis heute ständig modifiziert wird. Pöttner (2005) und Hartmann (2016b) anders aber Trowbridge (2013) sind wohl im Recht, dass dies im Kontext des beginnenden Pragmatismus zu verorten ist. Dies scheint mir besonders dann überzeugend, wenn das osteopathische Konzept im Kontext der „Pragmatischen Maxime" Peirce' (1878, S. 132) betrachtet wird. Da hiermit eine Methode eingesetzt wird, „derer man sich bei der Erforschung, Darstellung und Anwendung der Wahrheit bedienen sollte." (Peirce 1983, S. 42)

3.3.6 Die „pragmatische Maxime" Peirce' als möglicher Verständnishorizont von Stills Redeweise

Ich habe dafür argumentiert, dass Still durch Ideen Swedenborgs inspiriert war – und die Rezeption Swedenborgs durchaus auch im Amerikanischen Transzendentalismus üblich war. Zudem wurde darauf verwiesen, dass dies ebenfalls keineswegs folgenlos für den beginnenden Pragmatismus war (Menand 2002 S. 82 ff.).

Es lässt sich bislang nicht nachweisen, dass Still durch Charles Peirce oder William James direkt beeinflusst war. Immerhin engagierte sich James für die frühe Osteopathie, als sie Unterstützung benötigte, um eine Lizenz zur gesetzlich anerkannten Ausübung der Osteopathie zu erhalten (Menand 2002, S. 90; vgl. auch McKone 2001, S. 117). Littlejohn (2009b) bezieht sich auf William James.

Wie gezeigt, lassen sich bestimmte diagnostische Fragestellungen und Methoden der Kunstlehre vor dem logisch-semiotischen Hintergrund rekonstruieren, den Peirce (1903) mit seinen Lowell-Lectures zur Verfügung stellt bzw. expliziert hat.[77]

Nach meiner Überzeugung gilt dies auch für Stills Medikamentenkritik, die den negativen Folgen der Praxis der Medikamentengabe geschuldet ist. Ebenso werden die eigenen osteopathischen Handlungen entsprechend verstanden:

> „Mit dieser kurzen Einleitung überlasse ich Dich nun dem Studium und der Praxis der Philosophie der Osteopathie, die hier dargelegt wird. Sie soll Dich entsprechend leiten, damit Du Deine eigenen Schlussfolgerungen ziehen kannst, die auf der alltäglichen Ausarbeitung der Wissenschaft beruhen." (Still 2005, IV, S. 10)

Am Ende der Einleitung zu *„Forschung und Praxis"* formuliert Still sehr knapp sein praxisbezogenes Konzept der *„Philosophie der Osteopathie"*. Der Student kann den Erfahrungsschatz Stills lesen bzw. studieren. Ob dieser valide ist, wird nicht aufgrund der Autorität Stills bewertet. Die Darstellung Stills soll stattdessen die Lesenden *„leiten"*, *„eigene Schlussfolgerungen"* zu *„ziehen"*, *„die auf der alltäglichen Ausarbeitung der Wissenschaft beruhen."* Diese alltägliche Ausarbeitung der Wissenschaft der Osteopathie bedeutet ihre ständige Überprüfung in der Praxis der Behandlung. Und *„Ausarbeitung"* besagt auch, dass sich zeigen kann, dass Weiterentwicklungen möglich sein können bzw. erforderlich sind. D. h., Still setzt sein osteopathisches System der praktischen Überprüfung und Weiterentwicklung im Kontakt mit den Patienten diesem aus.

Diese Einstellung lässt sich gut mit Peirce' „pragmatischer Maxime" parallelisieren:

> „Bedenken Sie, welche Wirkungen, die denkbarerweise praktische Relevanz haben könnten, wir dem Gegenstand unserer Konzeption zuschreiben. Folglich besteht die Konzeption dieser Wirkungen aus dem Ganzen unserer Konzeption des Gegenstands!" (Peirce 1878, 132)

Eine philosophisch reflektierte Wissenschaft weiß, dass ihre Begriffsbildungen und Theorien nicht *l'art pour l'art* sind, sondern praktische Folgen bzw. Wirkun-

---

77 Vgl. Pape, Einführung in: Peirce 1983, S. 7–31).

gen zeitigen. Und Peirce ist der Überzeugung, dass alle möglichen („*denkbar[en]*") Wirkungen, die eine „*praktische Relevanz*" aufweisen, in Betracht gezogen werden müssen. Dies ist sozusagen im Prozess der Theorieentwicklung mit zu bedenken, sodass die Bedeutung einer Begriffsbildung bzw. Theorie mit den in Betracht gezogenen praktischen Wirkungen äquivalent ist (Pape 1989, S. 159; 2002, S. 91).

Still (2005, I, S. 84), bezieht sich auf das Matthäus Evangelium (7,15 ff.) in der „Bergpredigt", wonach ein Baum an seinen guten bzw. schlechten Früchten zu erkennen sei. Gemeint ist die Qualität von guten bzw. schlechten Handlungen. Auch Peirce hat sich auf diesen Text bezogen und gemeint, dies sei die einzige Regel der Logik, die Jesus empfohlen habe. Das kann rein zufällig sein. Es zeigt aber zumindest einen ähnlichen kulturellen Kontext an, in dem Osteopathie und Pragmatismus entstanden sind.

Still schloss aus dem Sachverhalt, dass Kalomel zum Ausfallen von Zähnen führen kann, dass die Praxis der heroischen Medizin abzulehnen sei. Sein Modell der Kunstlehre der *actio palpationis* sollte demgegenüber keine negativen Wirkungen im Organismus haben. Normativ gesehen – wir hatten oben schon auf Stills normativen Humanismus hingewiesen – sollten schädliche Wirkungen schon aufgrund der Menschenrechte der Patienten ausgeschlossen sein. Wie oben gezeigt, versuchte Still eine an den Menschenrechten orientierte Medizin zu entwerfen, die alle damals bekannten Krankheiten, wie Still zeigt (2005, IV), behandeln zu können beanspruchte. Weiter ist philosophisch wichtig, dass die Kunstlehre *induktiv* überprüft werden muss – dies sollte ein Merkmal der sich auf Still gründenden osteopathischen Praxis werden. Im Kern ist Still folglich in Bezug auf seine eigenen Entwürfe ein *fallibilistisches* Bewusstsein zuzuschreiben.

Der Fallibilismus, wie er bei Peirce und dann bei Dewey 1908 entwickelt worden ist, besagt, dass Theorien wahr sein können, aber ständig überprüft werden müssen, weil generelle Aussagen – wie Peirce sagte – vage bzw. unbestimmt sind.[78] Folglich müssen alle Vorkommnisse, die für, aber auch gegen eine Hypothese sprechen, untersucht werden, um den Wahrheitsgehalt der Hypothese durch beständige Revision zu verbessern.

Dies ermöglichte es in den Wissenschaften und der Philosophie ausgebildeten Menschen wie Littlejohn, mit Zustimmung Stills das System weiterzuführen und es in einen gewöhnlichen akademischen Kontext zu überführen.

Littlejohn war vorsichtiger als Still mit enthusiastischen, mystischen bzw. metaphysischen Behauptungen. Aber obgleich Still nicht selten für seine Behauptungen den Allquantor in Anspruch nahm, so war ihm doch bewusst, dass

---

78 Vgl. Hampe 2007, S. 131 ff. Zu Peirce: Pape 1986, 1989, S. 58–62.

dies nur aufgrund und im Angesicht fortwährender Überprüfung gerechtfertigt sein konnte, also als Hypothese, nicht als Dogma oder Axiom zu verstehen war.

Littlejohn wiederholte die bildliche Sprache des „ursprünglichen Denkers" Stills nicht, weil er strenger den wissenschaftlichen und religiösen Kontext unterschied. Aber er ließ sich durch die Bilderwelt Stills inspirieren – und folgte der Anweisung, dass alle Vorstellungen als Hypothesen *praktisch* überprüft werden mussten. Dies ist der verteidigbare Sinn des Vorgehens Stills, mangels einer vorhandenen Begrifflichkeit drückte er vieles bildlich aus – und mahnte an, alle bildlichen Vorstellungen bzw. die sich von ihnen herschreibenden Hypothesen praktisch zu kontrollieren.

Erst wenn man sich diese Dopplung klar macht, kann man produktiv mit den gelegentlich sperrigen, metaphorischen Texten Stills umgehen. Wichtig ist seine Insistenz darauf, dass es keine *negativen* Wirkungen osteopathischer Handlungen geben darf. Und die Einlösung dieser Pflicht des ärztlichen Ethos (die in der heutigen amerikanischen Bioethik als Prinzip der *"non maleficence"* verhandelt wird) schien ihm nur mittels der *actio palpationis* möglich zu sein. Eine Behandlungsform folglich, die sich ausschließlich durch eine berührende Praxis konstituiert und im primär qualitativen Erleben des Osteopathen seine genuine Professionalität entfaltet.

4 Teil III: John Martin Littlejohn: der Begründer einer osteopathischen Wissenschaft (1865–1947)

4.1 *Einleitung*

„Bestimmte mentale Phänomene lassen sich als Streben nach Unsterblichkeit interpretieren. Und bestimmte telepathische Erscheinungen können als Beweis dafür gelten, dass der Geist Beziehungen außerhalb der Struktur und funktionellen Aktivität des individuellen Gehirns und Körpers aufrechterhalten kann. Das sind jedoch bisher nur rudimentäre Anschauungen, die einer Überprüfung und des experimentellen Beweises bedürfen.
Wir brauchen noch erheblich mehr Klarheit, bevor wir das letzte Wort über die Bestimmung des Geistes sprechen. Immerhin hat aber die Psychophysiologie Körper und Geist näher zusammengebracht und den Gedanken betont, dass ein vollständiges Erfassen des Organismus den mentalen Mechanismus ebenso berücksichtigen muss wie den Körpermechanismus. Wir haben den Geist zum Körper hinuntergeführt und zugleich den Körper auf die mentale Ebene erhoben. Und dort lassen wir sie jetzt in ihrer organischen Kommunion miteinander, die den Höhepunkt des Lebens darstellt, wie er uns in der menschlichen Form bekannt ist." (Littlejohn 2009b, S. 210 f.)

Der dritte Teil befasst sich mit der Aufnahme und Präzisierung der Ideen A. T. Stills durch John Martin Littlejohn. Konkret geht es um die Sichtweise eines Wissenschaftsstils der klassischen Osteopathie, die Littlejohn als Professor für Physiologie und Dekan der Fakultät mit in den akademischen Lehrbetrieb der *American School of Osteopathy* diskursiv in Kirksville einbrachte.

Ich sehe dies als ein bedeutendes Lebenswerk zur Etablierung und Weiterentwicklung der Osteopathie an, aber auch als *die* notwendige akademische Disziplinierung zu Beginn des 20. Jahrhunderts. Insbesondere muss dies vor dem Hintergrund gesehen werden, dass die ASO bis dato keinen akademischen Anschluss an eine Universität hatte. Diese grundlegende Leistung hat bis heute nichts in ihrer Gültigkeit für das Studium sowohl der klinischen Diagnostik und Praxis als auch des Grundverständnisses einer philosophischen Sichtweise auf die Osteopathie verloren. Die Präzisierung findet sich in Littlejohns Forschung zu einem neurophysiologischen Programm, das geeignet ist, systematisch die osteopathische Diagnostik und Therapie im Kontext seiner *Psychophysiologie* begründbar zu praktizieren.

Ich halte es für geboten, in diesem dritten Teil auch längere Textpassagen seiner Vortrags- und Lehrschriften durchgängig und z. T. ungekürzt zu zitieren, um einen Einblick zu gewähren, in welch umfangreicher Weise Littlejohn seine philosophischen Ideen und medizinisch-osteopathischen Annahmen in seinem Denken und produktiven Schreiben nach Verbindungen suchte. Ferner wird am Krankheitsbild der Influenza (4.5.14.1.1) beispielhaft gezeigt, dass sein entwickeltes Diagnose- und Behandlungsmodell für die osteopathische Diagnostik und Therapie ein profundes, methodologisch-protokollarisches Modell darstellt. Dieses Modell ist m. E. geeignet um Interventionsprotokolle abzuleiten, und um in Einzelfall-Studien Behandlungseffekte als *Outcome*-Daten zu generieren. Auf diese Weise werden Behandlungseffekte nachvollziehbar dokumentiert, um sie statistisch aufzubereiten.

Begonnen wird mit einer biografischen Skizze, die als Hinführung zu Littlejohns wissenschaftlichem Werk vorangestellt wird.

4.2 Biografische Skizze

John Martin Littlejohn war ein schottischer Kalvinist. Er studierte u. a. bei Lord Kelvin. In einer Charakterskizze seines Verlegers heißt es 1903 über ihn:

„Zu Beginn des Februarsemesters 1898 erhielt Prof. J. Martin Littlejohn, vor kurzem noch Präsident des Amity College (1894–97), College Springs, Iowa, den Lehrstuhl für Physiologie.
Dr. J. Martin Littlejohn wurde in Glasgow geboren, wo er auch seine Grundausbildung erhielt. Als sein Vater nach Irland zog, besuchte er die Akademie in Coleraine, an welcher er über drei Jahre hinweg in wissenschaftlichen Seminaren sowie bei Wettbewerbsprüfungen Preise errang.
Danach besuchte er die Universität Glasgow, schloss dort die Studiengänge in [den artes] und Naturwissenschaft ab, gewann Preise im Fach Philosophie und ein Hochschulstipendium in Naturwissenschaft. Anschließend studierte er Theologie, wurde 1886 ordiniert und lehrte während des Winters 1886/87 Theologie. 1888 kehrte er zu seiner Alma Mater zurück und begann ein Spezialstudium in klassischen Sprachen, das er 1889 als Magister artium beendete. Er widmete sich anschließend einem speziellen Studium der Theologie und verwandter Wissenschaften, wobei er in drei verschiedenen Seminaren in Europa studierte und 1890 in Theologie den Grad eines Bachelor mit dem Henderson-Stipendium in Theologie erwarb.
Drei Jahre studierte er Recht, graduierte 1892 als Jahrgangsbester in Jura (Bachelor) und erhielt die William-Hunter-Medaille im Fach Medizin. Bei derselben akademischen Abschlussfeier erhielt er für Spezialforschungen das Henderson-Stipendium.
1892 bekam er ein Universitätsstipendium an der Columbia-Universität in New York und schloss innerhalb eines Jahres mit besonderer Erlaubnis des Fakultätsrats den Promotionskurs ab (Ph. D.). Im Sommer und Herbst 1893 besuchte er Europa, um

Forschungen auf dem Gebiet der mittelalterlichen Literatur zu betreiben. Als Ergebnis reichte er 1894 bei der Columbia Universität die Doktorarbeit mit dem Titel: ‚Die politische Theorie der Scholastiker und Grotius' ein, welche 1895 veröffentlicht wurde. Während seines Studiums an der Universität Glasgow war er dort Tutor für Naturwissenschaften und Sprachen. 1890 wurde er zum Direktor des Rosemount College und 1894 zum Präsidenten des Amity College, College Springs, Iowa, gewählt. Durch seine Arbeiten wurden die Kurse des College verlängert und ihr Themenbereich im Geiste freier Bildung ausgeweitet. Im Winter 1898 berief man Littlejohn auf den Lehrstuhl für Physiologie an der American School of Osteopathy. Diese Position gab er später auf, um mit seinem Bruder das American College of Osteopathy and Surgery in Chicago zu eröffnen, dessen Präsident er zurzeit ist.

Littlejohn ist Mitglied der Gesellschaft für Naturwissenschaft (F. S. Sc.), London, England, der Königlichen Gesellschaft für Kulturwissenschaften, England – eine Ehre, die er mit einem anderen Amerikaner, einem ehemaligen Kommilitonen, teilt – sowie Mitglied der Amerikanischen Akademie für Politik- und Sozialwissenschaften, der weltweit größten wissenschaftlichen Gesellschaft, die sich den allgemeinen Bereichen von Wissenschaft, Ökonomie und Politik verschrieben hat. Darüber hinaus erhielt er als Anerkennung für seine Arbeit im Bildungsbereich und für seine Gelehrsamkeit zwei Doktortitel (Dr. theol. und Dr. jur.)." (Littlejohn 2009a, S. 372 f.)

Dieser Text ist anlässlich seiner Herausgeberschaft von *The Osteopathic World* entstanden und wurde vom Verleger präsentiert. Der Grund, weshalb dieser Mann der *artes liberales*, der Naturwissenschaften und der Kulturwissenschaften, Osteopath und Professor für Physiologie in Kirksville wurde, ist seinem Schicksal, einen schweren Sturz während seiner akademischen Studien zu erleiden, geschuldet. Dabei zog er sich eine basale Schädelfraktur zu. Diese hatte rezidivierende Blutungen im Rachenbereich zur Folge (vgl. Littlejohn 2009a, S. XIII f.). Der medizinische Rat lautete, dass er sich einem anderen Klima aussetzen sollte zur Stärkung seines gesundheitlichen Allgemeinzustands. Daher setzte er seine Studien in den USA zunächst an der *Columbia University* in New York fort. Doch auch dort war das Klima nicht günstig genug für seine Gesundheit. Er zog dann in den Mittleren Westen der USA. Als Direktor des *Amity Colleges, Iowa*, hörte er von A. T. Still und den heilenden Wirkungen der Osteopathie. Folglich entschloss er sich, diesen selbst in Kirksville aufzusuchen, um sich von ihm behandeln zu lassen. Nach nur wenigen Behandlungen ließen die Blutungen stark nach. Still erkannte das intellektuelle Potenzial seines schottischen Patienten und bot ihm eine Stelle als Professor in der Kirksviller Fakultät für Osteopathie an. Littlejohn nahm an und begann 1898 seine Tätigkeit in zwei sehr unterschiedlichen Rollen: Auf der einen Seite wurde er Student der Osteopathie an der ASO, auf der anderen Seite wurde er dort zur gleichen Zeit auf den Lehrstuhl für Physiologie berufen.

Littlejohn war Still sehr dankbar. Er verehrte ihn und tat dies öffentlich kund in einer Abschlussrede anlässlich der *Graduation Ceremony* der Oktoberklasse 1898 in Kirksville:

> „Wir wollen Dr. Still nichts von der Ehre rauben, die ihm gebührt. Wir glauben nicht, dass die Osteopathie im antiken Griechenland oder sonst wo existierte, bis die stille, aber unbesiegbare Begeisterung dieses wahren Genius aus dem Mississippi-Tal an die Tür der Wahrheit klopfte, Eingang fand und in seiner unnachahmlichen Art eine neue Wissenschaft des Heilens hervorbrachte, die bis dahin in der Welt unbekannt gewesen war." (Littlejohn 2009a, S. 27)

So war Littlejohns Interesse geweckt, diese eigenartige Medizinform zu verstehen, zu klären und weiter zu entwickeln, um in ihr alsbald ein eigenes Forschungsfeld zu eröffnen. Vor allem fühlte er sich als umfassend gebildeter Wissenschaftler dazu berufen, u. a. seine juristischen Kenntnisse dazu zu verwenden, den staatlichen Anerkennungsprozess der Osteopathie als eigenständige und umfassende Medizin in den Vereinigten Staaten zu begleiten und aktiv zu unterstützen. Das Littlejohn-Kompendium enthält sehr viele Texte hierzu, die von der Gemeinschaft der Osteopathen (weltweit) bislang kaum zur Kenntnis genommen wurden (Littlejohn 2009a, S. 367 ff.).[79] Ich gehe auf diesen Aspekt unter 4.6 ein.

Schon 1899 beginnt mit der *Psychophysiologie* Littlejohns produktive, osteopathische Schriftstellerei. Diese Vorlesung ist in Kirksville maschinengeschrieben erhalten geblieben, wurde kürzlich eingescannt. Und sie erschien erstmals in deutscher Übersetzung als Littlejohn 2009b. Der Vorlesung über Psychophysiologie folgte 1900 der vor der *Royal Society of Literature* gehaltene Vortrag *Die vorbeugende und heilende Wirkung der Wissenschaft der Osteopathie* (Littlejohn 2009a, S. 65–99). Dort stellte er zum ersten Mal in Europa systematisch den neuen Ansatz einer naturheilkundlichen Medizin dar (vgl. 4.3). Dieser Vortrag hat propädeutischen Charakter und eignet sich, um einen Überblick über Littlejohns Sichtweise auf den Gegenstand der Osteopathie im Kontext einer öffentlich-wissenschaftlichen Hörerschaft zu gewinnen. Littlejohns wesentliche Einsichten zeigt dann seine schon in Kirksville gehaltene und in Chicago fortgeschriebene Vorlesung *Osteopathische Diagnostik und Therapie* (1898), die ebenso in Kirksville erhalten geblieben ist, eingescannt wurde und 2011 auf Deutsch als Buch

---

79 Anm. des Autors: Auf persönliche Nachfrage beim Herausgeber des *Littlejohn-Kompendiums* C. Hartmann sind seit Erscheinen des Kompendiums im Jahr 2009 – im deutsch sprachlichen Raum – davon ca. 200 Exemplare verkauft worden. Zur gleichen Zeit verzeichnet der Verband der Osteopathen Deutschland (VOD e. V.) ca. 3000 Mitglieder (Stand 12. 2013). Aktualisiert sind 450 Exemplare verkauft bei einer Mitgliederzahl des Verbands der Osteopathen Deutschland von über 4300 (Stand 11. 2017).

erschien (Littlejohn 2011). Man darf sagen, dass Littlejohn (2009b) sich mit den neurophysiologischen bzw. neuropsychologischen Grundlagen der Osteopathie vor einem durchaus philosophischen Hintergrund befasste (vgl. 4.4), während er 2011 für alle damals bekannten Krankheiten, Verfahren zur differenzialdiagnostischen Diagnose und Möglichkeiten osteopathischer Behandlung anzugeben suchte (vgl. 4.5). Dabei ist er nicht weit von den Ausarbeitungen in *Forschung und Praxis* Stills entfernt.

Es gilt jedoch auf einige Präzisierungen hinzuweisen. Aus diesem Text sowie aus Texten in Littlejohn 2009a lässt sich erschließen, dass er den Stillschen Ansatz geklärt und insoweit präzisiert hat, als die Folgen osteopathischer Behandlungen systematisch dokumentiert und öffentlich kommuniziert werden sollten. Dabei ist das gesundheitswissenschaftliche Verständnis eines zu ermittelnden *Outcomes* – die Effektmessung nach osteopathischer Intervention am Patienten – für Littlejohn leitend (vgl. 4.7)

Littlejohn kehrte 1913 mit Frau und Kindern nach Bagger Hall in London zurück und gründete 1917 dort die *British School of Osteopathy (BSO)*. Während dieser Zeit sind nur Zeitschriftenartikel über die „*Osteopathie [als] eine – biologische Wissenschaft*" – aus dem Londoner *Journal of Osteopathy* erhalten. Das scheint dem Sachverhalt geschuldet zu sein, dass in Großbritannien, wie vormals in den USA, eine gewisse Abkehr vom ursprünglichen medikamentenfreien Ansatz Stills und dessen zugrunde liegenden Heilungsprinzipien, eingetreten war. Littlejohn widersetzte sich diesem Trend und verteidigte Stills Ansatz jetzt in Europa. Littlejohn zufolge wäre eine Anerkennung der Osteopathie im Vereinigten Königreich dann erfolgreich gewesen, wenn die Osteopathen als geschlossene Berufsgruppe – organisiert in der *British Osteopathic Association* – hinsichtlich ihrer berufspolitischen Ziele als "non-orthodox-medicine" praktizierende Osteopathen untereinander einig gewesen wären. Da dies nicht der Fall war, setzte sich die etablierte *British Medical Association* durch und den Osteopathen wurde die staatliche Anerkennung zu dieser Zeit versagt (Littlejohn 2009a, S. 684 ff.).

In den Folgejahren seiner Lehrtätigkeiten an der BSO wurde er teilweise durch das osteopathische Kollegium schulpolitisch isoliert, sodass seine Vorlesungen der Jahre 1930–1934 nicht mehr vollständig und adäquat ediert werden konnten. Sein Schüler John Wernham besaß diese Vorlesungen zwar, aber es ist möglich, dass Wernham sie weiter verarbeitete und umschrieb. Eine kritische Edition ist auch aus urheberrechtlichen Gründen bislang nicht gelungen (Lever 2013, S. 11 f.).[80]

---

80 Vgl. den Hinweis bei Wernham 2013.

Ich beschränke mich auf das sicher und umfänglich zugängliche Schrift-Material, das bisher veröffentlicht vorliegt. Die Rezeption Littlejohns wurde durch diese widrigen Umstände behindert. Bestimmte Punkte von ihm sind wohl etwas bekannter als diejenigen Stills. Doch fängt die Rezeption im eigentlichen Sinn erst heute an und bedarf einer sorgfältigen Recherche für die Zukunft. Hier sehe ich weiteren Forschungsbedarf in der Aufarbeitung der europäischen Geschichte der Osteopathie.

John Martin Littlejohn verstarb zurückgezogen 1947 in Bagger Hall nahe London.

4.3 Der Londoner Vortrag von 1900

Dieser Vortrag von Littlejohn ist die zweifellos bedeutendste akademische Vorstellung der Osteopathie, die es bis dahin gab, die auch bis heute nicht übertroffen ist. Littlejohn geht in seinem Londoner Vortrag *„Die vorbeugende und heilende Wirkung der Wissenschaft der Osteopathie"* auf die auffälligste Abweichung von der damaligen herrschenden medizinischen Praxis seitens der Osteopathie ein (2009a, S. 65–99). Sie lehnt die gängige Praxis der Medikamentengabe ab, wobei er betont, dass die Verschreibung von Medikamenten gegen Ende des 19. Jahrhunderts ein modischer Trend war:

> „Allmählich verstehen die Menschen, dass man Krankheiten durch wissenschaftlichere Methoden heilen kann als durch die Anwendung mysteriöser und unsicherer Medikamente. Nahezu instinktiv scheinen sich Menschen in allen Ländern in die gleiche Richtung einem System zuzuwenden, dessen Hauptprinzip es ist, den Körpermechanismus an sich selbst anzupassen und seine organischen Funktionen zu harmonisieren." (Littlejohn 2009a, S. 66)

Das sei kein völliger Bruch mit der medizinischen Tradition. Man lebe selbstverständlich in einem *„Zeitalter der Freiheit"*. Gleichwohl sei das andere, gegenwärtig von den Osteopathen u. a. befolgte Prinzip („den Körpermechanismus an sich selbst anzupassen und seine organischen Funktionen zu harmonisieren") schon 1566 angestoßen worden. Die medizinische Fakultät in Paris habe damals beschlossen: „[...] Gegenmittel sind schädlich und unter die Gifte zu zählen. Auch durch andere Aufbereitung lassen sie sich nicht so verbessern, dass man sie ohne Schädigung zu sich nehmen kann." (Littlejohn 2009a, S. 71)

Littlejohns Bemühung zielt darauf ab, die Osteopathie in einen Strom moderner Entwicklungen einzuordnen, die sich der Natur zuwenden und natürliche Verfahren wissenschaftlich konstituierend bestimmen. Für die Osteopathie hält er genau an diesem Gedanken bis zum Ende konsequent fest:

„Die Osteopathie weist Medikamente als dem Organismus fremd zurück. Der Versuch, ein anorganisches Etwas als ein organisches Sein zur Verfügung zu stellen, wird nicht nur als unnötig, sondern sogar als schädlich für den Organismus betrachtet." (Littlejohn 2009a, S. 86)

Demgegenüber setzt die Osteopathie auf die Unterstützung der lebendigen Natur:

„Osteopathie beruht auf dem genauen Wissen über die anatomische Struktur und die physiologischen Funktionen des Körperorganismus. Die Natur hat im Körper bestimmte Lebenskräfte, vitalisierte Flüssigkeiten und vitalisierende Prozesse sowie Aktivitäten platziert, die in harmonischem Einklang miteinander das Gleichgewicht des Körpermechanismus aufrechterhalten. Jede Störung dieser Kräfte, Flüssigkeiten oder Prozesse und jede Störung ihrer Aktivität, ihres Kreislaufs oder ihrer Verteilung führt im Körper zu Disharmonie und Störung der natürlichen Ordnung. Die osteopathischen Manipulationen schaffen wieder normale Bedingungen im Körper, sodass dieser sein funktionelles Gleichgewicht und die entsprechende Form wiedergewinnen kann. Die Osteopathie konstatiert, dass das Leben durch Lebenskräfte, vitalisierende Flüssigkeiten und Prozesse revitalisiert und gestärkt wird. Krankheit wird nur insofern beseitigt oder überwunden, als eine anormale Struktur verschwindet, die Disharmonie im Körper hervorruft und normale funktionelle Aktivität verhindert." (Littlejohn 2009a, S. 75 f.)

Konkret geht es bei Littlejohn um *„bestimmte Lebenskräfte"* und *„vitalisierende Flüssigkeiten"* im Körper, die aus der Vereinigung von Geist und Materie resultieren. Das ist (auch) das reflektierte, im Ansatz schon von Still formulierte Modell, das in Kirksville als Modell für die neu gegründete Hochschule der medizinisch-osteopathischen Lehre zugrunde lag. (Vgl. 3.1.6). Durch Still hat sich auch ein Einfluss der Ideenwelt Swedenborgs auf Littlejohn übertragen. Der Interpret Fuller hat dies festzuhalten versucht, obgleich die Quellenlage in dieser Frage nicht eindeutig ist (Fuller 2013, 254 ff.). Der wichtige Punkt ist jedoch, dass Littlejohn Still in der Ablehnung der Gabe von Medikamenten folgt. Ausnahmen sind Antiseptika und Narkotika, die in Form von Diethylether seit 1846 bekannt waren.

Diese *„bestimmten Lebenskräfte"* und *„vitalisierende[n] Flüssigkeiten"* sind als Ausgangspunkt der Littlejohnschen Begründung für die erfolgreiche *actio palpationis* anzuerkennen. Sie erschließen sich dem Osteopathen nur durch die Berührung. Berührt wird der Körper demnach, um gewisse Qualitätsäußerungen als Phänomen einer dem Körper inhärenten autonomen Bewegung zu palpieren. Diese Bewegung sieht Littlejohn als Tremulation (Swedenborg 2012, S. iv) an, als *„Kraft des Fließens"*, die es in der osteopathischen Untersuchung und Behandlung wahrzunehmen gilt.

Die *actio palpationis* ist für die *American School of Osteopathy (ASO)* in Kirksville die eigentliche „Medizin", die dort gelehrt wird und Littlejohn fokussiert ganz auf ihr heilbringendes, ihr innewohnendes Agens:

„Aus der diagnostischen Perspektive zielt die Osteopathie darauf ab, eine neue Wissenschaft der Diagnose zusätzlich zu den älteren Methoden der Diagnose durch Palpation, Auskultation und Perkussion zu entwickeln. Darin ist die Idee eines verfeinerten und sensitiven Tastens impliziert. Ein vollständiges Wissen über die normale und morbide menschliche Anatomie schließt das Wissen über das System aus der Perspektive eines ausgebildeten Tastsinns ein, damit eine richtige Unterscheidung zwischen dem Normalzustand und dem anormalen Zustand überhaupt möglich ist. Die Finger können durch Ausbildung durchaus so feinsinnig werden wie die eines Blinden, bei dem der Tastsinn den Sehsinn nahezu ersetzt. Als physiologische Grundlage für diese höchst verfeinerte Ausbildung des Tastsinns dienen die spezifischen Aktivitäten der winzigen Nervenfasern und neuromuskulären Organe in den Fingern. Allen Sinnen liegt das wesentliche Prinzip der Sensibilität zugrunde, sodass diese entsprechend spezialisiert werden kann." (Littlejohn 2009a, S. 96 f.)

Die *actio palpationis* ist mithin die gesteigerte Palpation. Bei Still ließ sich erkennen, dass die Kombination einer qualitativen Erfassung von Phänomenen mit den Schlussfolgerungsprozessen von Abduktion, Induktion und Deduktion gemeint ist, die – wie Littlejohn sagt – Normalzustand und anormalen Zustand in ihrer Differenz erfassen lässt. Dieses Differenzieren ist übbar, denn die Sinnesorgane wie die *„winzigen Nervenfasern und neuromuskulären Organe in den Fingern"* lassen sich spezialisieren. Damit werden die traditionellen Diagnosemethoden in der Medizin (Palpation, Auskultation, Perkussion) ergänzt und verfeinert. Es ist wichtig und richtig, dass Littlejohn darauf hinweist, dass die Palpation schon lange zur Medizin gehörte.

Littlejohn war wie Still (2005, S. 521 ff.), davon überzeugt, dass damit alle bekannten Krankheiten er*fasst* werden könnten (Littlejohn 2011). Das Desiderat war eine medikamentenfreie Medizin – und die Aufgabe bestand darin, zu zeigen, dass diese eine erfolgreiche Praxis sein würde.

Den Vorstellungen Littlejohns und Stills zufolge kommt in der *actio palpationis* das Agens der lebendigen Natur selbst zum Zuge. Man könnte die Maxime auch so formulieren: Therapeutische Mittel dürfen nur der lebendigen Natur selbst entnommen sein. Es darf nichts der menschlichen lebendigen Natur Fremdes verwendet werden. Littlejohn betont dazu das Prinzip der Möglichkeit der Verfeinerung und Spezialisierung vorhandener Potenziale. Darin kann man in der Sprache Stills das Walten des Verstandes sehen, der eben bis hinein in die Hände präsent ist.

4.4 Grundgedanken der „Psychophysiologie"

Littlejohn hielt ab 1899 in Kirksville eine Vorlesungsreihe, deren Gegenstand im dortigen Curriculum bis dato nicht vorgesehen war. Dies fand die Zustimmung Stills, der dem freilich mit seinem Modell von Körper, Verstand und Seele bzw.

Geist, der dreifach differenzierten Einheit, des *triune man*, vorgearbeitet hatte. Thematisch geht es um Psychologie und Psychophysiologie.

> „Dass wir heute zum ersten Mal in unserer Institution mit einem Kurs über Psychologie beginnen, markiert einen bedeutenden Aufbruch im Studienplan medizinischer Schulen. Obgleich man sich nur in sehr wenigen medizinischen Ausbildungsstätten hierzulande oder anderswo mit diesem Lehrfach befasst, handelt es sich um ein äußerst wichtiges Wissensgebiet. Seine Einführung steht für die Anerkennung der Einheit des Menschen als dreifach differenziertes Wesen aus Körper, Seele und Geist." (Littlejohn 2009b, S. 3)

Littlejohn betont, dass das Fach Psychologie Neuland für Kirksville sei, aber auch sonst in der Medizin nicht allzu eifrig betrieben werde. Er erläutert dann den Grund für diese Neueinführung in Kirksville:

> „Wenn die Medizin – ich benutze diesen Begriff in jenem weiten Sinn, wie er in den Anfängen der Physiologie festgelegt wurde – es als ihre Aufgabe sieht, Gesundheit und Leben des Menschen zu bewahren und krankhafte Zustände zu heilen, die sein Leben und seine Gesundheit zu zerstören drohen, dann muss sie begreifen, dass die materia medica der medizinischen Wissenschaft nicht nur auf die rein körperlichen und materiellen Elemente des Lebens anzuwenden ist, sondern auch auf jenen anderen, nicht weniger bedeutenden Teil des menschlichen Systems: das psychische Wesen. Aus der Erkenntnis heraus, dass die Osteopathie eine ebenso vollkommene wie exakte Wissenschaft sein will, führen wir in unseren Lehrplan nun auch das Studium des Geistes, der mentalen Zustände, Vorgänge und Phänomene ein, weil diese eine erhebliche Auswirkung auf Gesundheit und Lebensfreude haben." (Ebd.)

Dieser Verbundgedanke war ein umsichtiger Vorgriff auf das, was später als psychosomatisches Denken innerhalb der Medizin in Erscheinung treten sollte. Littlejohn setzt sich mit vielen Fachvertretern auseinander, wozu auch William James gehört (Littlejohn 2009b, S. 97; 176). Er ist sozusagen auf der Höhe der Zeit und diskutiert Fragen, die bis in die jüngste Gegenwart hinein keineswegs entschieden sind. Die Tendenz des Textes ist neuropsychologisch, was besagt, dass es kein Element des sogenannten „*Geistes*" gebe, das nicht neuronal verkörpert sei.

> „Die Zustände der Sinnesempfindung, Wahrnehmung und Gedankenbildung unterscheiden sich nämlich völlig von den chemischen oder physischen Veränderungen in der Nervensubstanz. Dennoch bilden physiologische Veränderungen die Grundlage aller psychischen Phänomene. Das bedeutet allerdings nicht, dass der Geist das Produkt von Veränderungen im Gehirn ist, obgleich die mentalen Phänomene in gewisser Weise mit den Veränderungen in den Zentren und Nervenfasern verbunden sind, die im Nervenmechanismus stattfinden. Sämtliche Veränderungen in den Zentren hängen von zuvor existierenden Zuständen in diesen Zentren und den neuronalen neuromuskulären Teilen des Körperorganismus ab. Die mentalen Veränderungen beruhen wiederum auf diesen Veränderungen und regulieren sie zumindest bis zu einem gewissen Grad. Mit-

hin müssen wir aus physiologischer Sicht die Existenz und Aktivität eines realen Geistes in Betracht ziehen. An der Realität des Geistes besteht kein Zweifel. Der Materialismus behauptet, er sei weiter nichts als eine Folge von Phänomenen, die mit den Veränderungen in den zerebralen Zentren zusammenhängen und durch sie hervorgerufen werden. Und tatsächlich trifft es zu, dass das gesamte psychische Leben auf den sensomotorischen Aktivitäten beruht. Doch diese Aktivitäten stellen sowohl psychische als auch physiologische Veränderungen dar. Aus psychischer Sicht repräsentiert der Geist die Elemente der Sinnesempfindung, Wahrnehmung, Apperzeption usf., die mit unserem Wissen und unserer Aktivität verbunden sind. Dass eine enge Korrelation zwischen den physiologischen und psychologischen Aktivitäten besteht, haben wir schon festgestellt." (Littlejohn 2009b, S. 163)

Littlejohn nimmt, in erstaunlicher Antizipation von heute in der *Philosophy of Mind* gängigen Gedankenexperimenten zu Fragen der *"mind-brain-relation"*, auf den Sachverhalt Bezug, dass das Aussprechen z. B. der Zeichenfolge D O L P H O zwar von *"physiologischen Veränderungen"* begleitet ist, man aber in den *"zerebralen Zentren"* jene Buchstabenfolge nicht findet. Genau dies scheint auch durch die heute im Vordergrund stehenden bildgebenden Verfahren bestätigt zu werden, auch wenn deren Auflösungsfähigkeit noch nicht genau genug ist, um die Unmöglichkeit abschließend unwidersprechlich festzustellen.

Littlejohn schließt jedenfalls, dass bei den „sensomotorischen Aktivitäten" „sowohl psychische als auch physiologische Veränderungen" vor sich gehen. *Ein* Gedanke, den heute z. B. der Psychiater und Neurophilosoph Thomas Fuchs (Fuchs 2013) vertritt. Gemeint ist, dass bei vielen Wahrnehmungsvorgängen wie beispielsweise dem Sehen, eine Bewegung der orbikularen Muskeln stattfindet, was Littlejohn genau verfolgt (Littlejohn 2009b, S. 119 ff.). Das erlaubt es ihm, in seiner „Psychophysiologie" (Littlejohn 2009b, S. 153 ff.) Gefühle, Wille und Gedankenbildung zu thematisieren, die er in „niedere und höhere psychische Funktionen" unterteilte. Dies alles kann es nicht geben ohne *„Veränderungen der Nervensubstanz"*, lässt sich jedoch nicht auf die Nervensubstanz und ihre Veränderung epistemologisch reduzieren.

Medizinphilosophisch ist auch interessant, dass Littlejohn kulturelle Fragen mitbetrachtet. Er verweist z. B. auf Ralph Waldo Emerson, der diesen Denkstil geprägt hat (Littlejohn 2009b, S. 21). „Natur" umschließt mithin auch in der Reflexion Littlejohns „Kultur", sodass er Fragen der Erziehung und deren Anteil an der Evolution des (einzelnen) Menschen, des „freien Willens" bzw. der Selbstbestimmung erörtert (z. B. Littlejohn 2009, S. 178). Dies geschieht stets, indem die neuronalen Verhältnisse detailliert rezipiert werden:

„Dem Gedächtnis folgt die eng mit ihm verbundene Volition. Die volitionalen Elemente sind in vielen der Phänomene enthalten, von denen wir schon gesprochen haben.

So spielen sie beispielsweise eine Rolle beim Auswählen, soweit es die Reaktionszeit betrifft, bei der Auswirkung der Aufmerksamkeit auf willkürliche Körperbewegungen und bei der Gedankenassoziation in Verbindung mit der Kontinuität der bewussten Erfahrung. Volition oder Konation [Kognition A. K.] ist der höchste Punkt, der bei jeder psychologischen Forschung angezielt wird, denn bei allen sozialen, moralischen und religiösen Problemen des Lebens stellen Wille und Handlungen bedeutende Faktoren dar. Volition umfasst alle psychischen Phänomene, die mit Regulation, mit Wahl, mit Kontrolle der Körperbewegungen im Bewusstsein oder mit Gedankenbildung verbunden sind. Die physische und physiologische Grundlage der Volition ist jener Automatismus, der seinen höchsten Ausdruck in den Zellen des Nervensystems findet. Automatismus existiert, wie wir gesehen haben, im gesamten Bioplasma als die Fähigkeit, Bewegungen jenseits äußerer Stimulation entstehen zu lassen. Im menschlichen Körper, in dem sich differenziertes Gewebe durch funktionellen Gebrauch entwickelt hat, scheint es das funktionelle Vorrecht der Nervenzellen zu sein, diesen Automatismus zu zeigen. Während andere Teile des Organismus vitale Funktionen besitzen, ist es die Funktion der Gehirnzellen, molekulare Modifikationen hervorzubringen, die notwendig sind, um den Körper an seine eigenen Teile und an seine Umgebungen anzupassen. Diese Anpassung geschieht zumeist unwillkürlich und unbewusst, weil die unwillkürlichen Zentren des Vegetativen Systems und die willkürlichen Zentren des Rückenmarks und des unteren Gehirns fähig sind, reflektorisch und – zumindest im Rückenmark und in den unteren Gehirnzentren – aufgrund von Gewohnheit und Übung automatisch zu funktionieren. Das ist die Grundlage für gewöhnliche willkürliche Bewegungen. Gelegentlich erfordern jedoch plötzliche Veränderungen einen klaren Willensakt, um bei undeutlichen und gemischten Sinnesempfindungen, Wahrnehmungen und Gedanken Prioritäten zu setzen. Dabei müssen die zerebralen Zellen ihre speziellen Funktionen aufgrund von Stimuli ausführen, die von einer äußeren Quelle oder von veränderten Ernährungsbedingungen herrühren. Sehr wahrscheinlich stammt die Stimulation aus beiden Quellen, weil die Blutversorgung die Ernährung beeinflusst und dies die innere Struktur und den Zustand der Zelle verändert, wobei die innere Modifikation von einem äußeren sensitiven Impuls abhängt. Inwieweit dieser sensitiv-motorische Vorgang mit Volition als deren physiologische Basis zusammenhängt, lässt sich nicht feststellen. Selbst dann, wenn man voraussetzt, dass es ihn gibt, müssen die zerebralen Zellen hinter dem sensomotorischen Reflexzustand zugestandenermaßen die Fähigkeit zum Automatismus besitzen. Der Automatismus bestimmt die volitionale Aktivität. Mithin kann kein bestimmter Teil des Nervensystems als Sitz oder Organ der Volition identifiziert werden, da alle zentralen Organe über automatische Fähigkeiten verfügen und die volitionale Aktivität die höchste Stufe der Entwicklung vom Unwillkürlichen über das Willkürliche zum Volitionalen darstellt. Gleichzeitig ist das höhere Bewusstsein mit der Aktivität der zerebralen Zentren verbunden. Und da Willensakte eindeutig Elemente der bewussten Erfahrung sind, müssen sie auf der Nervenaktivität in den zerebralen Hemisphären beruhen." (Littlejohn 2009b, S. 178 f.)

Er versteht den Menschen – wie im Kern jeden Organismus – als Verhältnis von drei Verhältnissen (vgl. Pöttner 2009):

- Verhältnis zu den „*Teilen*" des Körpers
- Verhältnis zu seinen „*Umgebungen*"
- Verhältnis zu sich selbst (Selbstverhältnis), das möglicherweise beim Menschen komplexer als bei anderen Organismen ausgebildet ist und durch die verschiedenen Automatismen, unwillkürlichen und willkürlichen Zentren des Nervensystems im Kontext der Rede vom „*Geist*" detailliert zu beschreiben versucht wird.

Damit verhält sich auch der Mensch zu seiner mitmenschlichen Umwelt oder seinen, wenn man so will, „sozialen" Umwelten, wie ich Littlejohns Verwendung des Begriffs der „*Umgebungen*" im Zitat verstehe. Zum Hintergrund des Zitats gehört, dass Littlejohn mit Charles Darwin (vgl. Littlejohn 2009a, S. 196; 477) und seinem Lehrer Herbert Spencer (vgl. Littlejohn 2009a, S. 445 ff. u. ö.) das Phänomen der „*Anpassung*" in den Vordergrund stellt. Prinzipiell kann sich der Mensch auch bewusst und selbstbestimmt im Kontext seiner (sozialen und nichtsozialen) Umwelt an diese anpassen. Solche Prozesse gehen aber auch unbewusst vor sich. Die osteopathische Medizin muss dies wissen und ihre therapeutischen Interventionen darauf einstellen:

> „Der Körper ist zwar eine Maschine, jedoch keine die, einmal aufgezogen, über Jahre hinweg gänzlich unter äußerem Einfluss funktionieren kann. Seine Formung und Gestaltung geschehen vielmehr von innen. Mentale Funktion ist die Basis jeder physischen Funktion. Hinter den physischen Vorgängen Verdauung, Atmung und Blutkreislauf gibt es einen mentalen Zustand, der den Körperzustand bestimmt. Es ist eine bekannte Tatsache, dass die Zivilisation Krankheit und Körperschwäche Vorschub leistet, weil mit ihr eine mentale Erregung einhergeht, die der körperlichen Gesundheit nicht förderlich ist. Sie bringt eine stärkere mentale Anstrengung und einen größeren Selbstbehauptungskampf mit sich, die dazu führen, dass die normale Entwicklung von Geist und Körper vernachlässigt wird. Daraus resultieren zahllose gestörte Zustände und Krankheiten. Wir stimmen nicht den Ruf an: Zurück zum Leben der Wilden! Doch wir sagen: Zurück zu dem Zustand, der eine niedrigere Ebene repräsentiert – nämlich: die Abwesenheit mental störender Zustände, die körperliche Wracks erzeugen, neuronale Verwirrung verstärken und Krankheit oder Tod bewirken. Indem wir das osteopathische Prinzip anerkennen, dass Medikamente unnatürlich und alle Heilmittel der Natur im menschlichen System gespeichert sind, haben wir das psychische Gesetz der Vorherrschaft des Geistes. Und will man es zum Beseitigen jener krankhaften Zustände anwenden, muss im Innern begonnen werden. Die Anpassung muss durch den Geist geschehen und der mentale Zustand muss zunächst an die Körperzustände vollkommener Gesundheit angepasst werden. Da gibt es nur ein Rezept: Pflege und ständige Aufrechterhaltung des mentalen Gleichgewichts." (Littlejohn 2009b, S. 11)

Stills Körper-Geist-Maschinenmodell wird zitiert und – durchaus in dessen Sinne – inhaltlich präzise zu ergänzen versucht. Littlejohn behauptet, dass der

Konkurrenzkampf und die Selbstbehauptung des Einzelnen, die als Bedingung der Moderne durchaus schon – z. B. beim Romantiker Schleiermacher in seinen „Reden über die Religion" (1799, S. 136 f.) wahrgenommen wurden, zu Anpassungsleistungen von Körper und Geist führen kann. Die Selbstbehauptung und der damit verbundene Kampf der Modernen „*vernachlässigt*" den Normalzustand einer üblichen Entwicklung und führt zu krankhaften Abweichungen, bis hin zu „*mentalen Wracks*". Littlejohn ist kein Aussteiger aus der Gesellschaft, aber diese romantisch gefärbte Zivilisationskritik gehört zu dieser Fassung eines ersten Begriffs der Osteopathie. Bei Still ist das durch seine Swedenborgrezeption und den Kontext des Transzendentalismus durchaus wahrscheinlich, ebenso wie seine intensive Naturwahrnehmung. Bei Littlejohn werden nun daraus Konsequenzen gezogen. Die *actio palpationis* wird in einen Kontext gestellt, der den Osteopathen darauf aufmerksam macht, dass die „Anpassung" durch den Geist geschehen müsse. Das ist konsequent gedacht, da dem Selbstverhältnis unter den drei Verhältnissen eine führende Rolle zugeschrieben wird. Ohne Rekonstruktion eines „*mentalen Gleichgewichts*" hilft auch die beste Anpassung der Gewebe, die durch den Tastsinn erreicht wird, nicht sehr viel – so könnte man Littlejohns Einsicht lesen. Kern der Einsicht ist die Notwendigkeit von Selbstanpassung.[81] Im Vordergrund, vor dem Selbstanpassung nötig wird, stehen wohl emotionale Konflikte bis hin zu psychopathologischen Phänomenen (vgl. Littlejohn 2009b, S. 24).

Entsprechend hat Littlejohn ein Sensorium dafür entwickelt, dass das Bewusstsein sich körperlich nicht nur auf einige Aspekte des *Cortex cerebri* bezieht:

„Die antiken Philosophen begrenzten den Geist nicht auf das Gehirn. Mit dem Beginn der modernen Psychologie wurde das Zentrum der bewussten mentalen, emotionalen und volitionalen Phänomene mit der Medulla verbunden, in jüngerer Zeit lokalisierte man es im frontalen Bereich des Kortex, und zwar hauptsächlich deswegen, weil dies der einzige noch freie Ort im Gehirn war. Sogar dann, wenn wir alle Veränderungen, die in diesem Bereich stattfinden, verstehen könnten, würde es uns wohl nicht gelingen, die Kluft zwischen dem rein Subjektiven und dem Objektiven zu überbrücken. Noch weniger dürften wir dazu in der Lage sein, mentale Phänomene in die ihnen vorausgehenden Ursachen aufzulösen." (Littlejohn 2009b, S. 14)

Er fährt fort:

„Wir versuchen nicht, diese Frage zu lösen. Doch es bleibt eine bedeutende physiologische Frage: Hat die Physiologie irgendeine Begründung dafür, dass sie das Bewusstsein und die gesamten psychischen Phänomene im frontalen Bereich des Gehirns lokalisiert? Sofern wir die Fakten der vergleichenden Physiologie richtig interpretieren, gründet

---

81 Ähnlich in Bezug auf Still auch McGovern 2003.

diese Theorie nicht auf Tatsachen. Die Physiologen lokalisieren im Gehirn die Sinnesempfindungen, womit gemeint ist, dass dort alle jene Impulse enden, die in Bewusstsein resultieren. Doch die anderen Anteile des Nervensystems, welche die Impulse zu diesem Sensorium übertragen, können ebenso viel mit Bewusstsein zu tun haben wie das Sensorium selbst. Auch bei den niederen Tieren, deren Gehirnentwicklung relativ einfach ist und die keine der charakteristischen kortikalen Gehirnwindungen besitzen, die man beim Menschen mit mentalen Phänomenen in Verbindung bringt, finden wir Bewusstsein." (Littlejohn 2009b, S. 15)

Diese Ansichten Littlejohns erscheinen erstaunlich weitblickend, wenn man sie im Licht heutiger Überzeugungen des enaktivistischen Paradigmas des verkörperten und erweiterten lebendigen Geistes betrachtet (Fuchs 2013, Etzelmüller 2017). Potenziell, meint Littlejohn, kann das Bewusstsein überall dort in den Körpergeweben auftauchen, wo dafür die sensomotorischen Elemente des Nervensystems vorhanden sind. Dies versucht Littlejohn im Verlauf seiner Argumentation dann bei den Sinneswahrnehmungen auch nachzuweisen.

Die Äußerungen Stills erscheinen vor dem Hintergrund dieser Annahme klar, da anderenfalls seine Schlussfolgerungskonzepte zum damit verbundenen Palpationskonzept jeder Einsicht in die denkerische Gewissheit logischen Schließens entbehren würde.

Littlejohn behauptet mithin eine große Nähe des Geistes zum Nervensystem in der Gestalt des vegetativen und zentralen Nervensystems. Er hielt es jedoch für falsch, dies nur auf einen winzigen Aspekt des zentralen Nervensystems zu beschränken. Damit steht er nicht nur in der Tradition einiger antiker Philosophen, wie dies beispielsweise bei Aristoteles in *„De anima"* diskutiert wird[82], sondern auch in der Tradition des mittelalterlichen Mystikers Meister Eckhart. Ähnliche Überlegungen sind freilich in der Moderne auch bei Gestaltpsychologen zu finden, so z. B. bei Goldstein (2014, S. 286 ff.). Bei der Erörterung des Denkweges von Still haben wir aber durchaus vergleichbare Ideen von Swedenborg kennengelernt, die als Flüssigkeitskonzept formuliert waren. Für Littlejohn ist hingegen ausschlaggebend, dass das Bewusstsein entlang des Nervensystems präsent ist. Entspannungs- und Meditationsübungen beziehen sich, so meint bereits Littlejohn, auf die Möglichkeit eines im gesamten Körper verwirklichten Bewusstseins, oder, falls der Ausdruck „Bewusstsein" hier zu stark an bewusst lenkbare Aufmerksamkeit erinnern sollte, einer im gesamten Körper verwirklichten geistigen Lebendigkeit.

---

82 Aristoteles beschreibt in De anima den analytischen Weg der Tasterkenntnis sehr ausführlich.

4.5 Das Diagnose- und Behandlungsmodell

Littlejohn beginnt 1898 in *Osteopathische Diagnostik und Therapie*[83] seine Bestimmung der Diagnose mit folgenden Ausführungen:

> „Das Fundament der osteopathischen Therapie bildet die Diagnose. Das einzig Wahre ist die osteopathische Ätiologie, die sich nicht nur mit der Grundursache beschäftigt, sondern auch alle späteren Befunde mit dieser ersten Ursache in Verbindung bringt. Die osteopathische Diagnose umfasst:
> (1) die Ausschluss-Methode.

Sie heißt so, weil bei ihr sämtliche Symptome durchgegangen und mit den Symptomen der verschiedenen Erkrankungen verglichen werden, wobei man alle jene Symptome ausschließt, die nicht mit denen der letztlich zu diagnostizierenden Erkrankung übereinstimmen. Man sollte eine vollständige Aufzeichnung der Symptome erstellen, sie dann mit jenen Erkrankungen vergleichen, die ähnliche Symptome aufweisen, und dabei schrittweise die nicht übereinstimmenden Symptome ausklammern. Durch diese Methode ist man in der Lage, alle Symptome bis auf zwei oder drei auszuschließen.
(2) die differenzialdiagnostische Methode. Man kann sie anwenden, indem man analoge und sich widersprechende Aspekte miteinander vergleicht. So werden z. B. Augensymptome, Ausschläge, Fieberart, Rachensymptome usf. bei Scharlach anders aussehen als bei einfachem Fieber.
(3) die individuumsbezogene Methode. Hier achtet man äußerst sorgfältig auf die Symptome beim einzelnen Patienten und unterscheidet zwischen subjektiven und objektiven Symptomen. Bei den subjektiven Symptomen handelt es sich um jene, die nur vom Patienten wahrgenommen werden können, das heißt, sobald der Patient Durst empfindet, kann er Durst als Symptom angeben. Ohne solche Angaben des Patienten ist es dem Arzt nicht möglich, derartige Symptome festzustellen. Auch mentale Symptome fallen unter diese Rubrik. Sie dominieren alle anderen Symptome, weil der Geist den Körper kontrolliert. Bei Typhusfieber z. B. empfindet der Patient ein mentales Schwanken, das einen sehr ernsten Befund darstellt. Ohne Delirium hat er in diesem Fall bessere Chancen, wieder zu gesunden. Ein komatöser Befund ist insbesondere bei Nervenerkrankungen sehr ernst. Objektive Symptome, z. B. Pulsschlag, Temperatur, ossäre und muskuläre Läsionen, stellt – im Unterschied zu den nur vom Patienten wahrnehmbaren Symptomen – der Arzt fest. Sie bezeichnen den anatomischen Aspekt der Diagnose.
(4) Die rein physische Methode. Hier gibt es keine Symptome. Diese Methode stellt die physischen und mechanischen Anormalitäten dar. Ein Symptom, das physiologisch

---

83 Orig. *Osteopathic Therapeutics: Diagnosis.* Pöttner weist darauf hin, dass Littlejohn hier ein Vorlesungsskript verfasst hat, das um 1898 entstand und zu seiner Kirksviller Zeit als erste systematisch-klinische *Praxis*darstellung der Osteopathie zu würdigen ist. Die ursprüngliche Textvorlage ist von Littlejohn zwischen 1899 und 1906 mehrmals überarbeitet worden. „Die Leser/innen erhalten also einen Einblick in die ursprüngliche Praxis eines sehr komplexen allgemeinen medizinischen Ansatzes, der differenzialdiagnostisch angelegt ist." (Littlejohn 2011, S. 20)

gedeutet werden kann, ist ein Indiz für einen anormalen Befund des Körpers." (Littlejohn 2011, S. 27 f.)

Der Text zeigt die vier Verfahren (Ausschluss-, differenzialdiagnostische, individuumsbezogene und physische Methode) an, die Osteopathen anwenden, um eine genaue Diagnose zu erstellen. Dies ist detaillierter als in Stills *Forschung und Praxis* vorgesehen, wird dort aber vorausgesetzt. Littlejohn expliziert das allerdings genau. Auch die Osteopathie unterstellt körperliche und mentale Symptome, wobei sie sich an die Erfassung aller Symptome der in der jeweils aktuellen Behandlungssituation präsenten Patienten macht. Littlejohn beschreibt dies so wie in der klassischen Homöopathie üblich: Über Analogien und Differenzsetzungen, im Kontext aller bekannten Krankheiten und Symptome, ergibt sich schließlich die Bestimmung der Krankheit angesichts des Symptommusters des präsenten Patienten. Das bedeutet: Osteopathen müssen umfassend ausgebildet sein, um diese osteopathische Handlung bestimmt durchführen zu können.

Wichtig ist der Aspekt der individuumsbezogenen Methode. Hier wird zwischen den Symptomen, die der Patient wahrnimmt, und denjenigen, welche insbesondere die *actio palpationis* des Osteopathen wahrnimmt, nach „subjektiv" und „objektiv" unterschieden. Natürlich fallen auch Fieber-, Blutdruckmessungen u. a. unter Letzteres. Die sogenannten *subjektiven* Symptome sind deswegen erheblich, als darunter auch die *mentalen Symptome* fallen, die nach den Ausführungen in 2009b (vgl. Kapitel 4.4) dominieren, *weil der Geist den Körper kontrolliert*. Littlejohn rechnet damit, dass mentale Symptome für ein Krankheitsbild entscheidend sind – und diese nimmt nur der Patient wahr. Diese Symptome müssen im Gespräch, in der Anamnese, zwischen Osteopath und Patient erhoben werden.

Die *rein physische Methode* verschafft dem Osteopathen einen Überblick über den Gesamtzustand des Körpers und stellt eventuelle Anomalitäten fest.

Die Spitzenleistungen dieser Methodenkombination finden sich im kardiologischen Bereich (Littlejohn 2011, S. 309 ff.), die im Kontext und in Zusammenarbeit mit Krankenhäusern in London, Berlin und Wien (Littlejohn 2011, S. 311) erarbeitet wurden. Littlejohn hatte eine Europareise unternommen, die Osteopathie vorgestellt und zugleich Austausch mit schulmedizinischen Koryphäen und Vertretern der Naturheilkunde gesucht (vgl. Littlejohn 2009a, S. 412 ff; 430 ff.). Littlejohn wähnte sich im Kontext anderer Verfahren auf der Höhe der Zeit und glaubte an die Überlegenheit der „*osteopathischen Läsion*". Sofern diese entdeckt sei und *manuell* „angepasst" werde, trete eine Rückkehr des Körpers zum Normalzustand, zur Gesundung, ein.

Ich führe dies hier aus, da darauf hingewiesen werden soll, dass die klassische Osteopathie zunächst *nicht* als Komplementärmedizin im heutigen Sinne konzipiert war. Littlejohn drückt dies so aus:

> „Die Heilkunst wird weiterhin in großem Maß von Präzedenzfällen geprägt. Hauptsächlich deswegen, weil die Medizin in der Antike imprägniert worden ist und ihre Prinzipien aus einer vorchristlichen Periode entnimmt. Heute verwendet die alte Schule der Medizin diese insofern, als sie die Sprache von Knidos übernimmt und der Prognostik des Hippokrates folgt. Wir erkennen inzwischen jedoch, dass wir in einem neuen Zeitalter des Wissens, des höheren Lebens und der höheren Anschauungen leben. Und in diesem Geist erhebt die letzte Tochter der Wissenschaft, die Osteopathie, ihr Haupt und beansprucht, Erbin alles dessen zu sein, was in der Geschichte der Heilkunst gut war. ‚Wer nach den wichtigen Dingen des Lebens strebt, der strebt auch nach einem tugendhaften und gleichmütigen Geist', sagte der chinesische Weise. Es ist in diesem Zeitalter des Fortschritts unmöglich ‚umherzugehen in einem Wirbel nichtigen Staubes.'" (Littlejohn 2009a, S. 35 f.)

Diese beredsam formulierte Konzeption zeigt sich in Littlejohn (2011) darin, dass die Krankheiten folgenden Typs als diagnostizier- und behandelbar angesehen wurden:

- Infektionskrankheiten (S. 35 ff.)
- Konstitutionelle Erkrankungen (S. 221 ff.)
- Erkrankungen des Blutes (S. 273 ff.)
- Erkrankungen des Zirkulationssystems (die schon erwähnten kardiologischen Erkrankungen [S. 309 ff.])
- Erkrankungen des arteriellen Systems (S. 407 ff.)
- Erkrankungen des venösen Systems (S. 423 ff.)
- Erkrankungen des Atemtrakts (S. 441 ff.)
- Erkrankungen des Verdauungstrakts (S. 505 ff.)
- Erkrankungen des sekretorischen Systems (S. 577 ff.)
- Erkrankungen der Muskulatur und der Knochen (S. 645 ff.)

Littlejohn setzt diese Liste von (wie er meinte) behandelbaren Krankheiten an die letzte Stelle der Darstellung, um zu betonen, dass die Osteopathie in heutigen Begriffen keine Physiotherapie, Chiropraktik, Chirotherapie oder Orthopädie ist. Es mag Überschneidungen mit diesen Vorgehensweisen geben – und der Begriff „Osteopathie" mag auch zu einer derartigen Vorannahme beitragen. Aber muskuläre, viszerale und ossäre Läsionen behindern das Nervensystem und schlagen sich so im Flüssigkeitssystem nieder, dass Erkrankungen der oben aufgeführten Gewebssysteme die Folge sind. Wir sehen uns exemplarisch das Krankheitsbild der *Influenza* ausführlich an, wie im System Littlejohns eine Behandlung erfolgt – bzw. was er zu behandeln empfiehlt.

4.5.1 Influenza

Unter den „Infektionskrankheiten" behandelt Littlejohn (2011) auf den Seiten 92 ff. die „Influenza (Echte Grippe).

> „Hier handelt es sich um eine akute Infektionserkrankung, deren Auslöser der Allgemeinmedizin zufolge auf den Pfeifferbazillus zurückgeht." (Littlejohn 2011, S. 92)

Littlejohn bestreitet diese Ansicht der *„Allgemeinmedizin"* nicht, sondern ordnet dies in eine osteopathisch reflektierte *„Ätiologie"* ein, wozu auch die Erörterung der Symptome und möglichen Komplikationen gehört:

> „Prädisponierende Ursache ist die geringe Vitalität des Patienten. Typisch für Influenza sind:
> (1) extreme Erschöpfung,
> (2) starke Störung der respiratorischen Funktion – und gelegentlich
> (3) intensive katharrhalische Zustände.
> Auch heftige Kopfschmerzen oder starke Muskelschmerzen, die am Oberkörper beginnen und sich nach unten ausdehnen, sind markante Symptome. Als Komplikationen können auftreten:
> a. Magenerkrankungen
> b. Darmerkrankungen – und
> c. Erkrankungen der Bronchien.
> Eine der gewöhnlichsten Komplikationen besteht in einer mentalen Erkrankung, die sich z. B. als Melancholie oder Trübsal äußert. Menschen, deren Wesen dem entgegensteht, werden im Allgemeinen von Launenhaftigkeit geplagt. Von allen bei Grippe vorkommenden Nebenerscheinungen sind das die unangenehmsten. Andere Zustände findet man wiederum bei alten Menschen. Hier ist Pneumonie die häufigste Komplikation. Sie kann, abhängig von der Vitalität des Patienten, sechs Wochen oder länger dauern. Auch ein katarrhalischer Zustand des Intestinum ist eine bei dieser Patientengruppe oft auftretende Komplikation. Bemerkenswert bei Influenza ist, dass sie ihren Anfang stets im schwächsten Teil nimmt, in dem wir dann neben der Grippe möglicherweise einen weiteren Zustand vorfinden, der zu Bronchitis, Pneumonie oder Darmentzündung führt. Dies zeigt uns, dass die Influenza selbst keine tödliche Erkrankung ist, während die sie begleitenden Komplikationen durchaus letal sein können. Influenza ist eine epidemische Erkrankung, die meist die Bevölkerung einer bestimmten Gegend befällt. Ihr periodisches Auftreten hängt von atmosphärischen Gegebenheiten ab. Wahrscheinlich ist sie zu einem gewissen Grad kontagiös, wobei ihr die Luft als Medium dient."

Für den Studenten ist es nach dieser Beschreibung mithilfe der vier Methoden möglich, diese Krankheit zu identifizieren und von anderen zu unterscheiden, die im Kontext beschrieben werden. Littlejohn dehnt diese Beschreibung später noch aus.

Die „*Ätiologie*" der „*prädisponierende(n) Ursache*" ist deshalb osteopathisch, weil Littlejohn der Überzeugung ist, dass A. T. Still die Leistungen des menschlichen Immunsystems erfasst habe (vgl. 2009a, S. 120; 140 f. u. ö.; 2011, S. 73; 112; 169 u. ö.), sodass Bakterien (Viren waren damals noch nicht bekannt) bei geschwächter „*Vitalität*" die Krankheit auslösen konnten. Die medikamentenfreie osteopathische Sichtweise setzt bei dieser geschwächten *Vitalität* an – und bezeichnet diese als „*prädisponierende Ursache*". Der *Pfeifferbazillus (Haemophilus influenzae)* wird osteopathisch nicht medikamentös mittels Antibiotika bekämpft, sondern durch Wiederherstellung der eigenen Vitalität (vgl. zur Kritik Littlejohns an den antitoxischen Substanzen Robert Kochs Littlejohn 2009a, S. 195; 483 f.; 490).[84]

Die *Influenza* wurde deshalb ausgewählt, weil an dieser Krankheit das osteopathische Vorgehen besonders gut dargestellt werden kann. Littlejohn erwähnt unter den „*Komplikationen*" auch mentale Aspekte wie „*Melancholie*" und selbstverständlich eine mögliche Lungenentzündung. Diese kann tödlich sein, die „*Influenza*" selbst ist es nicht.

Wie behandelt der Osteopath nun das Krankheitsbild der „*Influenza*"? Zunächst beschreibt Littlejohn ausführlich die Symptome:

> „Die Inkubationszeit umfasst zwei bis vier Tage, gelegentlich auch länger, doch folgt ihr im Zusammenhang mit dieser Komplikation stets eine Entwicklungsphase, die sich über 30 bis 35 Tage erstreckt. Die Erkrankung beginnt schlagartig.
>
> (1) Sie fängt an mit einem Kälteschauer oder einer ganzen Reihe solcher Schauer, bisweilen begleitet von einem starken Rigor, der den Körper in eine starr gebogene Haltung zwingt.
>
> (2) Die Temperatur steigt schnell an und beträgt im ersten Stadium zwischen 37,5 °C und 39,5 °C. Liegt sie darüber, handelt es sich um eine sehr schwere Form von Influenza.
>
> (3) Als nächstes Symptom zeigen sich heftige Kopfschmerzen. Der Patient hat seiner Beschreibung nach das Gefühl, sein Kopf wird von zwei Schraubstöcken zusammengepresst, was sich erklären lässt durch die Tatsache, dass vasokonstriktorische Einflüsse das Blut unter Druck setzen.
>
> (4) Auch im Rücken treten Schmerzen auf, die sich über die Rippen und auf die unteren Extremitäten erstrecken.
>
> (5) Neben anderen Influenza-Symptomen finden wir eine reduzierte Herzfunktion.
>
> (6) Im Zusammenhang mit diesen Herzsymptomen lässt sich stets mentale Mattigkeit feststellen, begleitet von Ruhelosigkeit, Schlaflosigkeit, Delirium, die auf einen Ausfall der Nervensystemsteuerung zurückgehen. Eine weitere Form ist der katarrha-

---

84 Littlejohn weist u. a. daraufhin, dass diese Medikamente (in heutiger Sprache) Resistenzen erzeugen können, was damals schon bekannt war, weil bei einem Einsatz in Frankreich überraschend eine Malariaepidemie verschlimmert worden war.

lische Grippe-Typ mit Erkältung im Kopf, Schnupfen, Niesen und gelegentlichen Magensymptomen. In diesem Fall stellen wir einen schwachen Pulsschlag und Dyspnoe fest.

Gelegentlich erholt sich der Patient zwar von der Influenza und vom katarrhalischen Typ, zieht sich dann aber eine Schwindsucht zu. In diesen Fällen zeigen sich Melancholie und markante Symptome, bedingt durch mangelhafte Vasokonstriktion in den Lungen. Manchmal kann man eine Influenza und eine einfache Erkältung nur schwer auseinanderhalten. Hat man es mit Schnupfen und wässerigen Augen zu tun, ist es schwierig, zu entscheiden, ob es sich um Influenza oder Masern handelt. Doch das Fehlen von Ausschlag dient als Evidenz bei der Diagnose." (Littlejohn 2011, S. 93 f.)

Damit ist die Krankheit hinreichend beschrieben und lässt sich differenzialdiagnostisch bestimmen. Es gibt bei den Symptomen Hinweise auf Kopfschmerzen, Vasokonstriktion und Herzsymptome, ebenso wird „*mentale Mattigkeit*" erwähnt. Dann beschreibt Littlejohn ausführlich die Behandlung:

„(1) Kopfschmerzen. Sie sind bei Influenza neurogener Natur, können oberflächlich sein, aber auch tief sitzen und werden durch eine Konstriktion und einen statischen Zustand des Blutes verursacht. Beim Erwachsenen verursachen diese Kopfschmerzen Benommenheit und Delirium, beim Kind Krämpfe. Das Ziel der Behandlung besteht darin, die Muskulatur aufzuschließen und den statischen Zustand des Blutes zu beseitigen. Hemmen Sie im subokzipitalen Bereich abwärts zu Th5. Zur Vasokonstriktion der Oberfläche: Hemmen Sie von Th2-L2, behandeln Sie rhythmisch in diesem Bereich. Die Kopfschmerzen sind häufig in den Augen lokalisiert, gelegentlich im oberen Teil der Nase. In diesem Fall üben Sie einen starken hemmenden Druck an den Seiten des Kopfes zwischen dem Ohr und dem äußeren Kanthus des Auges aus. Behandeln Sie auch die Lymphbahnen und die Verzweigungen des fünften Hirnnerven. Um die Kopfschmerzen abzubrechen, hemmen Sie im Bereich von Th2-Th5.

(2) Der Husten ist primär durch Bronchitis bedingt. Allerdings gehen hier die Ansichten auseinander: Lusser sieht die Ursache in einer Tracheitis. Behandeln Sie den pneumogastrischen Nerv und seine laryngealen Verzweigungen. Der Husten entwickelt sich bei zunehmender Körperschwäche und ist als Komplikation zu behandeln. Entspannen Sie die zervikale Muskulatur und die skapuläre Muskulatur, da vor allem die linke Skapula sehr oft betroffen ist. Hemmen Sie auch die Trachea und die Brust oberhalb der 4. Rippe, nah am Sternum. Husten, der die rechte Skapula betrifft, kommt z. B. von der Leber, vom Magen usf.

(3) Neuralgische Schmerzen können sich unabhängig entwickeln, insofern das Blut unter Druck steht oder aufgrund katarrhalischer Zustände.
   a. Behandeln Sie durch Hemmung im Bereich des fünften Hirnnerven.
   b. Befreien Sie die Zirkulation im oberen zervikalen Bereich und an den Klavikulae. Wird der Zustand nicht wie beschrieben beseitigt, können Komplikationen z. B. in Form einer Lähmung auftreten, eine diphtherische Membran kann sich bilden oder es kommt zu einer Lähmung der sekretorischen Funktionen. Behandeln

Sie vom Zungenbein bis zum Kieferwinkel und auch zur zervikalen Seite. Bei einer Läsion des Zungenbeins platzieren Sie dort beide Daumen und ziehen sie dann nach hinten. Dabei wenden Sie die ganze Zeit beweglichen Druck an, bis Sie den Kieferwinkel erreicht haben, und fahren dann an den Halsseiten entlang abwärts. Das hilft bei Heiserkeit. Magen- und Darmneuralgie, beides Nervenkomplikationen, können durch starke Hemmung im Bereich des Magens oder des Intestinum in der Wirbelsäule erleichtert werden. Begleitend führt man eine allgemeine hemmende Behandlung durch.

(4) Palliative Behandlung im mittleren thorakalen und lumbalen Bereich. Beckenschmerzen werden durch Stauung verursacht und suchen vor allem Frauen mit unregelmäßiger Menstruation heim. Befreien Sie die Zirkulation durch Behandlung im Bereich von Th3-Th5 und Th9 sowie im oberen lumbalen Bereich – in diesem Falle durch Artikulation und Rotation – und in der lumbosakralen Region. Ziel ist die Koordination der beiden Nervensysteme. Der Patient liegt bei dieser Behandlung auf dem Bauch. Ergreifen Sie die Processus spinosi und ziehen Sie sie zu sich her.

Ergreifen Sie auch das Ilium und schieben Sie es von sich weg. Wenden Sie zudem Bewegung an durch Flexion der Extremitäten. Ziehen Sie die Extremität rotatorisch über den Femur distal. Halten die Muskelschmerzen an, sind sie durch eine Stauung der Zerebrospinalen Flüssigkeit verursacht. Die Muskulatur sollte in diesem Falle durch hemmenden Druck entspannt werden, darauf folgt eine Artikulation der Wirbelsäule abwärts.

(5) Wenden Sie sich mit einer lokalen rhythmischen Behandlung Leber, Milz und Nieren zu und dem Herzen mit einer vegetativen Behandlung im oberen zervikalen und im sakrokokzygealen Bereich.

Die neurogene Störung des Patienten, die Basis der Influenza, behandeln Sie mit dem Ziel, das Nervensystem von der Steuerungsseite her wiederaufzubauen infolgenden Schritten:
a. Artikulation, Rotation, Extension von Kopf und Hals, Anheben der Klavikulae.
b. lokale Behandlung von Augen, Nase und Mund.
c. Behandeln Sie den Patienten spinal sorgfältig vom oberen thorakalen bis zum unteren lumbalen Bereich. Hierbei handelt es sich um eine artikulierende Behandlung. Daher legen Sie den Patienten auf den Bauch und ziehen die Wirbelkörper zu sich.
d. Behandeln Sie Verstopfung und Diarrhö. Diese Zustände kommen bisweilen abwechselnd vor.
e. Führen Sie eine spezielle vasomotorische Behandlung im oberen zervikalen Bereich durch.
f. Achten Sie besonders auf das Drüsensystem im gesamten Körper. Zur Ausscheidung behandeln Sie das Schweiß- und Lymphsystem sowie Leber und Nieren.
g. Verordnen Sie eine leicht kräftigende und stärkende, jedoch nicht üppige Kost. Sorgen Sie dafür, dass die Nahrungszufuhr nicht die Blutzunahme übertrifft. Verordnen Sie mäßiges Wassertrinken." (Littlejohn 2011, S. 94–96)

Das wurde ganz ausführlich zitiert, um die von Littlejohn vorgeschlagene Behandlungsfolge transparent darzustellen. Dabei folgert er, ausgehend von dem sich zeigenden Symptom, das er spezifiziert, auf das pathogene, neuronal-anatomische Korrelat (samt der sie innervierenden Organe). Es gilt diese in der Folge zu behandeln. Getreu seinem Credo: „Pathologie umfasst anormale und morbide Physiologie, die eine Veränderung in der Funktionsweise des Körpers bzw. seiner Organe darstellt." (Littlejohn 2011, S. 28) Der Begriff *der Krankheit* – im klassischen Sinne – existiert in seiner psychophysiologischen Lehre nicht.

Beispiel bei der Influenza:

Symptom: *Kopfschmerz* > Spezifikation: *oberflächlich oder auch tief sitzend* > Korrelat: *neurogene Natur* > Behandlung: *Hemmung des subokzipitalen Bereichs abwärts zu Th5* > Behandlungstechnik: *rhythmisch*.

Ohne Medikamente werden sodann die Störungen des Nervensystem und der Organgewebe mittels der *actio palpationis* behandelt.

Auf dieser Hypothese beruht ja, nach Stills Vorgabe, Littlejohns Therapie. Wenn man die Störungen *Läsion im* Nervensystem (Zentrales Nervensystem und Vegetatives Nervensystem) selbst, oder *im* bzw. *in* damit segmental verschalteten Organ(en) beseitigt, kehrt die geschwächte Vitalität wieder in den Körper zurück. Es ist nicht völlig sicher auszumachen, wie genau schon Still dies für sich bestimmt hat. Bei Littlejohn jedenfalls steht fest, dass sich derartige Störungen als Läsionen *"bony lesions"* an den segmentgebundenen Wirbeln der Wirbelsäule zeigen, in dessen Verlauf das Rückenmark sich erstreckt. Durch die *Foraminae intervertebrales* treten an den einzelnen artikulierenden Wirbelpaaren – mittels der Palpation lokalisierbar – die segmentgebundenen Nervenpaare aus und bilden dann entweder die vegetativen Plexi oder entlang des segmentierten Rippenverlaufs den ganglionären *Truncus sympathicus*. Auf diesem vegetativ-neuralen Wege werden die thorakalen und abdominalen Organe innerviert. Die Wirbelsäule selbst ist mit den Rippen eng artikulär und ligamentär verbunden. Sie bilden eine funktionelle Einheit. In der klassischen Osteopathie beruht die Behandlung auf der zentralen Stellung der Wirbelsäule im Kontext der Rippen. Hiermit wird zentral auf das *Cerebrum* und *Cerebellum* durch entsprechende Behandlung der einzelnen Segmente der Wirbelsäule mittels ihrer nervösen Afferenzen eingewirkt. Sutherland weitert dieses Konzept auf die Schädelknochen aus, die er als artikuläre Knochenverbindungen, gleich den Wirbelsegmenten untereinander begreift, und erweitert infolge die klassische Osteopathie um das Feld der kraniosakralen Osteopathie. Parallel dazu sind bestimmte Ideen bei Charlotte Weaver zu finden (Sorrel 2010, 2017).

Littlejohn hält aber die Behandlung des Nervensystems bzw. der Nervensysteme über die Wirbelsäule im Kontext der Rippen für ausreichend. Der *Nervus vagus* wird hier als „pneumogastrischer Nerv" bezeichnet. Es handelt sich um den X. Hirnnerven. Weiter wird hier der *Nervus trigeminus* (V. Hirnnerv) bzw. dessen „*Verzweigung(en)*" erwähnt. Der *Nervus trigeminus* ist der wichtigste sensible Nerv des Schädels. Darin liegt der Bezug zur Spezifikation bei Kopfschmerzen: *oberflächlich oder auch tief sitzend*. Littlejohn zufolge lassen sich die Symptome der Krankheit durch Behandlung von Wirbeln der Brustwirbelsäule (Th, thorakal) und der Lendenwirbelsäule (L, lumbal) kurieren, da dort die entsprechenden motorischen und sensiblen Nerven austreten. Ebenso kann man von dort aus therapeutischen Einfluss haben auf die „Zerebrospinale Flüssigkeit" (*liquor cerebrospinalis*).

Grundlegend für die Schwächung der „*Vitalität*" ist Littlejohn zufolge die „*neurogene Störung*". Durch die Behandlung der Gewebe an Kopf und Hals, von Ohr, Augen, Nase und Mund, der gesamten Wirbelsäule, des Drüsensystems, des Schweiß- und Lymphsystems und Leber bzw. Nieren erreicht man diese Störung und versucht sie aufzulösen. Die Begriffe „*Artikulation*", „*Rotation*", „*Extension*" bezeichnen Bewegungen, die der Osteopath an Kopf, Hals und Wirbelsäule des Patienten gezielt durchführt, um deren Normalzustand wieder herzustellen. Dadurch lässt die neurogene Störung nach, die Flüssigkeiten wie Blut und Lymphe werden wieder normalisiert, ebenso die Ausscheidung.

Littlejohn vertritt die Annahme, dass durch „*Hemmung*" die Hyperaktivität der Nervenleistungen beruhigt wird.[85] Die Geschwindigkeit des Transmitter- bzw. Hormontransports wird verlangsamt bzw. die Quantität ihrer Ausschüttung herabgesetzt. Die *rhythmische* Behandlung unterstellt, dass die Organe einschließlich des Gehirns sich rhythmisch bewegen, ein Gedanke, der auf Swedenborg zurückgeht (Fuller 2012, S. 18 u. ö.). Der Osteopath soll derartige rhythmische Bewegungen durchführen, sodass sich die Rhythmen der Organe wieder einstellen – sie sind aus ihren rhythmischen, arteriellen Aktivitäten geraten. Prinzipiell lässt sich diese Rhythmenthese palpatorisch-experimentell bestätigen, wobei es auf die Wahrnehmung und Erfahrung des Osteopathen während der *actio palpationis* am/im Gewebe ankommt.

Die Ernährung wird zudem besprochen. Es ist klar, dass Littlejohn für eine Krankheit wie die *Influenza* einen längeren *Zeithorizont* ansetzt (bis zu sechs Wochen), der mit den Zeithorizonten der Arbeitsgesellschaft nicht gut harmoniert. Er hatte in der Psychophysiologie auf den „*Selbstbehauptungskampf*" (2009b, S. 11) verwiesen. Dieser verlangt kürzere Behandlungszeiten. Littlejohns Behandlungsvorschlag kommt dem insoweit entgegen, da viele Behandlungsschritte Symptome

---

85 Hemmung hier gemeint als inhibitorische Wirkung auf die Nervenerregung, mittels des therapeutisch induzierten Drucks auf das segmentgebundene Gewebe.

mildern, sodass bald wieder Arbeitsfähigkeit entsteht. Wie auch sonst ist aber *Ruhe* (2011, S. 184 u. ö.) ein wesentliches Prinzip auch anderer komplementärmedizinischer Verfahren. Die „*neurogene Störung*" braucht Zeit, um wieder zum Normalzustand des Nervensystems zurückzukehren.

Eine Bemerkung noch zum Zeitmaß: Es dürfte einer der überlegenen Punkte in der Therapie Robert Kochs sein, dass sie den Zeithorizonten im „Selbstbehauptungskampf" besser angepasst ist. Littlejohn würde auf das Resistenzphänomen verweisen (2009a, S. 520), das sich heute in Kliniken zeigt, was u. a. durch den verbotenen Einsatz von Antibiotika in der Massentierhaltung verstärkt wird. Für Littlejohn waren die schon früh festgestellten paradoxen Effekte von Medikamenteneinsatz ein wichtiges Argument für die hier vorgestellte Influenzatherapie – ein typisch osteopathisches Argument.

Die *actio palpationis* ist in dem Abschnitt, den wir hier interpretieren, als artikulierend, rotierend, extensiv, entspannend (Muskulatur), hemmend und rhythmisierend dargestellt. Es gibt bei Littlejohn auch die Attribute „beschleunigend" und „schwingend". Das Schwingen dient wieder der Anregung der Organe (vgl. Littlejohn 2011, S. 17) und ist der Rhythmisierung verwandt. Littlejohn zufolge entsprechen diese Kunstfertigkeiten der lebendigen Natur selbst. Die Osteopathie muss „nur" diese Tendenzen kunstmäßig verstärken, die in der lebendigen Natur angelegt sind. Und dies geschieht vor allem durch die *actio palpationis*.

Fassen wir zusammen: Der Abschnitt 4.5.14.1.1 verdeutlicht am Beispiel, was im Littlejohnschen Sinne mit der *Psychophysiologie* gemeint ist. Geistige und körperliche Phänomene sind durch das vegetative Nervensystem geweblich verbunden. Wie Littlejohns Beschreibung der Symptome zeigt, ist es wesentlich, „mentale" Aspekte zu erfassen und diese mit körperlichen Aspekten zu kombinieren. Dies geht einheitlich in eine komplex-physiopsychologische Auffassung des Menschen über.

Ich sehe in diesem Konzept einen der Beiträge zum Wirklichkeitsverständnis der Osteopathie. Denn dieses, heute wohl „enaktiv" zu nennende Konzept verleiht der *actio palpationis* einen Sinn, der die mechanistische Handlung mit einer mentalen Ebene der Aktivität und des Geschehens verbindet.

4.6 Littlejohns Beitrag zur Professionalisierung der Osteopathie

Die Osteopathie strebte in Stills Überlegungen nach staatlicher Anerkennung als allgemeine Medizin. Deshalb gründete Still die *American School of Osteopathy* im Jahre 1892 und gilt in der osteopathischen Sprache als Gründer (*founder*) dieser Profession. Mit Littlejohn kam nun ein junger Intellektueller nach Kirksville, der im britischen Wissenschaftssystem sozialisiert war und im amerikanischen Wissenschaftssystem Erfolge erzielt und Erfahrung gesammelt hatte. Dennoch begann nicht erst mit ihm der Prozess der Akademisierung der Osteopathie. Diese Entscheidung war schon mit der Gründung der *American School of Osteopathy* gefallen – und insbesondere Littlejohn zusammen mit McConnell beschleunigte diesen Prozess. Dieser Prozess kam gut voran bis 1910, als Abraham Flexner im Auftrag der Carnegie-Stiftung einen kritischen Bericht über die amerikanischen medizinischen Schulen veröffentlichte.[86] Darin werden viele medizinische Schulen der US-Staaten kritisch evaluiert. Kritikpunkte dieser Untersuchung waren der mangelnde klinische Praxisbezug der Studenten am Patienten (*bedside training, outpatient contact*), der niedrige wissenschaftliche Standard in der Vermittlung medizinischer Inhalte und Schwächen bezüglich der Ausbildungsqualität der Institutionen (Dozenten, Lehrmaterialien und Räumlichkeiten (Thon 2011, S. 15 ff.).[87]

Die osteopathie-internen Schwerpunkte in diesem Prozess lassen sich sehr gut an Littlejohns Texten verfolgen. So schreibt er 1903 im Editorial der *Osteopathic World*:

> „Pionier bei der Einführung eines echten Dreijahreskurses war die Pacific School, an der mehrere Studenten den Grad eines D. Sc. O erworben haben. Das Philadelphia College hat zwar ebenfalls einen Dreijahreskurs angekündigt, ob er jedoch tatsächlich veranstaltet wurde, wissen wir nicht. Auch das Massachusetts College kündigte einen Dreijahreskurs an und führte ihn zu Beginn des letzten Semesters auch tatsächlich ein, jedoch nicht als Wahlkurs wie die anderen Colleges, sondern als Pflichtkurs. Das American College in Chicago plante bei seiner Gründung 1900 neben dem regulären zweijährigen einen vierjährigen Kurs, der einen vollständigen Kurs im Hauptfach Chirurgie und in vergleichender Therapie umfasst. Er wurde auch realisiert und etliche Absolventen dieses Vierjahreskurses bekamen den Titel DO verliehen." (Littlejohn 2009a, S. 386 f.)

In der *American School of Osteopathy* in Kirksville waren es zweijährige Kurse gewesen. Littlejohns Text zeigt die Differenzierung an, die sehr bald einsetzte. Es ging darum, wie lange die Ausbildung dauern sollte, welche Fächer ins

---

86 Diese Schulen zur Ausbildung der Mediziner waren keine Einrichtungen, die einen Anschluss zur medizinischen Universität hatten. Sie wurden von Privatpersonen organisiert ohne jegliche staatliche Aufsicht. (vgl. hierzu die Einführung in die Arbeit).
87 *The DOs. Osteopathic Medicine in America*. Norman Gevitz, Professor für Sozialmedizin an der Ohio University College of Osteopathic Medicine, beschreibt in ausführlicher Weise diesen dramatischen Prozess der Anerkennung der Osteopathie in der USA (Gevitz 2004, S. 85–114).

Curriculum gehörten und um die Bestimmung der Eindeutigkeit der Therapie. Littlejohn war naturheilkundlich orientiert. So akzeptierte er auch naturheilkundliche Bäder, weil diese Anwendung die Psyche der Patienten ansprach. (Balneologie). Vieles lief auf einen Vierjahreskurs zu. Littlejohns Begründung lautet:

> „Auseinandersetzungen um die Gesetzgebung führen uns vor Augen, dass wir unseren Standard anheben müssen. Die Schulmediziner hören langsam damit auf, uns aus Prinzip zu bekämpfen. Wir müssen nicht langer beweisen, dass die Osteopathie eine Wissenschaft oder ein Heilungssystem ist. Es ist zweifellos nicht gerechtfertigt, dass wir eine Gleichstellung anstreben, solange wir nicht willens sind, unsere Profession durch gleiche Ausstattung auf den gleichen wissenschaftlichen und professionellen Stand zu bringen." (Littlejohn 2009a, S. 387)

Die Konkurrenz zur Schulmedizin – Littlejohn nennt diese *regular medicine* – bestand. Er war aber der Überzeugung, dass es nicht im eigentlichen Sinne um Fragen der Wissenschaftlichkeit bei der Ausgestaltung des osteopathischen Studiengangs ging. Hier konnte s. E. die Osteopathie alles Wünschenswerte bieten. Die Wissenschaften Physik, Chemie, Biologie und Psychologie dienten als Hintergrund beider medizinischer Curricula. Aus diesen wählte die Medizin diejenigen Aspekte aus, die ihrem praktischen Zweck dienten, Gesundheit zu erhalten bzw. wiederherzustellen. Hier trennten sich nun die Grundannahmen, die jeweils den Curricula zugrunde lagen. Littlejohn sah vor allem zwei Unterschiede zwischen der *regular medicine* und der Osteopathie:

- die *materia medica* (Medikament versus *actio palpationis*);
- die in der *regular medicine* rezipierte Physiologie, Histologie, Pathologie schloss Konzeptionen der Lebenskraft aus. Ein Erbe Descartes'.

Dass hohe Ausbildungsstandards vorliegen müssen, die dann auch längere Ausbildungszeiten erfordern, lag für Littlejohn auf der Hand. Ebenso implizierte dies, dass den Studenten Zugang zur klinischen und experimentellen Praxis gewährt werden musste. Die beiden Hauptstreitpunkte mit der Schulmedizin hielt er jedoch nicht für ausschlaggebend, um die Wissenschaftlichkeit der Osteopathie infrage gestellt zu sehen. Er hatte ja 1900 in London ganz unerschrocken darauf verwiesen, dass die Medikamentenpraxis keineswegs selbstverständlich war. Das Problem der wirkenden *Lebenskraft* in einem jeden lebendigen Körper, ob nun explizit pantheistisch formuliert wie bei Still oder zurückhaltender als Tendenz in der Natur wie bei Spencer (2007) oder bei Littlejohn selbst, war von überzeugter metaphysischer Art. Denn es geht dabei um die *causa finalis*[88] des Aristoteles. Es muss konkret bei *allen* Fällen untersucht werden, ob diese zutrifft oder nicht.[89] Mithin ist dies eine Frage der Praxis – Littlejohn sah das ähnlich wie Still. Wenn die osteopathische Praxis erfolgreich war, sprach das jedenfalls nicht gegen die Realität der Lebenskraft. Zeitgenossen wie Henri Bergson und Charles Peirce verteidigten den *élan vital* bzw. die *causa finalis*.[90] Also konnte man über diese Streitfrage die Praxis entscheiden lassen und sah sich die Effekte dieser Praxis-Outcomes – nach der Behandlung mittels Ergebnismessung durch z. B. Aussagen des behandelten Patienten an. Ich formuliere es noch einmal explizit: Offenbar war Littlejohn der Ansicht, dass – solange die Osteopathie im Sinne der Menschenrechte und des ärztlichen Ethos des *neminem laede*[91] Schädigungen eines Patienten nach Möglichkeit vermeidet, ausschließt – sie genug getan hat, um den Praxistest auszuhalten bzw. zu bestehen.

Littlejohn traf der Flexner-Report hart. Nicht nur als lehrender Dekan der klinischen Physiologie von Kirksville, sondern auch als forschender Wissenschaftler und Philosoph. Er konnte darin nur eine verdeckte schulmedizinische Attacke gegen die osteopathische Welt erkennen.

„Dies [sc. die Auseinandersetzung um die Zulassung der Osteopathie in Großbritannien] erinnert uns an die vergangene Geschichte. Sie wiederholt sich. Der Flexner-Bericht 1910, als die Osteopathie in den Ausbildungsinstitutionen der Vereinigten Staaten 18 Jahre alt war, liefert manch wunderbare Lektüre. (Carnegie Report on Medical Education, 1910, S. 164–6) »Die Osteopathischen Schulen riechen ordentlich nach Geschäftssinn. Ihre Vorlesungsverzeichnisse stellen eine Masse von hysterischen Übertreibungen dar – gleicherweise darüber, was die Verdienstmöglichkeiten als auch was die heilende Fähigkeit der Osteopathie betrifft. Es ist unmöglich zu sagen, welche Zielgruppe die Wissenschaft höchst zuversichtlich anspricht, die ›groben Jungs‹ oder die enttäuschten Männer und Frauen, die sie erfolgreich ausbeutet … Die zur Verfügung gestellte Information ist wohlfeil und wertlos.« Im selben Bericht werden die Colleges als »unverhüllte kommerzielle Unternehmen« bezeichnet. Eines wird als »eine Schande für den Staat« beschrieben. Es solle »kurzerhand geschlossen« werden. Ein weiteres, die ursprüngliche Amerikanische Schule wird als »absolut jämmerlich« bezeichnet. Die Geschichte wiederholt sich." (Littlejohn 2009a, S. 689)

Littlejohn vermutet, dass der Streit nicht zuletzt aus ökonomischen Gründen ausgetragen wurde. Es ging um Marktanteile im Heilungsmarkt. Für die traditionell-

---

88 Siehe hierzu im fünften Teil 6.2 die ausführliche Besprechung zur *causa finalis*.
89 So seit Peirce üblich. Peirce zufolge sind alle Allaussagen metaphysisch. Auf seine Weise rekonstruiert er damit das Metaphysikkonzept des Aristoteles.
90 Vgl. auch den Biosemiotiker Hoffmeyer 2008b, S. 39 ff. u. ö.
91 In der heutigen Bioethik: *the principle of non maleficence*.

schulmedizinischen Ärzte (MDs) war die nicht ganz erfolglose Osteopathie nach 18 Jahren zu einer ernst zu nehmenden Konkurrenz zu ihren eigenen Honoraren geworden. Viele Patienten vertrauten zunehmend in die Kunstlehre der Osteopathie. Sie war zudem in vielen Staaten der USA zugelassen worden.

Für Littlejohns Annahme spricht, dass Flexner absichtlich oder unabsichtlich tatsächlich das schulmedizinische Modell der *regular medicine* als wissenschaftliches Leitmodell verwendete. Dies hatte im Lauf der Zeit zur Folge, dass auch osteopathische Ausbildungsinstitutionen sich an den Ausbildungsstandard schulmedizinischer Schulen anpassten.[92] Und so kam es dazu, dass seitdem viele Osteopathen in den USA wieder Medikamente verschreiben, da sie teilweise auf dieses Modell einschwenkten.[93] Erstmals ausgebildete Osteopathen (mit dem Titel „DO") wechselten vom Lager einer medikamentenfrei-praktizierten *materia medica* in das Lager einer medikamentendarreichenden *materia medica* der (mit dem Titel „MD"), zur *regulare medicine* (Schulmedizin). Ich erinnere daran, dass dies eine dramatische berufspolitische Zäsur für die Osteopathie bedeutete, da damit Stills medizinphilosophisches Programm an den Fundamenten seiner naturphilosophischen Lehre ausgehebelt wurde. Anerkennungsprobleme gab es für die „konvertierten" Colleges dann nicht mehr. Sie folgten dem Mainstream der akademischen Medizin Standards und fühlten sich in diesen normativen Statuten sicher.

Dieses Ereignis markiert einen historisch bedeutenden und tragischen Einschnitt in der Geschichte der Osteopathie und ihren Professionalisierungsbemühungen. Littlejohn glaubte nach seiner Rückkehr nach London, dort eine ähnliche Anerkennung, wie sie im Königreich für die Homöopathie galt, erreichen zu können. Dies scheiterte aber. Die *British Medical Association* trug einen Sieg davon.[94]

Sowohl in den USA als auch in Europa gab es weiterhin Osteopathen, die sich an Stills Ideen und seinem weiten (bildlich dargestellten) Naturverständnis orientierten. Diejenigen, die das Konzept der Schulmediziner übernahmen, waren in

---

92 Siehe (Gevitz 2004, S. 88): *"Having, for the purpose of his [Flexner] analysis, placed the osteopathic profession on an equal footing with orthodox medicine."*

93 Vgl. auch den Tenor vieler Patienten des Wikipedia-Artikels *Osteopathie (Alternativmedizin) 2013*, der diesen Punkt der sogenannten „naturwissenschaftlichen Medizin" zuschreibt, dem solche Ärzte nicht widersprechen. Wie nicht selten wird verkannt, dass der romantisch inspirierte Naturbegriff Stills und Littlejohns weiter war, als derjenige der letztlich zum Positivismus neigenden emphatischen „Naturwissenschaftler". (Zugriff: Dez. 2013)

94 Bis heute hat die Homöopathie keinen anerkannten Status als *Complementary Medicine* bei der WHO (Mayer 2013)

den USA völlig unauffällig. In Europa bzw. Deutschland sind dies (auch) Ärzte, die eine osteopathische Ausbildung durchliefen. Daneben jedoch gibt es Osteopathen, die in den ihnen vom Gesetz vorgeschriebenen Grenzen weiter die „klassische" Osteopathie als Komplementärmedizin – und nur diese – betreiben. Sie dürfen und wollen keine Medikamente verschreiben. Allerdings dürfen sie auch nicht alle Krankheiten behandeln. Sie bieten folglich eine Form der Komplementärmedizin zur Schulmedizin an: die Osteopathie. Die Ausübung dieser *materia medica* ist keine Beimischung, – – kein *add on* – zu anderen Therapieformen (Physiotherapie, Manuelle Therapie, Chiropraktik), sondern eine eigenständige, *sektorale* Ausübung der Heilkunde (Wagner-Burkard 2015).

Die osteopathische Ausbildung/Studium und die Therapiefreiheit sind in vielen Ländern mittlerweile gesichert (Mayer 2013). Die WHO (2010) entwickelte *"Benchmarks in Training in Osteopathy"*, die eindeutig und verbindlich weltweit die Anforderungen und Merkmale zur Ausbildung und Ausübung der Heilkunde für den Osteopathen vorschlägt.[95] Dass darin Stills medizinphilosophisches Programm in den *osteopathischen Prinzipien* nur rudimentär wahrzunehmen sind ist ein Faktum, gegen das ich in dieser Arbeit anschreibe. Einen für die Gegenwart präzisierten philosophischen Neuzugang zur Osteopathie verbinde ich, wie eingangs erklärt, mit der vorliegenden Arbeit.

4.7 Outcome

In seinen Abschiedsreden zur Graduierung der examinierten Osteopathen aus dem Jahr 1898 in Kirksville macht Littlejohn (2009a, S. 13 ff.; 23 ff.) deutlich, dass die Graduierten Teil einer Profession sind, die zusammenarbeiten muss:

> „Sie nehmen die Flagge auf, um sie von Küste zu Küste zu tragen und sie auf jeder Bergspitze und jeder Zitadelle aufzupflanzen. Auf Ihnen liegt eine noch größere Verantwortung als auf uns, weil wir uns zusammenscharen können, während sie alleine hinausgehen. Und dennoch sind Sie in Wirklichkeit nicht allein, weil der Geist der

---

95 Kontrastierend zum historischen *Flexner Report* aus dem Jahr 1910, liegen bei der WHO (2010) *"Benchmarks for Training in Osteopathy"*, eine Resolution zugrunde, die dazu auffordert, die Osteopathie – anerkannt als eine Form der Komplementärmedizin – in die nationalen Gesundheitssysteme einzubinden. Die veröffentlichten Eckpunkte sollen Gesundheitsbehörden als Grundlage dienen, um die Ausbildung, Prüfung und Zulassung qualifizierter Osteopathen gesetzlich zu regeln (WHO 2010). Für Deutschland ist hierzu positiv anzumerken, dass seit 2011 ein grundständiger Studiengang der Osteopathie (B. Sc.) die Hochschulen erreicht hat, dessen Curriculum auch einen thematischen Schwerpunkt von Lehrveranstaltungen zur „klassischen" Osteopathie vorsieht.

Kameradschaft mit Ihnen geht. Bewahren Sie die Inspiration ihrer alten Alma Mater. Nehmen Sie Ihre Erinnerungen an die *ASO* mit in die Welt, damit sie Ihre Herzen durchdringen und Ihre Leben begeistern, sodass Sie in Gedanken noch bei uns sind und wir bei Ihnen. Wir werden jeden von Ihnen in Erinnerung behalten. Erinnern Sie sich an uns und unsere Arbeit und melden Sie uns Ihre Triumphe, damit wir einen Bericht über Leistungen erstellen, auf die wir alle stolz sein können." (Littlejohn 2009a, S. 17 f.)

Das ist natürlich eine Festtagsrede innerhalb der konventionellen Gattung der Laudatio. Gleichwohl präsentiert Littlejohn in den Grenzen dieser Gattung eine besondere Idee, die er verfolgt und die 1913 zur Gründung des *A. T. Still Research Institute* in Chicago führte (Littlejohn 2009a, S. 583 ff.). John Deason, ein Alumnus der *ASO*, wurde ihr erster wissenschaftlicher Leiter. Er, Littlejohn und andere Osteopathen forschten anfänglich – auch im Tierexperiment – über den Läsionsmechanismus *"bony lesions"*. Dabei stand der Wirkmechanismus auf die physiologischen Vorgänge des gesamten Körpers im Vordergrund. Die Osteopathie sollte somit experimentell überprüft und die Leistungen der Therapeuten ständigen Verbesserungen unterzogen werden (Gevitz 2004, S. 62). Später gründete Littlejohn in Schottland ein weiteres Forschungsinstitut (Pöttner 2009, S. XXVI; vgl. Littlejohn 2009a, S. 688):

> „Im Band der Medical Press vom 17. Juli klassifiziert Dr. Pasterson die Osteopathie unter Magie. Und doch behauptet er, Heilung sei eine Kunst und keine Wissenschaft. Sofern dies der Fall ist, hängt ihr Beweis von den klinischen Ergebnissen ab. Die British School of Osteopathy unterstützt nun ein Institut für Osteopathische Forschung, um dieses Ideal zu erreichen."

Diese Polemik darf man nicht missverstehen. Littlejohn wehrt sich gegen den Vorwurf, bei der Osteopathie handele es sich um eine magische Praxis. Pasterson konzediert ihm zufolge, dass Heilung eine Kunst und keine Wissenschaft sei. Dann aber muss er anerkennen, dass die Osteopathie durch das erwähnte Institut ihre Erfolge bzw. Misserfolge kontrolliert bzw. dies zumindest programmatisch versucht. Wenn man zugesteht, dass es eine Kunst des Heilens gibt, dann darf man keinen hundertprozentigen Erfolg erwarten. Man muss ständig die Praxis kritisch reflektieren, beobachten und zu verbessern suchen. Wir sehen erneut den Punkt, der uns schon bei Still begegnete: Die Osteopathie kontrolliert ihre Behandlungen an den Erfolgen. Dies ist ein praktischer Ansatz, der durchaus zum Pragmatismus, der m. E. eigentlichen Hintergrundphilosophie der Osteopathie, passt.

Leider ist bisher keine ausführliche Beschreibung des angedeuteten Dokumentationsmodells entdeckt worden. Dass es aber existiert hat, geht aus folgender Äußerung hervor:

"Wir hatten in Kirksville vor einiger Zeit einen Fall zur Beobachtung, der sich im dritten Stadium der Erkrankung befand, und der Patient war praktisch schon zum Behinderten geworden. Er wurde über einige Zeit behandelt, kehrte dann jedoch nach Hause zurück, sodass über den *Outcome* nichts bekannt ist, obgleich ihm die Behandlung gut getan hatte." (Littlejohn 2009a, S. 212 f.)

Es geht um eine Infektionskrankheit, die Littlejohn als „Maltafieber" bezeichnet. Entscheidend ist, dass er den Begriff *Outcome* so verwendet, wie dies heute in der Gesundheitswissenschaft üblich ist. Behandlungen werden im Blick auf ihre Folgen beim Patienten verglichen und evaluiert. Dieser Ansatz ist mithin der Osteopathie von Anfang an eingeschrieben. Wenn etwas an dieser Behandlungsmethode wirksam ist, dann zeigt sich das positiv an den Patienten. Littlejohn hat diese Hypothese offensiv verfolgt. In seiner Apologie erwähnt er den Zusammenhang:

„Waren es unehrenhafte Hände, die behandelten und lehrten, wie die 24.000 Fälle unentgeltlich zu behandeln seien, welche die Klinik im letzten Jahr ohne Unfall, worunter sich einige der ärmsten Menschen befanden, mit nützlichen Ergebnissen durchliefen?" (Littlejohn 2009a, S. 688)

Die *British School of Osteopathy* hatte demnach viele dieser Patienten, die offenbar Behandlungserfolge zeigten. Littlejohn zufolge hatte die Osteopathie im Konkurrenzkampf kaum andere Chancen als diejenige der sorgfältigen Dokumentation des Behandlungsverlaufs.[96] Nur am Behandlungserfolg einer Methode ohne schädliche Nebenwirkungen ließ sich erkennen, ob die osteopathische Behandlung wirklich von Nutzen ist.

Der Gedanke des *Outcome* ist patientenorientiert. Die Qualität einer Medizin entscheidet sich am *Outcome* bei den Patienten. Diese Vorgehensweise der osteopathischen Profession ist mit den Menschenrechten im Allgemeinen und mit dem ärztlichen Ethos im Besonderen gut vereinbar.

4.8 Konklusion und Ausblick

Wir haben uns mit den Teilen zwei und drei dieser Arbeit einen Überblick über die klassische Osteopathie verschafft. Dabei liegt der Fokus auf dem Begründer der Osteopathie A. T. Still und einem seiner wichtigsten Schüler der ersten Stunde, J. M. Littlejohn. Philosophisch ist die Osteopathie romantisch inspiriert, ihr damit verbundenes Naturverständnis ist entsprechend komplex. Die Herkunft der

---

96 Evaluation der „*Ergebnisse*" (*"Outcomes"*) vom Patienten in verbaler Mitteilung als: *"patientreported measurement of health and wellbeing."*

Osteopathie und die wissenschaftlichen Wurzeln der *actio palpationis* können daraus erkannt werden. Die *actio palpationis* – als Praxis zur Heilung durch manuelle Handlung – passt zu diesem Naturverständnis. Am ehesten kann man die Gedanken zur Erfolgskontrolle und der Vermeidung von Schädigung der Patienten im Horizont des Pragmatismus verstehen, der durch Peirce' pragmatische Maxime ausgezeichnet ist (vgl. 3.1.12). In Deutschland, aber auch sonst, sind die beiden hier dargestellten Autoren wenig bis gar nicht rezipiert worden und fließen nur vereinzelt in den Wissens- und Forschungskorpus der gegenwärtigen Osteopathie ein. Resultierend aus diesen Ergebnissen verlangt die osteopathische Gesundheits- bzw. Krankheitstheorie (Modell der klassischen Osteopathie) eine philosophisch geleitete Perspektivenerweiterung für das Verständnis davon, was die klassische Osteopathie in ihrem Ursprung wollte.

Es ist meine Überzeugung, – als eines der Ergebnisse des ideengeschichtlichen Mittelteils dieser Arbeit – dass Still keinen Gegenentwurf zum herrschenden auf die Medikation verabreichenden Medizintyp des 19. Jahrhunderts beabsichtigte. Seine Absetzbewegung resultiert aus seiner empirisch-praktizierten Forschung unmittelbar am Kranken. Die so zu verstehende medizinische Forschung setzte damals am lebensweltlichen Zugang zum Patienten an – mittels der *actio palpationis* als Heilpraxis. Seine Weise zu forschen darf nicht mit dem wissenschaftlichen Einstieg einer elaborierten medizinwissenschaftlichen Forschung im heutigen Verständnis verwechselt werden. Stills Gesundheitsmodell erfolgte mit der Einsicht, dass dem „kranken" Organismus kein ausreichendes Heilangebot mittels Medikamenten offeriert wird. Auf Basis dieser Erkenntnis suchte Still eine sinnvolle medikamentenfreie Therapie zur Heilung der Patienten.

Grundsätzlich galt für die Osteopathie in der Gründungsphase (1870–1910), dass die diagnostischen und therapeutischen Verfahren sich weniger am traditionellen Konstrukt definierter Störungsbilder der Gesundheit zu orientieren haben, als vielmehr an den Ergebnissen der patientenzentrierten Behandlung, die mittels systematischer Befunde und Behandlungen nach osteopathischen Prinzipien zu gewinnen sind. Seine Absetzbewegung von der klassischen Medizin seiner Zeit besteht darin, die Symptomatologie und Nosologie als Indikatoren für die Versehrtheit des Gesamtorganismus des Individuums zu begreifen und infolge galt und gilt es zu klären, was Krankheit, Heilung bzw. Therapie im individuellen Fall und generalisiert als Modellvorstellung überhaupt sein und bedeuten kann.

Begriffsgeschichtlich ist für die westliche Medizin seit Hippokrates „Krankheit […] der systematische und historische Zentralbegriff des ärztlich-medizinischen Wissens" (Jacobs, Kettner 2015, S. 3). Gleichwohl gilt, dass die Unterscheidung von Krank(sein) und Gesund(sein) mit der streng naturwissenschaftlichen Begrifflichkeit von Krankheit nur schwer zu vereinbaren ist, da damit „lediglich wertneutrale Kausalzusammenhänge erfasst werden." (Matthiessen 2013, S. 10), Kranksein (*illness/disease*) und Gesundsein aber nicht wertneutral begriffen und beschrieben werden können.

Ich orientiere mich in dieser Arbeit gleichwohl an diesem Begriff für die medizinische Krankheitslehre und stelle für die klassische Osteopathie fest, dass einer der Hauptpunkte der Osteopathie die klassische Entscheidung von A. T. Still und J. M. Littlejohn im Rahmen der Unterscheidung von Krankheit/Gesundheit diese klar sich am Pol „Gesundheit" zu orientieren hat. Das medizinphilosophische Programm der Gründerväter ist auf den Vitalitätsmechanismus der Zelle und des Organismus hin ausgerichtet. Das so zu verstehende organ-physiologische autopoietische Zentrum zur Heilung und Gesunderhaltung des Organismus liegt im Inneren des Menschen selbst in jeder einzelnen Zelle. Mit diesem Modell konnten Still und Littlejohn den Anspruch aufrechterhalten, dass es in der Osteopathie darum gehe, die Gesundheit des Patienten zu finden – und läsionsartige Zustände, die zur Krankheit führen können, zu beseitigen. Hingegen wird heute die osteopathische Medizin bestimmt vom schulmedizinischen Krankheitskonzept, das mit der Anlehnung der biomedizinischen Medizin an die Naturwissenschaften, die in der Professionalisierungsgeschichte der modernen Medizin im 19. Jahrhundert beginnt, unlösbar verbunden ist. Dieses Konzept gründet sich auf bestimmte Störungsbilder von Gesundheit, die in Summe nach Symptomen kodiert die Krankheiten als pathologische Einheiten zu erfassen versuchen (vgl. das Klassifikationssystem der ICD). Dem geschuldet wird die Osteopathie (auch) partikularisiert z. T. nur in einzelnen Techniken ausgeübt – was für die Osteopathie im 21. Jahrhundert strikt abzulehnen ist.

Im heutigen Verständnis gründet sich hingegen die klassische Osteopathie auf einem autopoietischen Gesamtfunktionskonzept des Organismus, das im Kontext der Überlegungen Hucklenbroichs (2013a, S. 13 ff., 2013b, S. 181 ff.) das Selbstverhältnis als Teil der Autopoiese einschließt. Am ehesten lässt sich dies mit dem Konzept der Salutogenese (Antonovsky 1997) verwandt verstehen. Denn auch dieser Ansatz setzt eben nicht an einer flächendeckenden Systematisierung der Gewebspathologie an, sondern an der Gewebsphysiologie und den vitalisierenden Ressourcen des Menschen im Sinne der Förderung, Erhaltung und Wiederherstellung von Gesundheit. D. h. entgegen nahezu aller gegenwärtiger medizinischer Ansätze, setzt die Osteopathie nicht an der Pathologie an. So verwendet Littlejohn den Begriff der Dysfunktion für die läsionsartigen Störungen, die sich auf allen Ebenen des Selbstverhältnisses und der Autopoiesis im Kontext des Umweltverhältnisses ergeben können. Biologisch wird unterstellt, dass es um

Anpassungs- und Selbstanpassungsprozesse des von Selbstverhältnis und Autopoiesis bestimmten Organismus geht. Die osteopathische Kunstlehre versucht in diesem Sinne idealiter den Normalzustand der einzelnen Person zu erfassen und Abweichungen davon festzustellen, was nicht nur statistische Probleme aufweisen kann (zu Boorse 1975 vgl. Hucklenbroich 2013a, S. 70 ff.), sondern ernsthaft vor die Frage führt, wer der Andere als Person, die eine bestimmte Lebensweise hat, eigentlich ist. Osteopathisch wird unterstellt, dass sich dies mittels der qualitativen, palpatorisch erzeugten Wahrnehmungen im Kontext von Gesprächen erschließen, überprüfen und ggf. korrigieren lässt.

Die Osteopathie vertritt ein biopsychosoziales Modell des Menschen, wobei der Mensch als konkretes Individuum verstanden wird. Dies unterstreicht den Charakter der Osteopathie als eine individualisierende Kunstlehre im Unterschied zu jeder medizinischen Technologie, deren Objekte generalisierte Andere sind. Die vorherrschenden Medizinformen versuchen ätiologisch die Ursachen von Krankheiten wissenschaftlich immer besser zu erkennen. Im Anschluss setzen sie dann technisch invasive oder chemisch invasive Behandlungsformen ein, welche die störenden Krankheitssymptome (oft nur) mindern und nur im seltenen Idealfall die Ursachen erreichen. Der Osteopath in der Tradition Stills und Littlejohns versucht die Hindernisse zur geweblichen Autopoiesis und der Selbstanpassungsfähigkeit des Organismus zu beseitigen. Dies soll konklusiv als Ergebnis der osteopathischen Krankheitstheorie festgehalten werden.

Ich resümiere an dieser Stelle ein weiteres Mal meine Erkundungsgänge:

Mein Einstieg als Osteopath zu Fragen nach der *Wirklichkeit der Osteopathie* erfolgte zunächst über die philosophisch-epistemiologische Reflexionsarbeit über die Phänomenologie von Merleau-Ponty. Damit wollte ich einen gedanklich tragenden, systematischen Hintergrund für diese Arbeit schaffen. Doch erwies sich dies als ein ertragreicher „Umweg" zu den Primärtexten der Osteopathie. Dieser „Umweg" war vordringlich verbunden mit philosophischen Fragen zur leiblichen Wahrnehmung im Selbst, und der Wahrnehmung zum Anderen (bzw. zur Welt), die während der osteopathischen Behandlungen, im Kontext der Philosophie von Merleau-Ponty Resonanz finden.

Damit verband ich als zweiten Weg die ideengeschichtliche Frage, wie im formativen Kontext der Osteopathie der Körper/Leib philosophisch erfasst wurde. Die Ergebnisse sind erstaunlich. Trotz umfangreicher Ausbildung in der Osteopathie sind die Zusammenhänge des immensen philosophischen Referenzrahmens, welcher der Osteopathie (versteckt) zugrunde liegt, nur wenig bekannt. Das

Studium der Swedenborg-Texte erbrachte neue Perspektiven auf den Gegenstand der Osteopathie und somit auf die Klassiker selbst.[97]

Ich bin der Überzeugung, dass die gegenwärtig gelebte Osteopathie ohne das Wissen um ihre Ursprünge samt ihrer Rezeption von Swedenborg unvollständig ist. Ohne dieses Wissen stellt sie bloß eine nichtklassisch-philosophisch gesättigte Osteopathie dar und schwächt ihre Position innerhalb der heutigen Medizin. Das Genuine, was die Osteopathie inhärent nährt, erschließt sich nur dem als eine Wirklichkeit, der von einer *„beseelenden flüssigen Kraft"* im Körper überzeugt ist und mit ihr tatsächlich auch arbeitet. Betrachtet man dies als Formel, die sich auch bei einigen Philosophen der ersten Hälfte des 20. Jahrhunderts wiederfindet, dort als der *élan vital* oder als der *élan original de la vie* (Bergson 2013, S. 296), eröffnet sich damit ein Feld von Gegenwartsbewusstsein, das es genauer zu hinterfragen gilt. Der vierte Teil der Arbeit untersucht mit Merleau-Ponty auch dieses Thema.

Weder das Swedenborgsche noch das Bergsonsche Vitalitätsmodell – das die Welt und den Menschen durchzieht – wurden jemals auf ihre mögliche praktische Relevanz geprüft.[98] Warum auch? Diese beiden philosophischen Modelle sind explizite Leistungen des Geistes von Philosophen. Wie die Darstellungen der Lebenswerke Stills und Littlejohns zeigen, ist genau dies (einer) ihr(er) Verdienst(e), solche und andere philosophische Grundannahmen als eine Wirklichkeit erkannt zu haben, um sie in einen medizinischen Rahmen zu kontextualisieren. Beide Osteopathen schufen eine medizinische Kunstlehre daraus, um sie in eine Praxis umzusetzen. Die *Psychophysiologie* Littlejohns beschreibt das ganz ausführlich.

Die Fruchtbarmachung einer solchen Formel impliziert auch, dass die Natur im Stillschen Verständnis und der in ihr lebende Mensch einem Kompositum anheimzustellen ist, das die Umgebungen, die Umwelt in den medizinischen Kontext zwingend miteinbezieht. Die Wechselbeziehung von Natur und Mensch (dazu gehört auch der Patient in der Tastwelt) vice versa, bilden das prozessphilosophische Feld, in dessen Klima die *actio palpationis* als *„vitalisierender Prozess"* zur Heilung entdeckt wurde.

Das produktive Spannungsverhältnis der Ergebnisse der klassischen Osteopathie in der Vorordnung der *actio palpationis* wird im vierten Teil weiter untersucht. Diese *actio* ist ausgerichtet auf ein *Zwischen*. Einem *Inter* von Geist und Materie, einer inhärenten Kommunikation der *Lebenskräfte* im Körper des Einzelnen, im Leib als Gesamtheit des Selbst mit den Geweben. Daraus erfolgt eine

---

97 Den Hinweis zu Swedenborg und dessen Rezeption verdanke ich M. Pöttner.
98 Diese ist meine Präsumtion, deren Gegenbeweis zu erbringen ist.

Inter-Kommunikation, gleich einer Zwischensphäre zwischen dem Selbst und dem Anderen, die zur *Zwischenleiblichkeit* von berührender Nähe eine wechselseitige Verschränkung herstellt. Diese Kommunikation der erlebten osteopathischen Berührung untersuche ich mit der Leibphilosophie Merleau-Pontys. Es werden Fragen gestellt zum Körper/Leib *inmitten der Wahrnehmungswelt*. Ferner wird nach dem philosophischen Referenzrahmen geforscht, wie die Ergebnisse des ersten Teils zur Zeichentheorie bei Peirce in Verbindung gesetzt werden. Das ist ein produktives Spannungsverhältnis, wie sich im nächsten Teil zeigen wird.

5 Teil IV: Inmitten der Leib- und Wahrnehmungsphilosophie Merleau-Pontys

5.1 Einleitung

Die Osteopathie findet seit A. T. Still im Feld gelebter, natürlicher Praxis statt.[99]

Dies wurde mit dem erweiterten Naturbegriff des Amerikanischen Transzendentalismus – wie im medizinphilosophischen Programm Stills im zweiten Teil dargestellt.

Im ersten Teil der Arbeit wurden mit der Interview-Studie die prinzipielle Vorordnung der *actio palpationis* und der *Wahrnehmung* im osteopathischen Handlungsfeld vorgestellt. Beide Vorordnungen wurden in Beziehung zur *Tastwelt* gesetzt und in dieser Tastwelt untersucht. In ihr – so stelle ich fest – wurde die Selbst- und Fremdwahrnehmung in der osteopathischen Behandlungserfahrung erlebbar reflektiert. Die Wahrnehmungserlebnisse wurden angeschaut, analysiert und kritisch reflektiert. Beide Vorordnungen konnten als subjektive Bezüge eines bestätigten, vorrangigen Leibbewusstseins im Vollzug praktischer osteopathischer Therapie erkannt werden. Dabei handelt es sich um eine Wahrnehmungspraxis, welche die Tastwelt des Osteopathen mit Merleau-Ponty „[…] [im] Feld der originären Erfahrungen" erscheinen lässt (Merleau-Ponty 1966, S. 473).

Es gilt, die Ergebnisse des ersten Teils der Arbeit als erlebte körperliche und gelebte leibliche Wirklichkeit anzuerkennen. Erarbeitet wurde ein teilweise wechselseitig sich stützender Referenzrahmen zwischen Osteopathie und phänomenologischer Philosophie, auf den nun die weiteren Untersuchungen strukturell aufbauen sollen. Zu ergänzen und stets präsent zu halten sind freilich die Aspekte, die wir im zweiten und dritten Teil aus der klassischen Osteopathie gewonnen hatten, die u. a. eine Nähe zum philosophischen Pragmatismus zeigten. Dabei spielte die Betonung der Reflektiertheit der osteopathischen Behandlungsweise im Kontext der „Pragmatischen Maxime" von Peirce 1878 eine

---

99 „*Natürlich*" orientiert sich *auch* am Naturbegriff Merleau-Pontys (Merleau-Ponty 2000, *Die Natur. Aufzeichnungen von Vorlesungen am Collège de France 1956–1960*). Diese posthum veröffentlichten Vorlesungsaufzeichnungen (Nachschriften bzw. Notizzusammenstellung) zwischen 1956 bis 1960 bilden einen Referenzrahmen der Grundannahme des Naturbegriffs, dem hier nachgegangen wird. Ihm wird in diesem Teil das Kapitel 5.70 gewidmet sein.

große Rolle. Man versteht eine osteopathische Handlung nur dann, wenn man ihre möglichen praktischen Wirkungen mit in Betracht zieht. Daraus erklärt sich die Vorsicht der Osteopathen gegenüber anderen (medikamentösen) Behandlungsformen, wie bei Still beschrieben. Im Kontext der pragmatischen Maxime muss jede Schädigung durch Medikamente und hart-manipulatorisch vorgehende manuelle Behandlungen vermieden werden. Und dies könnte auch eine Parallele zu bestimmten wissenschaftskritischen Erwägungen Merleau-Pontys sein. In diesem Kontext erweist es sich als hilfreich, dass die „Väter" die osteopathische Praxis als *Kunstlehre* (τέχνη [*techne*], *ars, art*) konzipierten, womit gemeint ist, dass eine Kunstlehre ein bestimmtes Regelwissen aufseiten des Praktizierenden erfordert. Sie kann aber nicht garantieren, dass dieses Regelwissen im Einzelfall zwingend erfolgreich ist. Es ist mithin ständige kritische Begleitung und Revisionsbereitschaft erforderlich.

Der vierte Teil dieser Arbeit nun widmet sich der phänomenologischen Leib- und Wahrnehmungsphilosophie Merleau-Pontys. Verdeutlichen wir uns deren Zentralgedanken: Für Merleau-Ponty liegt perspektivisch der Schwerpunkt der Wahrnehmung auf den konstituierenden Elementen eines erlebbaren Körper*habens* und dessen „Ineinander" hin zum Leib*sein* als „[…] ein ‚Grundphänomen' jeglicher leiblichen Erfahrung." (Waldenfels 1992, S. 60) Dabei stellt das „*Ineinander*" die natürlichen Bezüge her. Hierbei unterstellt Merleau-Ponty eine (substanzielle) Inhärenz zur Welt und zum Anderen. Das Ineinander bezeichnet nach Merleau-Ponty einen Modus von „*integraler Erfahrung*", die dem Leiblichen und der Welt (jeher) innewohnt.

Ferner geht es Merleau-Ponty um ein *Zwischen*. Damit ist gemeint: das Dazwischen von Leibern – zweier sich in Beziehung setzender, begegnender und kommunizierender Körper. Dies geschieht dort, wo sich etwas ereignet – beispielhaft in der Welterfahrung des Tastens: der Tastwelt.

Der Merleau-Pontyschen Naturphilosophie widme ich ein eigenes Kapitel mit dem Ziel, das leibliche Seins-Verhältnis als ein Ineinander von Körper*haben* und Leib*sein* im Verhältnis zur Natur zu untersuchen und zu rezipieren. Die Aufnahme des Themas *Natur* ist erforderlich, um die Tragweite der philosophischen Annahmen zur Natur zwischen A. T. Still und Merleau-Ponty transparent vorzustellen.

Merleau-Ponty schreibt hierzu – und das sei vorwegnehmend zitiert:

> „Nun muss der menschliche Leib (und nicht das ‚Bewusstsein') als dasjenige erscheinen, das die Natur wahrnimmt und zugleich in ihr wohnt. So bewahrheitet und bestätigt sich das Verhältnis des Ineinander [deutsch im Orig.], das wir früher zu gewahren meinten. Die Beseelung des menschlichen Körpers nicht als Einbruch des reinen Bewusstseins oder der reinen Selbstbesinnung in diesen Körper, sondern als Metamorphose des Le-

bens – und den Leib seinerseits als ‚Leib des Geistes' (Valéry) zu beschreiben, das war unsere Absicht im zweiten Teil der Vorlesung." (Merleau-Ponty 1973, S. 126 f.)

Der Grundzug der Merleau-Pontyschen Argumentation ist klar zu erkennen. Abgewehrt wird eine Philosophie oder Wissenschaftsposition, die das Bewusstsein des Menschen zum Ausgangspunkt nimmt. Demgegenüber unterstellt Merleau-Ponty, dass Menschen leibhaft wahrnehmen und über den Leib läuft auch der Bezug zur Natur. Dieser wird durch eine substanzielle Metapher verdeutlicht: das *Fleisch*. Die Natur wird als Faktizität angenommen, in der – instituiert als erfahrbare Natur – der körperhabende, leibseiende Mensch mit der Einführung des *Fleisch[es]* als Element des Seins seine ontologische Bestimmtheit erlangt (Liebsch 1992, S. 292; Merleau-Ponty 1986, S. 200).

Wir setzen bei der „Natürlichkeit des menschlichen Körpers als Metamorphose des Lebens" an und wenden uns der „*Leiblichkeit*" in der Beschreibung Merleau-Pontys zu. Die Leiblichkeit wird bei Merleau-Ponty als *natürliche* Möglichkeit des Erlebens im Modus der „präreflexiven" Erfahrung angenommen, der als eine Restitutio der Leib-Funktion unterstellt und in diesem Teil weiter untersucht werden wird.

Merleau-Ponty meint, dass Denkprozesse eher nicht in diesen Bereich der Erfahrung eindringen. Merleau-Ponty spricht subjektphilosophisch in psychologischer Manier vom Denken. Ähnliches gilt für das Wahrnehmen. Wir sahen bei Still und Littlejohn, dass man das Problem von Geist und Körper osteopathisch vermutlich besser verstehen kann, wenn man basal das Modell des Zeichens wählt, wie das im Anschluss an Peirce heute in der Biosemiotik und der Psychosomatischen Medizin üblich ist. „Präreflexiv" heißt dann aber, semiotisch ausgedrückt: unterhalb sprachlich oder anders (z. B. bildlich) ausgedrückter Propositionen. Dies kann bei Merleau-Ponty verstanden werden als „[…] die Kommunikation eines endlichen Subjekts mit einem undurchdringlichen Sein, aus dem es emportaucht, worin es aber gleichwohl engagiert bleibt." (Merleau-Ponty 1966, S. 257) Das Zitat ist auch insofern für die skizzierte Fragestellung anschlussfähig, als auch Merleau-Ponty explizit von „*Kommunikation*" spricht.

Ob dieser Gedanke Merleau-Pontys für die Erhellung der *osteopathischen Praxis* völlig ausreicht, werden wir entsprechend im siebten Kapitel dieses Teils der Arbeit genauer fragen. Als eine Stärke gegenüber den osteopathischen Vätern erscheint jedenfalls die explizite Konzentration der philosophischen Begriffsanstrengung auf „Tasten" und „Berührung" im Kontext der wahrnehmenden Leiblichkeit. Daraus folgt jedenfalls, dass das Vermögen der *actio palpationis* als Handlung sinnstiftender Wahrnehmung der osteopathischen Tastwelt zum Ziel hat, Erleben und Handeln im Leiblichen phänomenologisch zu begründen. Im

Selbstbezug – im Spannungsfeld einer Ambiguität zwischen Körperhaben und Leibsein – ist zu fragen, wie eine andere perspektivische Ausrichtung auf den Leib als bisher für die Osteopathie angenommen und gedacht werden kann. Dann stehen sich im Ansatz Merleau-Pontys Wahrnehmung und Denken gegenüber, weil er diesen Bereich als reflexiv und jenen als präreflexiv versteht.

> „Der Körper ist die eigene Natur in Fremderfahrung (Blick des Anderen, Wissenschaft), der Leib ist die eigene Natur in Selbsterfahrung." (Böhme 2012, S. 66)

In diesem perspektivischen Wechsel zwischen Fremd- und Selbstbezug wird auch die Faktizität von erfahrbarer Natur zum wechselnden Erleben meiner selbst gebracht. Ich erlebe die Natur einerseits als meine mir gegebene „Umwelt" im Körperlichen, andererseits erlebe ich die Natur als meine mir eigene Innenwelt im Selbst, nämlich als diejenige meines Leibes. So sind jedenfalls viele Ausführungen Merleau-Pontys zu verstehen, weil sein Modell ständig mit dem Kartesianismus kämpft, der die Person, die mit „ich" auf sich Bezug nimmt, als nicht ausgedehnte denkende Substanz versteht. Demgegenüber wird der Körper stets als ausgedehnte Substanz verstanden in dem Sinne, dass der Körper die Materialität des Leibes darstellt, wo hingegen der Leib die Gesamtheit des Selbst repräsentiert.

Die Kompliziertheit des Merleau-Pontyschen Denkens kommt dadurch zustande, dass er die Position Descartes' nicht mehr akzeptiert, gleichwohl merkwürdigerweise von ihr fasziniert bleibt. Andererseits gibt es manche Texte, in denen er das „Selbst" und den „Leib" äquivalent setzt. Die Bezüge – so Merleau-Ponty zumeist – sind von der Art eines doppelt-perspektivischen Naturerlebnisses. Es handelt sich um das personale Erleben des Eigenen, das von mir selbst ausgeht und zu mir auch wieder zurückkehrt. Dennoch ist dies als Ganzes zu betrachten, wenn Merleau-Ponty festhält: „Der Leib – das ist die Natur, die sich selbst denkt." Vertieft wird diese Untersuchung im siebten Kapitel dieses Teils.

Methodisch gehe ich nun monografisch-analytisch vor und folge den philosophischen Begriffserklärungen Merleau-Pontys. Zitiert wird Merleau-Ponty vornehmlich aus seinem Hauptwerk *Phänomenologie der Wahrnehmung* (1966), ferner aus *Das Sichtbare und das Unsichtbare* (1986), und aus *Die Natur* (2000).

Seine Darstellung und Aufarbeitung von Denk- und Problemlinien, ausgehend vom Körper hin zum Leib, bildet den Horizont zur Erklärbarkeit der *Phänomenologie der Wahrnehmung* und deren prozessualer Entwicklung zur Aufbereitung einer *„indirekten Ontologie"*, die Merleau-Ponty im Begriff des *„Fleisches"* konstituiert. Die *„indirekte Ontologie"* wird von Merleau-Ponty betrieben, weil er keinen direkten nicht vergegenständlichenden Zugang zur Realität bzw. zum Sein kennt. Er akzeptiert die relationalen und praxisphilosophischen Zugänge nicht, die im Pragmatismus, aber auch schon bereits in der Phänomenologie Heideggers gefunden worden waren – oder er verkennt diese. Stattdessen wählt er einen Zugang, der beispielsweise über das Phänomen der Kunst läuft. Etwa eine deskriptive phänomenologische Methode wie bei Husserl, die auch ontologisch verfährt, ist mithin für ihn nicht akzeptabel.

Im dritten Kapitel stelle ich das Umfeld der Wissenschaften zu Beginn des 20. Jahrhunderts dar, wie es Merleau-Ponty mit den gegensätzlich empfundenen Strömungen einer naturwissenschaftlichen und philosophischen Landschaft als Studierender in den 1930er Jahren an der Hochschule in Frankreich vorfand. Ich analysiere diese divergierenden Strömungen im Grundverständnis und Horizont der Strukturen, die Merleau-Ponty in seiner Philosophie aufgegriffen hat, um hieraus vornehmlich seine eigene Philosophie des Leibes und der Wahrnehmung zu entwickeln.

Das vierte bis siebte Kapitel entwickelt, – ausgehend vom Tastsinn des Berührens und Greifens –, die eigenen Merkmale einer haptischen Philosophie Merleau-Pontys. Im Horizont der haptischen Philosophie Merleau-Pontys wird die Tastwelt nicht idealtypisch aufgebaut, sondern gründet sich auf persönliche, weltperspektivische Zugänge. Die Tastwelt wird beispielhaft und stellvertretend für die anderen leiblichen Sinneszugänge im „Zur-Welt-Sein" beschrieben.[100] Dabei wird unterstellt, dass jedem Sinn seine eigene Welt im Gesamtsensorium zukommt. Aus der Tastweltperspektive, die leibphänomenologisch motiviert ist, rezipierte ich philosophische Grundbegriffe von

- *Leib* und dessen *Wahrnehmung,*
- *Intersubjektivität, Zwischenleiblichkeit*
- *Natur*

Jedem dieser Grundbegriffe ist ein Kapitel gewidmet. Zum Abschluss des vierten Teils im achten Kapitel gehe ich der Frage nach, wie diese Merleau-Ponty-Rezeption in einen philosophischen Kontext zur Osteopathie als einer Wahrnehmungswirklichkeit einzubringen ist, nämlich der Tastwelt, die sich dem Osteopathen vom qualitativen Phänomen ausgehend zeigt. Aus den ideengeschichtlichen Teilen II und III meiner Arbeit wurde deutlich, dass dieser Wahrnehmungswirklichkeit eine Handlungspraxis zugrunde liegt, die es gilt, dialogisch zu prü-

---

100 Das „*Zur-Welt-Sein*" verweist im Casus Dativ auf die „Hingebung des Subjekts an die Welt." Der Übersetzer der „*Phänomenologie der Wahrnehmung*", Rudolf Boehm, beschreibt im Vorwort ausführlich den perspektivischen Wandel von seiner ursprünglichen Bedeutung bei Heidegger als „*In-der-Welt-Sein*" *(etre-dans-le-monde)* zur Bedeutung bei Merleau-Ponty „*ist ‚zur' Welt*" *(etre-au-monde)* (Merleau-Ponty 1966, S. 7, Fn. 4d).

fen. Es geht um die praktische Kontrolle und Überprüfung der erschlossenen Phänomene, wie diese sich dem Anderen – dem Patienten zeigen. Ferner geht es um die *Kommunikation* der Phänomene von Patient und Osteopath in beide Richtungen. Denn allein über die stumme Kommunikation, die bei Husserl und Merleau-Ponty gedacht ist, lässt sich dies nicht begreifen. Die Erfahrbarkeit des Anderen (des Seins-für-mich) meines Patienten als personales Gegenüber, welche in der leiblichen Kommunikation hergestellt wurde, wird im Gespräch explizit von beiden Seiten thematisiert. Es bedarf der Einsichten der klassischen Osteopathen nach dem pragmatistischen Zugang zur Kontrolle der Behandlung, die u. a. in der expliziten verbalen Kommunikation eines *Zwischen* zu finden ist – und sich dann in der Zukunft am Behandlungserfolg oder -misserfolg zeigt. Dies war schon im ersten Teil Gegenstand der Untersuchung – dort, wo der Osteopath seine Wahrnehmungswirklichkeit von erlebten Phänomenen explizierte.

Wir werden sehen, wie weit wir uns den Entwurf der Leibphilosophie Merleau-Pontys für die gedankliche Erhellung der Osteopathie zu Nutze machen können.

5.1.1 Epilog

Maurice Merleau-Pontys Antragsschrift bei der Caisse *Nationale des Sciences* zur Verlängerung seines Antrags als Promotionsstipendiat von 1934 mit dem Titel *La nature de la perception* (Über die Natur der Wahrnehmung) stellt begründend auf der ersten Seite die Perspektive seines Forschungsgegenstandes dar. Er fokussiert auf die Disziplinen, von denen aus sich seine zu entwickelnde philosophische Grundannahme eines *Primats der Wahrnehmung* zeitlebens kritisch vom wissenschaftlichen Diskurs seiner Zeit distanzieren wird. (Merleau-Ponty 1996, S. 10) Als Disziplinen zählt er auf: „[…] durch die Entwicklung der Physiologie des Nervensystems – durch die Entwicklung der Psychopathologie und Entwicklungspsychologie." Hintergrund dieser expliziten Gegenposition ist die rasante Entwicklung verschiedener Einzelwissenschaften, welche im philosophischen Dualismus von mechanistischen Körpermodellen einerseits und andererseits den Leibmodellen als Theorie von organismischer Subjektivität sich kontrastierend gründen.

1899–35 Jahre vor Merleau-Ponty – tritt J. M. Littlejohn in Kirksville, (Mo) USA mit einem Vorlesungsprogramm an seine Studenten heran, mit dem Titel Psychophysiologie", das im Kontext einer osteopathischen Vorlesungsreihe weit über den Gegenstand einer medizinischen Vorlesung hinausgeht. Programm hierbei ist die *„physiologische Grundlage der mentalen Phänomene"*. Das Programm erstreckt sich bis hin zu Beschreibungen von „Geist als die Einheit in den mentalen Phänomenen und psychischen Korrelationen." (Littlejohn 2009b) Dies wurde im Teil III dieser Arbeit erarbeitet.

Beide Abhandlungen enthalten Deskription und Explikation der Wahrnehmungswelten zwischen dem Körper-Leiblichen und ihrem Verhältnis zur Wahrnehmung. Bei Merleau-Ponty als philosophische Reflexion einer

„[...] grundsätzlichen Neubestimmung des Verhältnisses zwischen Bewusstsein und Natur. [...] von der Einbeziehung des Phänomens des Leibes in die philosophische Reflexion erwartet Merleau-Ponty nichts weniger als die Überwindung der alternative Realismus vs. Idealismus, des ‚An-sich' und ‚Für-sich'." (Good 1998, S. 13)

Bei Littlejohn als eine medizinisch-osteopathische Reflexion, die

„[...] gegenüber der vereinfachenden Tendenz der Wissenschaften, alle Sachverhalte möglichst zu atomisieren und zu isolieren, daraufhin [weist], dass sowohl die Tatsachen des Bewusstseins als auch diejenigen der verschiedenen Aspekte des Nervensystems zwar einzeln analysiert werden können, ihre volle Erkenntnis wird aber nur dadurch möglich, dass ihr Zusammenhang jeweils synthetisch erfasst wird." (Pöttner 2009, S. XIII)

Die beiden Autoren entwickeln ihre Positionen ohne einander zu kennen und dies in unterschiedlichen Kulturräumen. Beide behandeln gleichermaßen eine dringliche (anatomisch-physiologische) wissenschaftliche und philosophische Problemstellung zwischen Philosophie, Physiologie und Psychologie im Feld der leiblichen situierten Wahrnehmung. Der französische Philosoph begegnet – im Problembewusstsein zumindest – dem amerikanisch-schottischen Osteopathen. Die damit verbundenen Denklinien wurden oben im dritten Teil der Arbeit untersucht – und werden jetzt noch einmal knapp skizziert. Hiermit möge die Stoßrichtung der weiteren Untersuchung prospektiv angezeigt sein, um Merleau-Pontys Beitrag einordnen zu können.

Still und Littlejohn sind von den Rezeptionen der deutschen Frühromantik im Amerikanischen Transzendentalismus bestimmt. Dazu gehört auch eine Rezeption Swedenborgs. Die Romantiker wie Schelling und Schleiermacher hatten zudem Spinoza untersucht und dadurch ein Verständnis der Natur entwickelt, das von deren eigener Produktivität überzeugt war. Die Natur musste daher zumindest auch als „organisch", „unendlich" interpretiert werden – und stand der mechanistischen Interpretation kritisch gegenüber. Der Einfluss Descartes' auf Littlejohn und Still ist marginal. Demgegenüber treffen wir in Frankreich sowohl bei Sartre als auch bei Merleau-Ponty auf denjenigen Kampf, den Still und Littlejohn schon hinter sich gelassen hatten und von dem manche meinen, er sei überhaupt der philosophische Hauptkampf der Moderne, gegen die Substanzontologie Descartes' und das sogenannte *„Subjekt-Objekt-Problem."* Da dieser erkenntnistheoretische und ontologische Kampf bei Littlejohn und Still sowie dem ideengeschichtlich parallelen amerikanischen Pragmatismus gar nicht auftaucht, haben wir es hier mit einem sozusagen französisch-rational stark akzentuierten Problem zu tun. Ergänzend ist darauf zu verweisen, dass auch die Philosophien Martin Heideggers in *Sein und Zeit* und Alfred North Whiteheads in *Process and Reality* den Kartesianismus schon hinter sich glaubten. Gemessen daran mag manches eher verspätet klingen, was Merleau-Ponty gelegentlich emphatisch mitteilt. Dennoch verdient seine Position besonders für die Osteopathie Interesse, da seine Position sehr deutlich das Problem der *Zwischenleiblichkeit* in den Vordergrund stellt und an der *Tasterfahrung* orientiert ist.

Bei der Rekonstruktion von Merleau-Pontys Position gehe ich vorsichtig vor. Die Fallstricke des Subjekt-Objekt-Problems und seine dadurch geprägte Sprache übernehme ich nicht. Stattdessen versuche ich möglichst relational und ereignisontologisch zu formulieren und vertrete eine Auffassung, nach der wir Osteopathen Mitspieler und keine Zuschauer sind. Der Subjektbegriff wird oft durch den Personenbegriff ersetzt, um das mögliche und häufige Missverständnis explizit auszuschließen, Patienten seien Objekte. Ebenso bin ich mir unsicher, inwieweit Merleau-Ponty an Punkten wie dem Begriff des „Fleischs" tatsächlich die Substanzontologie überwunden hat. Ich orientiere mich eher an dem Versuch, Menschen als Systeme zu beschreiben, die aus Ereignissen und den Relationen dieser Ereignisse bestehen. Auf das Problem der „Präreflexivität" hatte ich schon hingewiesen.

Merleau-Ponty bezieht sich vor allem auf Edmund Husserl und versucht dessen transzendentalphänomenologischen Ansatz, der am Bewusstsein orientiert ist, leibphilosophisch zu erweitern. Den praxisphilosophischen Ansatz von Heidegger 2006 ignoriert er. Dies wäre vielleicht eine Möglichkeit gewesen, Phänomenologie und Pragmatismus zu verbinden.

Die Osteopathie hingegen entwickelte sich im Kulturraum der Neuen Welt und ist dort romantisch und zugleich pragmatistisch inspiriert. Beide Philosophien – die Wahrnehmungsphilosophie Merleau-Pontys und die philosophischen Grundannahmen der klassischen Osteopathen – repräsentieren zwar unterschiedliche Wirklichkeiten, sind jedoch von Gemeinsamkeiten, ihren *Zwischenreichen*, von natürlichem Erfahren und natürlichem Handeln bestimmt. Es gilt sie dort zu untersuchen.

„Uns interessiert vor allem das Zwischenreich zwischen dem Bewusstsein und den Sachen" heißt es bei Merleau-Ponty (Merleau-Ponty 1986, S. 301). Folgende Textpassage möge beispielhaft dieser Einleitung vorangestellt sein:

> „Die charakteristische Operation des Geistes beruht auf jener Bewegung, in der wir unser leibliches Dasein – anstatt es bei einem Nebeneinanderbestehen zu belassen – wiederaufnehmen und es zur Symbolisierung verwenden. Diese Metamorphose ist

durch die doppelte Funktion unseres Leibes bedingt. Durch seine sensorischen Felder und durch seine ganze Organisation ist der Leib als Bezugspunkt für die natürlichen Weltansichten bestimmt." (Merleau-Ponty 2003, S. 104 f.)

Bei Littlejohn ist die Formulierung seines Gegenstandes in der Lesart m. E. als Kompositum zu sehen. Denn er schreibt:

„Wenn die Medizin […] es als Aufgabe sieht, Gesundheit und Leben des Menschen zu bewahren, dann muss sie begreifen, dass die materia medica der medizinischen Wissenschaft nicht nur auf die rein körperlichen und materiellen Elemente des Lebens anzuwenden ist, sondern auch auf jenen anderen, nicht weniger bedeutenden Teil des menschlichen Systems: das psychische Wesen. Aus der Erkenntnis heraus, dass die Osteopathie eine ebenso vollkommene wie exakte Wissenschaft sein will, führen wir in unseren Lehrplan nun auch das Studium des Geistes, der mentalen Zustände, Vorgänge und Phänomene ein, weil diese eine erhebliche Auswirkung auf Gesundheit und Lebensfreude haben." (Littlejohn 2009b, S. 3)

Littlejohn geht hier einem Zwischenreich nach, indem er als Mediziner „*Vorgänge und Phänomene*" im „*menschlichen System*" zum Gegenstand seiner Untersuchung macht. Dabei ist das Littlejohnsche Zwischenreich am physiologischen und psychischen Menschenbild seiner Zeit orientiert. Wie dieser nicht weniger bedeutende Teil des Menschenbildes aussieht, wurde im dritten Teil der Arbeit untersucht.

5.2 Das Wesen oder das „Wesentliche" der Philosophie Merleau-Pontys

Maurice Merleau-Ponty ist ein Philosoph der Phänomenologie Frankreichs, dessen denkerisches Reich den primären Realitäten von leiblich situierter Wahrnehmung, der Welt und dem Anderen gilt. Dieses Reich ist Flucht- und zugleich Angelpunkt seiner philosophischen Leistungen, die sich darin begründen und erschöpfen, eine dritte Dimension von verbindenden, widerspruchsfreien Wirklichkeiten im Leiblichen zu (er)schaffen. In dieser Dimension werden die Dichotomien bzw. Antinomien der europäisch-philosophisch innervierten Gegenstände bzw. Ismen von z. B. Vitalismus und Mechanismus, Materialismus und Spiritualismus, Subjekt und Objekt, Natur und Geist – oder der Urdifferenz *von Sein und Denken* vermieden.[101] Dabei ist auch die neukantianische Konstruktion von Natur- und Geisteswissenschaften, die zu Beginn des 20. Jahr-

---

101 *Urdifferenz* ist ein von Waldenfels eingeführter Begriff, auf den im fünften und sechsten Kapitel dieses Teils eingegangen wird (Waldenfels 1994, S. 59. Ferner Günzel 2007, S. 54).

hunderts wie ein Riss durch verschiedene philosophische Schulen in Europa ging, nicht notwendig

In einer persönlichen Mitteilung an Jean-Paul Sartre „[…] verglich er sich gerne mit einer Welle, mit einem Wellenkamm in einem Meer, das, aufschäumend, aus einem einigen Gischtrand bestünde." (Sartre 1962, S. 11)

Vielleicht ist diese metaphorische Selbst-Charakteristik zu fassen als Bildung des Gischtrandes aus bedingendem Gegensatz zwischen Abstieg in ein Wellental und Aufstieg hin zu einem Wellenkamm, die über die primäre Realität durch Darstellungen von Gegensätzlichem diese dritte Dimension erst erfassbar macht. Die Denkbewegungen Merleau-Pontys sind konzentrisch, durchlaufen sowohl ein „von unten" als auch „von oben" gleichermaßen kommend, komplexes sich annäherndes Heranführen an die philosophischen und wissenschaftlichen Streitfragen, immer mit dem Ziel bisher neu zu Denkendes im Augenblick des Brechens der Welle zu erfassen.[102] So ist oft in seinem Werk stilistisch der Zugang zu seinem Denken nur über den beispielhaften Umweg der neuropathologischen Beschreibungen von Krankheitsbildern des Zentralnervensystems nachzuvollziehen. Ich verstehe dies als Merleau-Pontys literarisches Stilmittel, wenn er in der *Phänomenologie der Wahrnehmung* z. B. auf medizinische Einzelfallstudien in der *Erfahrung am kranken Menschen* auf Goldstein (2014) verweist, um (psycho-)physiologisch Begründbares aus den Beobachtungen von leiblich-pathologischen Zuständen hervorzuheben. In seinem Spätwerk wird diese Stilistik weitgehend aufgegeben, nachdem im Frühwerk die Themen *„Wahrnehmung", „Leiblichkeit", „Sinn"* und *„Andere"* die philosophischen Dreh- und Angelpunkte abgaben.

Ich lasse Merleau-Pontys philosophiegeschichtliche Überlegungen zur Politik außer Acht, da ich in der vorliegenden Arbeit die Wahrnehmungsthematik und die Leiblichkeitsthematik in den Mittelpunkt stelle, die unabhängig von Fragen der zeitgeschichtlichen Beschäftigung mit der Politik gewürdigt werden können.

5.3 Im Umfeld der Wissenschaft – Wahrnehmung und Leiblichkeit bei Merleau-Ponty

In diesem Teil wird vorrangig auf Merleau-Pontys Wissenschaftsverständnis eingegangen.

Die Etablierung der Einzelwissenschaften im ersten Drittel des 20. Jahrhunderts und deren methodische Konzeptionen im Empirismus und Rationalismus –

---

102 Merleau-Ponty bediente sich gerne Vergleiche aus der maritimen Welt. Bericht von B. Waldenfels im persönlichen Interview zum Thema „Osteopathie und Tastwelt" (Bonn im Februar 2013, Transkription des Interviews beim Verfasser A. K.).

vornehmlich zwischen den Disziplinen Psychologie und Physiologie, später dann auch in der Linguistik de Saussures – waren der wissenschaftliche Kanon, dem Merleau-Ponty mit seinem phänomenologischen Denken begegnen wollte. Er sah darin eine wissenschaftsdisziplinäre Krisensituation, (auch) akademisch in Frankreich „[...] eine Zerspaltung des theoretischen Feldes" (Waldenfels 1983), in die Merleau-Ponty seine Verhaltens-, Wahrnehmungs- und Leibphilosophie einbrachte. Seine phänomenologische Beschreibung der Selbststrukturierung des Leibes als Zugang für sein philosophisches Konzept wurde deswegen entwickelt (Waldenfels, in: Merleau-Ponty 1976, S. VIII).

Dabei tut sich für Merleau-Ponty ein Spannungsfeld auf, das einerseits als strenge empirische Wissenschaft gekennzeichnet ist, andererseits als ein philosophisches Reflektieren, das solchen erkenntnistheoretischen Begründungsansprüchen nicht gerecht werden kann, die (nur) normativ-quantitative messbare Ergebnisse zur Begründung erfordern würden.

Merleau-Ponty, als Philosoph einer neuen Generation französisch-phänomenologischer Prägung, wird diese Herausforderung ein Leben lang aufnehmen. Für ihn stehen empirische Humanwissenschaften und Philosophie in enger Verwandtschaft, ähnlich wie in der philosophischen Anthropologie in Deutschland.

Er nutzt die Kenntnis der Husserlschen Philosophie zu diesen Denkbewegungen und entwickelt daraus eine „[...] Phänomenologie eigenen Typs [...] im Schatten der offiziellen Phänomenologie und der Anwendung der phänomenologischen Methode." (Bermes 2004, S. 53) Dabei gilt für ihn ein Zitat aus den *Cartesianischen Meditationen* Husserls als Denkanweisung: Es gehe darum, wie „[...] die reine und sozusagen noch stumme Erfahrung [...] zur reinen Aussprache ihres eigenen Sinnes zu bringen ist." (Husserl 1976, S. 77). Dies ist eine von Merleau-Ponty gewählte Devise, die er an ganz unterschiedlichen Stellen in seinem philosophischen Werk immer wieder auftauchen lässt.

In der Einleitung zu „*Die Struktur des Verhaltens*" (1976) werden die Wissenschaftsgebiete der *physischen Natur*, der *Biologie*, der *Psychologie* kritisch ins Verhältnis zu phänomenologischen Überlegungen gesetzt, um ein „[...] Verständnis zu gewinnen von den Beziehungen zwischen dem Bewusstsein und der Natur – der organischen, der psychologischen oder selbst der sozialen Natur." (Merleau-Ponty 1976, S. 1) Und in der „*Phänomenologie der Wahrnehmung*" (1966) beschreibt er seinen Ansatz folgendermaßen:

> „Das Universum der Wissenschaft gründet als Ganzes auf dem Boden der Lebenswelt, und wollen wir die Wissenschaft selbst in Strenge denken, ihren Sinn und ihre Tragweite genau ermessen, so gilt es allem voran, auf jene Welterfahrung zurückzugehen, deren bloß sekundärer Ausdruck die Wissenschaft bleibt." (Merleau-Ponty 1966, S. 4)

Mit der subjektiven *Welterfahrung* taucht er in eine Wahrnehmungswelt ein, die sich als phänomenologisches Feld gleichsetzen lässt mit der objektiven Welt. Diesem Feld sind die Humanwissenschaften zuzuordnen, die es phänomenologisch zu untersuchen gilt. Gegenstand und Bezüglichkeit in der *Lebenswelt* setzt er in ein „[...] transzendentales Feld, innerhalb dessen sich das System Ich-Anderer-Welt konstituiert und in dem das Phänomen als solches zum Thema wird." (Waldenfels 1983, S. 162)

Mit der Eröffnung des *transzendentalen Feldes* geht es Merleau-Ponty um die Eigenart der menschlichen Seinsweise überhaupt, die er im *natürlichen* Vollzug des Wahrnehmungserlebens im Leiblichen des Selbst-Anderen systematisch beschreiben will. Die von Merleau-Ponty nie aufgegebene Grundannahme ist, dass die leiblich mitkonstituierte Wahrnehmung die Wurzel unseres natürlichen, lebensweltlichen Zugangs zu allem Welthaften ist, ebenso wie die unserer wissenschaftlich disziplinierten Weltzugänge. Damit ist sowohl der Ausgangspunkt als auch das Ziel seines philosophisch-perspektivischen Denkens über all seine Schaffensperioden hinweg umschrieben.[103] Es gilt anzuerkennen, dass seine philosophischen Ergebnisse eine Sichtweise des Leib-Seele-Problems bezeugen, die im 21. Jahrhundert überholt ist. Die Blickrichtung von einst und die nachfolgende Forschung im phänomenologischen Feld wurde mittels der Texte Merleau-Pontys jedoch erst ermöglicht (Günzel 2007, S. 31). Der Denkkomplex Leib/Körper ist durch Merleau-Ponty in die Mitte der philosophisch-phänomenologischen Reflexion des 20. Jahrhunderts gerückt. Wir haben es hier mit einer der stärksten kritischen Gegenbewegungen zum Kartesianismus innerhalb der europäischen Philosophie zu tun.

„Der Körper hat Konjunktur" – so heißt es im Vorwort einer kürzlich erschienenen Aufsatzsammlung, welche die Frage nach einem *corporeal* (oder *body*) *turn* stellt, der gegenwärtig einen philosophischen Diskurs zwischen Begriff(en) und kulturellem Körperverständnis belebt (Alloa et al. 2012, S. 1). Oder, wie es bei Böhme heißt:

> „Die Leibphilosophie ist heute wie kaum eine andere philosophische Disziplin von ethischer und politischer Bedeutung. Das liegt vor allem an den Fortschritten der technischen und naturwissenschaftlichen Medizin. Gesellschaftlich sind Regelungen notwendig, die sicherstellen, dass die Menschenwürde im Umgang mit der leiblichen Existenz des Einzelnen gewahrt wird." (Böhme 2012, 66)

Derselbe Autor ist es auch, der mit „*Leibsein als Aufgabe*" „[...] den Vorrang der Praxis gegenüber der Theorie in der Leibphilosophie geltend machen [will] [...] ", was (auch) Gegenstand dieser vorgelegten Arbeit ist (Böhme 2003, S. 11).

---

103 B. Waldenfels unterscheidet insgesamt drei Schaffensperioden bei Merleau-Ponty (Waldenfels 1983).

Die Auseinandersetzung mit der Merleau-Pontyschen Philosophie von Leiblichkeit, Körper und Wahrnehmung ist heute keineswegs beendet. Allerdings haben sich die Problemzonen verschoben, wenn es heute um Themen fremder Identität im Körperlichen geht. Beispielsweise um Fragen der Transplantationschirurgie (Marzano 2013, S. 59).

5.4 Merleau-Ponty und die Wirklichkeit des Berührens. Vom Tastsinn des lebendigen Körpers zur Tastwelt des gelebten Leibes

Osteopathen wissen um die Bedeutung der fünf leiblich verfassten Sinne[104] durch jahrelange Erfahrung ihrer tätigen Praxis. Der Tastsinn, dem das Berühren innewohnt, ist für das Fach Osteopathie der Schlüsselsinn im menschlichen Gesamtsensorium und der Zugang für diese medizinische Lebenswelt. Der Tastsinn professionalisiert die osteopathische Handlung, da durch diesen Taktilsinn das Verhältnis zwischen dem Selbst und dem Anderen, die Tastwelt, dauerhaft konstituiert wird. Durch den Tast*sinn* wird die Osteopathie ferner mit *Sinn(en) erfüllt*; wird zum therapeutischen *sinn*stiftenden Erleben von *sinn*verbindender Handlung vom Selbst zum Anderen im Medium eines wechselseitig anzuerkennenden leiblichen Vermögens an Wahrnehmungserfahrungen. Diesen Sinn begleitet auch immer der physisch-körperliche Kontakt mit seinem Gegenüber. Das gnostische Moment im Selbst durch den Kontakt zum Anderen ist das Ziel der palpierenden Handlung. Ist „[…] ein Aufeinanderstoßen von Körpern, sucht seinen Weg in einer Bewegung des Abtastens." (Waldenfels 1999, S. 71) Der Sinn lädt ein zur möglichen Eröffnung einer taktilen Wahrnehmung erlebter Zwischenleiblichkeit. „Bedeutsam ist nun, dass der Tastsinn in effektiver Weise die Beziehung zum Anderen durch den Kontakt herstellt." (Kapust 1999, S. 348)

Das heute gängige psychophysikalische Modell der Palpation ist der zentrale Gegenstand der gegenwärtigen osteopathischen Forschung. Es ist methodologisch das meist praktizierte Modell der osteopathisch-sensorischen Datengewinnung (Degenhardt 2014, de Jesus Esteves 2011). Hierauf gründet sich das empirische Modell der neuronal-reproduzierbaren Messbarkeit im körperlich-sensorischen Empfinden, wenn man es objektiv, quantitativ, sinnesphysiologisch abgetrennt, löst vom möglichen qualitativen Wahrnehmungserleben eines Leibes her betrachtet. Die Untersuchungsperspektiven aller dieser Fragestellungen sind per se

---

104 Außensinn ist perspektivisch-räumlich zum Körper verstanden. (Sehen, Hören, Riechen, Schmecken und Tasten). Als Innensinn eines sechsten Sinns wird die somästhetische Innenwahrnehmung der Körpermuskulatur angesehen.

(noch) keine Fragestellungen, die heute in der osteopathischen Forschung den philosophischen Hintergrund hierzu ausleuchten. Das sensuelle Empfinden ist empirischer Untersuchungsgegenstand. Die Palpation hat quantitative, psychometrische Funktionen zwecks Datengewinnung zum Evidenzbeweis (Lachner-Schleich 2011, De Jesus Esteves 2011).[105]

Ein objektives Denken und die reduktionistische Haltung im Umgang mit den empirischen Ergebnissen jeglicher Tastwahrnehmungen stehen perspektivisch im Mittelpunkt solcher Studien. Die Untersuchungen sind auf die objektivierbare Datengewinnung am Patienten ausgerichtet. Sie nehmen die körperliche Verfassung als eigene Wirklichkeit an und missachten den Menschen in seiner leiblichen Seinsweise. „Das objektive Denken ignoriert das Subjekt der Wahrnehmung." (Merleau-Ponty 1966, S. 244)

So schreibt Merleau-Ponty und leitet damit im Kapitel mit dem Titel „*Die wahrgenommene Welt*" den zweiten Teil der „*Phänomenologie der Wahrnehmung*" ein.

Die nun folgende Untersuchungsperspektive auf den Berührungs- bzw. Tastsinn und folglich die palpatorischen Handlungen grenzen sich von der oben beschriebenen objektivierbaren Perspektive ab und sollen davon distanziert als eine phänomenologisch-philosophische Rezeption verstanden sein. Ferner richtet sich die Beschreibung nicht auf mögliche kulturelle Formen eines *Interaktionsrituals* beispielsweise beim Händegeben oder beim Segensgruß, sondern die Berührung wird perspektivisch in der Lebenswelt angesiedelt, dort, wo die therapeutische Handlung ihre therapeutische Wirkung im erlebenden Leiblichen entfaltet (Goffmann, in: Waldenfels 1994, S. 513).

Die Expertise der Osteopathie liegt in der manifesten, therapeutisch-haptischen Ausrichtung vom Berühren ausgehend hin zum Tasten (*actio palpationis*). Grundsätzlich ist dieser taktile Erfahrungs- und Wahrnehmungszugang das spezifische Medium der Berufswelt der Osteopathen. Das Tasten ist *gegen* etwas gerichtet. Es handelt sich hierbei um den Körper – die Leiblichkeit – eines Anderen. Wir müssen nun untersuchen, ob und wie sich im Anderen der Selbstbezug durch die Mannigfaltigkeit phänomenaler Wahrnehmungserlebnisse im personalen Selbst des Behandelnden erschließen lässt.[106]

---

105 Davon zeugt für die osteopathische Profession eine Forschungsgruppe um B. F. Degenhardt, die experimentell an der A. T. Still University-Kirksville hierzu forscht.
106 „Selbst" und „Anderer" sind gleichzusetzen mit Osteopath und Patient. Eine Perspektive der ersten Person wird ebenfalls zu einer Perspektive der ersten Person ins Verhältnis gesetzt. Die Osteopathen unterstellen, dass der Patient so auf sich selbst Bezug nehmen kann und will.

Es sei darauf hingewiesen, dass während der weiteren Besprechung zum Tastvorgang selbst vornehmlich hier das *gnostische* (gegenständlichen) Moment des Erlebens zur Begriffsbildung Vorrang vor dem *pathischen* (zuständlichen) Moment des Wahrnehmens in der Rezeption haben wird. Gleichwohl werden beide Modi in der Arbeit besprochen, da das Gewahrwerden von Etwas immer mit dem Wahrnehmen im eigenen Leib einhergeht.[107]

5.4.1 Das Tasten. Die Exposition einer Handlung – Berühren bedeutet (auch) Tasten

Mit der Berührung der Haut des Anderen entwickelt sich die konkrete Handlungsfigur des Tastens. Die Haut – als körperliche Oberfläche – und deren darunter liegende Tiefenstrukturen werden berührt. Das Körper/Leib-Empfinden wird verstärkt, indem die Hand sich in Bewegung setzt, unter leichten Tiefendruck gerät und die Berührung zum Tastakt, zum Vortasten formiert. Dies führt zu Wahrnehmungserlebnissen des Tastenden im Erschließen einer sich konstituierenden Tastwelt. Vom Sinnesempfinden führt dies zur Wahrnehmung als qualitativer Ausdruck „jedes perzeptiven Bewusstseins" des getasteten Gegenstands (Merleau-Ponty 1966, S. 59). Diesem Erleben wohnt dasjenige an Erfahrung inne, das für das Begreifen, also die Reflexion von qualitativen Phänomenen so entscheidend ist.

Die Handlungsfigur des Tastens[108] ist hierfür denkbar einfach:

Die eigene Körperhand bewegt sich vom Körpermedian[109] mittels Armbewegung vom Körperzentrum hinweg, gerichtet zum Objekt der Berührung z. B.

---

107 Vgl. ausführlich ist dieses Begriffspaar als „Momente der Sinne" rezipiert in: Bonnemann J., 2016, S. 58 ff.

108 Tasten steht stellvertretend für alle Handlungsformen der berührenden, greifenden Verbindungen zu einem Objekt, das mit der Hand ausgeführt wird und manuellen Kontakt zu diesem herstellt. Dieser Tastbeschreibung wohnt keine Technik des Tastens inne.

109 *Median* ist ein von mir gewählter Begriff, um in der Arbeit die Bewegungen der Körperextremitäten *gegen* den Körperrumpf zu beschreiben. In der medizinischen Terminologie ist es die Ebene, den den Körper sagittal in zwei spiegelbildlich gleiche Teile zerlegt. Die Ebene ist einmalig im Körper. Merleau-Ponty bezieht sich in seinem Spätwerk immer wieder auf das Verhältnis von Wahrnehmen und Sichbewegen. Bei ihm genannt: *Nullpunkt* in der ontologischen Verwendung auch *punctum caecum* im Leiblichen als „[…] ich bin für mich Nullpunkt der Bewegung selbst in der Bewegung, ich entferne mich nicht von mir." (Merleau-Ponty 1986, S. 321) Sonja Rinofner-Kreidl (2003) widmet diesem perspektivischen Ausgangspunkt eine ausführliche Besprechung in *Mediane Phänomenologie* als Ausgangspunkt erlebter Subjektivität.

auf den Körper des Anderen zu.[110] Der Tastraum, der eingenommen wird, ist in der räumlichen Ausdehnung durch die anatomische Armlänge des Tastenden sowohl bestimmt als auch begrenzt. Die Hand stellt eine Verbindung her – hinführend, zuerst berührend, dann bewegungstastend, mittels digital-punktuellen oder aber palmar-flächigen Kontakts – zur berührten Körperstelle des Anderen. Sie stellt sodann einen dermalen Kontakt zum Anderen her. Es ist das Bewegungsmoment der Tastweltkonstituierung, die durch konkrete Positions- und Situationsräumlichkeit des eigenen Leibes das darstellt, was Merleau-Ponty als das „*Körperschema*" beschreibt (siehe 5.5.2). Dabei wird die sich beiderseits begegnende-berührende Haut zur gemeinsamen Kontakt-Berührungsfläche – auch zu einer gemeinsamen Grenzfläche, der verbindenden körperlich-leiblichen Gewebestrukturen zwischen Berührendem und Berührten. Ein *Zwischen* bleibt: Es kann als Scharnier, als Hiatus verbindender Grenzflächen angenommen werden. Und dennoch erfolgt durch die Grenzfläche hindurchdringend eine Wirkung auf das betastete Objekt, die ausgeht vom Selbst. Dem folgt, dass durch die zielgerichtete Tasthandlung ein Komplex entsteht, vom Wahrnehmen des Anderen hin zum Selbst, gekoppelt mit dem Einwirken auf den Anderen. Dies hat Momente der Wechselseitigkeit vom Selbst und vom Anderen zur Folge, die im Berührtsein durch das Berührtwerden des Anderen seinen qualitativen Ausdruck findet.[111] Dem Moment belebender bzw. erlebender *Zwischenleiblichkeit* – bei Merleau-Pontys als „*intercorporéité*" einer bedingenden Wechselseitigkeit beschrieben – wollen wir umfassend im fünften Kapitel dieses Teiles Aufmerksamkeit widmen.

Diese Wechselseitigkeit schließt immer das Moment eines (Be-)wirkens einer Veränderung infolge des Tastvorgangs ein, ist also nicht kontemplativ, sondern aktiv gedacht. Die Wechselseitigkeit enthält weiterhin sowohl das Moment des Bezuges als auch das des Entzuges, das die unmittelbare Folge der Berührungsbewegung mit sich bringt. Diese Wechselseitigkeit impliziert immer einen Doppelbezug zu sich selbst und zum Anderen. Der Andere wird berührt von mir,

---

110 Merleau-Ponty beschreibt sehr ausführlich diesen Vorgang als *Einwohnen* von Raum und Zeit, die er in den Begriff des *Körperschemas* fasst (Merleau-Ponty 1966, S. 169 f.).

111 Im Spätwerk Merleau-Pontys, Mai 1960, wird die Haut als Metapher eingesetzt, um sie als Hülle für das Sein als „[…] *der Haut des Seins oder seiner Erscheinung […]*" zu präzisieren. Es geht um den Gedanken des *Fleisches* dabei. Als ontologische Wirklichkeit einer „[…] Erweiterung meiner Beziehung zu meinem Leib." (Merleau-Ponty 1986, S. 322) Wir sehen in 5.5 wie dies Moment mit der Rede von der *Resonanz* rezipiert wird.

dem Berührenden. Merleau-Ponty skizziert dies im Mai 1960: (Merleau-Ponty 1986, 323)

> „Das Berühren = Bewegung, die berührt
> Und Bewegung, die berührt wird"[112]

Das Moment der Berührung schließt beim *bewegenden* Tasten topografisch gleichermaßen sowohl die Oberfläche, die Haut als auch die Tiefe der Bauchhöhle mit ein. Durch Richtungsänderung der Tastbewegung um 90 Grad, hin in die Tiefe des berührten Feldes, erfolgt ein räumliches Umgreifen, Umbewegen, ein Richtungswechsel der Kinesis, in die Tiefe des Gewebes vordringend, indem bspw. ein Organ mit der Hand behutsam umschlossen – umhüllt wird. Mit dieser Tiefenpalpation erfolgt die Konkretisierung des Tastens durch geweblich-tiefes Hinein*bewegen*, Ein*fühlen*, Hinein*spüren*, beispielhaft in die Bauchhöhle. Der Körper bleibt dabei in seinem dermalen Kontinuum unversehrt, was hingegen bei einem chirurgischen Ein*griff* nicht der Fall ist. Es ist ein Moment des affektiven, sensorischen Erfahrens einer sich konstituierenden Empfindung und Wahrnehmung in der leiblichen Person selbst. Der Ausführende dieser Tasthandlung konstituiert mit dieser Figur die Tastwelt auch im Anderen und wird zum Erlebnis für den Anderen.

Die Tiefe schließt Realität von tastbarer Perspektive und räumlicher Orientierung ein, der man sich im perzeptiven Erleben aussetzt. Die hier gemeinte Tiefe erlangt in Anlehnung an Merleau-Ponty einen tieferen, der Palpation geschuldeten Sinn, wenn man die Figur der Tiefe zur Lage in der Bauchhöhle, zu den Organpositionen, zu denken gewillt ist. Was dem Blick verwehrt bleibt, ist mittels der Palpation möglich. Es ist ein Vordringen, in einen „Raum ohne Versteck" wie beim Sehen gegen den Horizont, wo „[…] der Vordergrund stets alle anderen Teile […] die gestaffelten Gegenstände zu sehen glaube, liegt dies daran, dass sie sich nicht ganz und gar verdecken." (Merleau-Ponty 2003b, S. 293)

Der Tastsinn ist konkret. Es ist ein Sinn von Realität, von Nähe, da er sich nur in „Greifweite" auszudehnen vermag und man nur in der Berührung, bis hin zum festen Zupacken, seiner habhaft werden kann.[113]

Im Kontext einer osteopathischen *actio palpationis* gilt diese Handlung als ein Berühren, (Vor-) Tasten, Aufspüren, Anfassen, Begreifen bezüglich differierender körperlicher Gewebsschichten von z. B. organisch qualitativen Grenzen, die am und im Berührten wahrgenommen werden. Das Moment der Richtungsänderung

---

112 Einrückung im Original.
113 Nur der Geschmackssinn (*N. glossopharyngeus*) liegt zentraler. Angesiedelt ist dieser am Gaumen und auf der Zunge und geht in den Geruchssinn (*N. olfactorius*) über.

bei der Tastbewegung um 90 Grad zum Median hin wird besonders oft als ein Erleben im *Zwischen* erfahren.

So wird beispielsweise die eigene Körpertemperatur als erfahrbare Temperaturdifferenz wahrgenommen. Das Aufspüren von geweblichen Differenzen ist (auch) ein Kriterium für die osteopathische Diagnose. Folglich wird durch diese Wahrnehmungsdifferenz das Erfahren von qualitativen Phänomenen zum Gegenstand philosophisch-verstandener Wirklichkeit.

Dieses Berührungshandeln ist gewissermaßen antikartesianisch schlechthin. Die Person, das leibliche Selbst verbindet sich mit dem Anderen. Das Selbst als „Leib-l-ich" (um die Verschränkung hier einmal am Wort graphisch hervorzuheben) berührt den Anderen. Es wird mit der Palpation vordergründig körperlich-differierender organischer Materie (Muskeln, Knochen, Organe und Faszien) nach z. B. osteopathischer Maßgabe untersucht. Dies erfolgt mit dem Ziel Sinneseindrücke so „aufzunehmen", wie diese sich im diagnostischen Wahrnehmen und Erfahren einer vermittelbaren Eu- bzw. Dysfunktion von Gewebe im Selbst als qualitativer Modus zeigen. Dies ist die Figur des Eintritts *in* die Tastwelt, einer intentionalisierten Operation von wechselseitig-bestimmender *Zwischen*leiblichkeit während der heilenden Berührung.

Die Osteopathie entwickelt daraus eine Kunstlehre zum gemeinsam mit dem Patienten verabredeten Ziel von Gesundheitsgewinnung in der Leiblichkeit des Patienten.

5.4.2 Die Hand als verlängertes Wahrnehmungsorgan des Körpers/Leiblichen

Die menschliche Hand ist das primäre Tastorgan im Zugang zur Tasterfahrung. Sie dient folglich primär epikritisch, zu taktilen Empfindungs-, Wahrnehmungs- und Erfahrungsvermittlungen. Es muss bei der anatomischen Beschreibung die den gesamten Körper umfassende, einhüllende Struktur der Haut, nebst ihrer Anhangsgebilde, afferenter Nervenstrukturen, bis hin zu den knöchernen, gelenkigen Verbindungen der Bewegungsorgane, in die Betrachtung eingeschlossen werden. Der haptische Zugang möglicher Tasterlebnisse gestaltet sich räumlich proximal vom Körper her, wie oben ausgeführt. Dies hat zur Folge, dass „[...] der Tastsinn immer nur eine geringe Ausdehnung gleichzeitig zu umfassen vermag – die des Leibes und seiner Werkzeuge –, diese Tatsache betrifft nicht nur die Darstellung des taktilen Raumes, sondern modifiziert auch dessen Sinn." (Merleau-Ponty 1966, S. 262) Mit Sinn ist hier die enge Verbindung einer räumlichen Saturiertheit gemeint, Bewegung im Raum und den dadurch bedingten Bewegungen innerhalb des sich erschließenden Raumes. Der Raum konstituiert sich erst durch den

Bewegungsvollzug des Leiblichen, der sich diesen raumgreifend erschließt, sich in ihm bewegt und als Kontakt des leiblichen Selbst, das zugleich das „*In-der-Welt-Sein*" ein „*Zur-Welt-Sein*" bedeutet.[114]

Bedeutsam ist für jeglichen Zugang zur *Tastwelt*, der Tasterfahrung, das Moment von Bewegung (Kinesis), einem Sich-Bewegen. Merleau-Ponty beschreibt hier ein eigenartiges Verhältnis von Bewegung zur Wahrnehmung. Jede Bewegung ist Kinästhese, die ich mir selbst zuschreibe, ist Wahrnehmung (Kinesthesis und Aisthesis). Waldenfels beispielsweise deutet darauf hin, dass die Kinästhese nicht nur Empfindung der Bewegung einschließt, sondern damit verbunden auch die Empfindung selbst in Bewegung ist.

> „Das missverständliche Wort ‚Kinästhese', das auch Husserl benutzt, ist dann nicht mehr als eine Bewegungsempfindung zu verstehen, die sich nur durch den speziellen Empfindungsinhalt von deren Empfindungen unterscheidet, sondern ‚Kin-ästhese', die das Ich sich selbst zuschreibt [...][115], bedeutet ein sich bewegendes Empfinden und ein sich empfindendes Bewegen, wobei die chiasmische Formulierung andeutet, dass Kinästhesis und Aisthesis weder phänomenal noch neuronal völlig zur Deckung kommen." (Waldenfels 1999, S. 69)

Es werden durch die berührende Hand somit nach zwei Seiten hin Phänomene ausgelöst, die den Köper und den Leib gleichermaßen betreffen und nur mit der leiblichen Ambiguität zu erklären sind. Dies wird im fünften Abschnitt weiter verfolgt. Die Tastwelt ist als der Mittler zwischen Eigen- und Fremdleiblichkeit der *actio palpationis* anzusehen. Gleichzeitig ist es ein Mit-Bewegtsein mit uns selbst.

> „So konnte das Phänomen der Ständigkeit des eigenen Leibes, hätte die klassische Psychologie es näher analysiert, bereits zu einem Begriff des Leibes nicht als Gegenstandes der Welt, sondern als Mittel unserer Kommunikation mit der Welt führen, wie auch zu einem Begriff der Welt selbst nicht als Summe determinierter Gegenstände, sondern als des latenten Horizonts all unserer Erfahrung, der in gleicher Weise allem determinierenden Denken zuvor unaufhörlich schon gegenwärtig ist." (Merleau-Ponty 1966, S. 117 f.)

Das Tasten baut sich als Handlung zwischen Berührendem und Berührtem im Charakteristischen eines Erlebens von und mit dem Wahrnehmen auf – im Selbst und im Anderen. Das Tasten ist kein Denken in Feldern von etwas, sondern ist stumme „*Kommunikation mit der Welt*", die sich jenseits der eigenen Körperlichkeit im leiblichen Berühren erschließt. Mit diesem Zitat ist das gesamte Programm einer *taktilen* philosophischen Grundannahme im Feld der Phänomenologie Merleau-Pontys skizziert.

---

114 Siehe ferner die Erläuterung hierzu im Kapitel 0.
115 Zitiert hier in Waldenfels: Husserl 1940.

5.4.3 Das Tasten. Das Erschließen einer Erlebniswelt von Phänomenen – Berühren bedeutet Wahrnehmen

Welche Bedeutung nun hat das Berühren, die Tastwahrnehmung mittels der Hand[116] im Werk Merleau-Pontys?

Überall – im Selbst des Eigenleiblichen sowie im Fremdleiblichen des Anderen – geht es um die Intentionalität zur Welt. Der haptische Zugang „*Zur-Welt-Sein*" ist ein Vermögen zur leibhaften Anteilnahme in der Welt. Der Leib wird zum Tastleib und ist als (be-)tastbarer Leib in „Ständigkeit" mit der Welt imstande sich zu zeigen (Merleau-Ponty 1966, 116 f.).

> „[…] mein Leib, der vor den aufrecht stehenden Dingen aufrecht steht, eingeschlossen in den Kreislauf der Welt – Einfühlung in die Welt, in die Dinge, in die Tiere, in andere Leiber […]" (Merleau-Ponty 2000, S. 286)

Dies ist Merleau-Ponty zufolge möglich als eine erlebte Einheit zwischen gelebter Leiblichkeit zur Welt und dem, was darin wahrgenommen wird.

Das Tasten ist in der Merleau-Pontyschen Philosophie eng verbunden mit dem Sehen. Merleau-Ponty beschreibt das Tasten als ein „körperliches Sehen" – ferner das Sehen als „[…] [ein] Tasten mit dem Blick." Er spricht gar von „[…] Einweihung in und Öffnung zu einer Tastwelt." Merleau-Ponty nutzt diese Metapher für die Fähigkeit des Einhüllens der sichtbaren Dinge, die er so eindringlich beschreibt, spricht von „Vermählung" – an anderer Stelle auch von „Kommunion". Dies um zu verdeutlichen, dass im Sehen bzw. im Tasten eine „[…] Beziehung der prästabilisierenden Harmonie, so als wüsste er von ihnen, noch bevor er sie kennt, […]" zu den Dingen, die selbst Welt sind, entsteht (Merleau-Ponty 1986, S. 175 f.).

Das Moment, das sich durch die Berührung konstituiert, Merleau-Ponty spricht von „Entfaltung einer Struktur", ist die zeitliche und räumliche Konstituierung eines „Gegenwartsfeldes im Wahrnehmungsbereich", das sich aus Gegenständen von Tasterscheinungen dem Tastenden entfaltet. Hierfür ist Bewegung in der Berührung nötig. Die Bewegung im Raum ist empfindungsstiftend. Die Bewegung wird durch die Leibhaftigkeit beider in der Tastbeziehung stehender Leiber bestimmt.

Das Moment, das hier gemeint ist, beschreibt Merleau-Ponty in folgender Textstelle:

---

116 Das Tasten und dessen Empfinden, Wahrnehmen und Erfahren zur Leiblichkeit steht hier stellvertretend für die Wahrnehmungsphilosophie Merleau-Pontys. Dies schließt alle sinnlichen Erfahrungen von Berührung mit ein, auch wenn es graduelle Unterschiede zwischen den einzelnen Fern- und Nahsinnen gibt.

> „Die Funktion des Organismus beim Empfangen von Reizen ist es sozusagen, eine gewisse Erregungsform zu ‚begreifen'. Der ‚psychophysische Vorgang' ist also nicht vom Typ der ‚mundanen' Kausalität, das Gehirn wird zum Ort einer ‚Formgebung', die sich noch vor dem kortikalen Stadium vollzieht und sogleich beim Eingang eines Reizes in das Nervensystem das Verhältnis von Reiz und Organismus beeinflusst. Die Erregung wird von transversalen Funktionen erfasst und reorganisiert, die ihr bereits eine Ähnlichkeit mit der Wahrnehmung verleihen, die sie veranlassen wird. Diese im Nervensystem selbst sich abzeichnende Formgebung, als Entfaltung einer Struktur, kann nicht als eine Reihe von Vorgängen dritter Person, als Übertragung der Bewegung oder Bestimmtheit von einer Variablen auf eine andere vorgestellt werden. Ich kann von ihr nicht auf Abstand Kenntnis nehmen. Was es mit ihr auf sich hat, kann ich nur erraten, indem ich den Leib als Objekt partes extra partes zur Seite lasse und mich einlasse auf diesen meinen jetzt wirklich erfahrenen Leib: darauf z. B., wie meine Hand, den Reizen zuvorkommend, den Gegenstand, den sie nur berührt, schon umfasst und in sich die Gestalt schon vorzeichnet, die ich wahrnehmen werde. Die Funktion des lebendigen Leibes kann ich nur verstehen, indem ich sie selbst vollziehe, und in dem Maße, in dem ich selbst dieser einer Welt sich zuwendende Leib bin." (Merleau-Ponty 1966, S. 99)

Merleau-Ponty zeichnet hier das komplexe Bild von synästhetischer und antizipierender Empfindungsbildung im Leiblichen. Es sei darauf verwiesen, dass mit der *„transversalen Funktion"* in der Arbeit der Bezug hervorgehoben wird, den Merleau-Ponty als Einlassung „[…] dem ich selbst dieser einen Welt sich zuwendende[n] Leib bin […]" hervorhebt. Gedacht ist an die (tastende) Wahrnehmung, „[…] die Wahrnehmung, [welche] allem theoretischen Denken zuvor in ihren lebensmäßigen Implikationen sich als Wahrnehmung eines Seins gibt […] " (Merleau-Ponty 1966, S. 78)

Das Tasten als transversale, vortastende Bezugnahme zum Weltverhältnis durch Erfahren, entlang isoliert-morphologischer Nervenleitungen als regelmäßige Assoziation der Sinne, wird nicht anatomisch einem neurophysiologischen Vorgang vorgestellt. Reiz und Reaktion, welche die berührende Handlung des Tastens zur Folge hat, wird als rein kausal-physiologische Vorstellung von isolierten Afferenzen unterlaufen. Diese auf Köhler zurückgehende sogenannte „Konstanzhypothese" wird als *„mundane Kausalität"* gefasst, steht jedoch eigentümlich quer zur Merleau-Pontyschen Annahme der *„Entfaltung einer Struktur"*. Merleau-Ponty unterläuft das Moment der Wahrnehmung als ausschließlichen Vorgang isolierter Reizverarbeitung als Moment einer rein neural-kognitiven An- und Aufnahme von Sinnesreizen. Sowohl Berühren als auch Tasten sind mehr als das. Es ist ein komplexes Geschehen, das nur mit der Einführung des Leibbegriffs als dem *phänomenalen Leib* zur vollen begrifflichen Entfaltung gelangt (Merleau-Ponty 1966, S. 272). Merleau-Ponty stellt in der *Phänomenologie der Wahrnehmung* – später dann wiederholt in *Die Verflechtung – Der Chiasmus* – das

„*berührende Abtasten*" der Hände – in einen immanenten Zusammenhang von Wechselseitigkeit und dies nicht nur mit den Tastqualitäten der Gewebsberührung seiner Leibrezeption, sondern er erweitert das Tastfeld hin zu einem Prozess an dem er, Merleau-Ponty, selbst Teil nimmt. Den er beispielhaft an sich beschreibt. Als „[…] die Rede von den ‚doppelten Empfindungen'", die er verbindend setzt als „[…] grundsätzliche Beziehung, eine Verwandtschaft […]" zwischen dem Leib und der Welt, der Natur und dem Sein (Merleau-Ponty 1966, S. 118). Diese Verwandtschaft besteht folglich auch zwischen der Hand des Berührenden und dem Gewebe des Berührten. Dies ist eine Eröffnung der Tastwelt, die den Leib befähigt, „*doppelempfindend*" zu sein.[117]

> „Mein Leib, so pflegt man zu sagen, ist an den ‚doppelten Empfindungen' zu erkennen, die er mir gibt: Berühre ich meine rechte Hand mit der linken, so hat der Gegenstand rechte Hand die Eigentümlichkeit, auch seinerseits die Berührung zu empfinden." (Merleau-Ponty 1966, S. 118)

Dieses bedeutsame Zitat, das die „*Doppelempfindung*" beschreibt, ist grundlegend für die Zusammenführung des Leibes mit der Welt in der „*Ambiguität*". Hier ist die rechte Hand als Gegenstand anzunehmen, als Ding beschrieben, die den Leib selbst in eine Ambiguität versetzt. Der phänomenale Leib ist auch Ding, (objektiver) Körper, somit als Gegenstand unter Dingen in der Welt anzunehmen, zu betrachten und zu verorten. Schau ich auf mich, so *bin* ich Leib und *habe* einen Körper. Beide gehören zu mir, sind aber unterschiedlichen Welten zuzuordnen.

> „Dies kann nur geschehen, wenn meine Hand von innen her empfunden und zugleich auch von außen her zugänglich ist, wenn sie selbst auch, zum Beispiel für meine andere Hand, berührbar ist, wenn sie einen Platz unter den Dingen, die sie berührt, einnimmt, wenn sie gewissermaßen ebenfalls ein solches ist und schließlich ein berührbares Sein eröffnet, an dem sie selbst teilhat." (Merleau-Ponty 1986, S. 176)

Merleau-Ponty versucht mithin den Kartesianismus durch eine Perspektiventheorie zu hintergehen, die er allerdings realistisch interpretiert: Es gibt Körperdinge – und es gibt das leibhafte Selbst. Beide gehören jeweils unterschiedlichen Welten an, die ihm zufolge aber verbunden sind. Und das Beispiel der Hand ist m. E. geeignet, diese Verbindung zweier Welten zu symbolisieren. Sogleich werde ich erläutern, dass das „*Fleisch*" eine ähnliche verbindende Funktion im Denken Merleau-Pontys innehat.

---

117 In einer Fußnote setzt Merleau-Ponty diese Denkfigur der „*Doppelempfindung*", „*als eine Art Reflexion*" zur Husserlschen Philosophie ins Verhältnis, die Husserl in seiner Einleitung in die Phänomenologie 1929 als *Cartesianischen Meditationen,* zuerst beschrieben hatte (Husserl 1976, S. 128).

Bedeutsam ist hier Merleau-Pontys spätere Entwicklung hin zu einer „*indirekten Ontologie*",[118] die er mit der Denkfigur „*von innen her empfunden und zugleich auch von außen her zugängig*" darstellt. Mit der Metaphorik des „Fleisches" begründet er seine „indirekte Ontologie" die im Wesentlichen sich auf die Verflechtung vom Leib zur Welt gründet. Dies zeigt sich exemplarisch in der Beschreibung: „wenn meine Hand [...] für meine andere Hand, berührbar ist". Damit wird deutlich, dass im Verhältnis von aktivem Berühren zum passiven Berührtwerden (von der Welt) eine Synchronizität von wechselseitiger Bezugnahme freigesetzt wird, die als „*Verflechtung*", „*Überkreuzung*", als der „*Chiasmus*" bei Merleau-Ponty bezeichnet wird. Es ist eine transversale zu-einander verstandene Teilhabe als „Verflochten-Sein" mit den Dingen in der Welt, – die als Überkreuzung zweier Seinsweisen einer gemeinsamen Welt im weiteren Verlauf dieses Teils der Arbeit (5.6) vertieft wird.

Im Berühren nimmt der Tastende allgemein etwas wahr – zugleich bewirkt er auch etwas.

Der ausführende Druck der Etwas berührenden Hand führt gleichermaßen zur Veränderung auch im Tastenden selbst. Es ist ein Einwirken auf das Andere und ein Wahrnehmen beim Selbst in einem. Es impliziert ferner eine damit verbundene Wechselseitigkeit von Berühren und Berührtwerden. Diese Reziprozität ist immer sowohl Bedingung als auch Folge der Tasthandlung und der damit verbundenen Tasterfahrung. Ein komplexes Moment von Wechselseitigkeit tut sich somit auf. Dies ist gekoppelt an den Gegenstand in der Welt, der sich für den Sehsinn qualitativ farbig erschließt. Dabei nehmen wir jedoch nicht isoliert als Phänomen die Farbe des Gegenstandes wahr, die sekundär zum Gegenstand mitgesehen wird. Das Moment ist vielmehr das Etwas selbst als Wahrgenommenes, wobei die verschiedenen Sinne alle gemeinsam auf verschiedene Weise ihren Anteil daran haben. Merleau-Ponty geht immer von einem Gesamtsensorium aus, einer Synästhesie, die alle Sinne gemeinsam und gleichzeitig betrifft. Damit folgt er in wesentlichen Teilen David Katz (Katz 1925) und Erwin Straus (Straus 1936), die beide gehaltvolle Theorien zum Gesamtsensorium des Menschen verfasst haben und im Besonderen auf das Tastsensorium als einen spezifischen Sinn in der Mitte des menschlichen Gesamtsensoriums verweisen. Bedeutsam dabei ist, dass vor allem Straus zwischen einem pathischen und einem gnostischen Moment in der Tasterfahrung unterscheidet, die nahe beieinanderliegen sowohl in der Differenzierung als auch in der Zuordnung von palpablen Sinnesempfindungen. Erwin Straus kontrastiert beispielsweise, dass das „reine Taktile" der

---

118 Auf diesen Kontext des Seins wird in 5.6 vertiefend eingegangen.

Erfahrung z. B. dem Blinden überlassen bleibt, als besondere pathologische, isolierte Form der Tasterfahrung „[…] der mit dem Funktionieren des integrierten Tastsinnes nichts gemein hat und daher auch nicht eine Analyse der Gesamterfahrung zugrunde gelegt werden kann." (Merleau-Ponty 1966, S. 256) Damit revidiert Merleau-Ponty die Vorstellung getrennter Sensorien und der Konstanzhypothese und führt die Sinne als ein gemeinsames Erleben *aller* Sinne vor – mit variablen Dominanzen, z. B. desjenigen des Tastens gegenüber demjenigen des Sehens (Merleau-Ponty 1966, S. 2).

Es stellt sich die Frage, *wie* der Leib für den Weltzugang durch das Tasten zu denken ist, um einen unmittelbaren Zugang zum Zur-Welt-Sein inne haben muss?

Merleau-Ponty beschreibt perspektivisch, vom Leiblichen ausgehend in der Geste des händigen Berührens die leibliche Situiertheit so:

> „Die Geste der Hand, die sich auf einen Gegenstand zu bewegt, impliziert einen Verweis auf den Gegenstand nicht als solchen der Vorstellung, sondern als dieses sehr bestimmte Ding, auf das hin wir uns entwerfen, bei dem wir vorgreifend schon sind und das wir gleichsam umgeistern. Bewusstsein ist Sein beim Ding durch das Mittel des Leibes. Erlernt ist eine Bewegung, wenn der Leib sie verstanden hat, d. h., wenn er sie seiner ‚Welt' einverleibt hat, und seinen Leib bewegen heißt immer, durch ihn hindurch auf die Dinge abzielen, ihn einer Aufforderung entsprechen lassen, die an ihn ohne den Umweg über irgendeine Vorstellung ergeht." (Merleau-Ponty 1966, S. 167 f.)

Wie das Zitat zeigt, eröffnet er damit ein Programm, das perspektivisch vom Körper ausgehend zur Vorrangigkeit des Leibes für mögliche Wahrnehmungserfahrungen ausholt.

Nimmt man den Gedanken eines vorwegnehmenden Bewusstseins vom *„Sein beim Ding durch das Mittel des Leibes"* ernst und liest dies vor dem programmatischen Hintergrund, Philosophie als Erkundung der *„wirklichen Welt"* zu betreiben, so ergibt sich eine differenzierte Sichtweise auf sein philosophisches Leibverständnis im Einsatz des Körpers. Der Körper ist das *„Mittel des Leibes"* und seine *„Organe als Instrumente"* sind in der ausübenden Funktion von Wahrnehmung anzunehmen. Merleau-Ponty entwickelt hierfür eine funktionelle Wende der Sichtweise auf den anatomischen Gewebskomplex von Auge und Hand, indem er den funktionellen Bezug des Körpers als auch die perspektivische Ausrichtung des Organkomplexes neu denkt. Wenn er schreibt:[119]

---

119 Die Zitatstelle ist aus *„Das Auge und der Geist"* (2003) entnommen und soll verdeutlichen, wie das Merleau-Pontysche Denken die Vorstellung vom kartesischen Körper umzudenken versucht.

"Hier ist der Körper nicht mehr ein Mittel des Sehens und Tastens, sondern ihr Verwahrer. Weit gefehlt, dass unsere Organe Instrumente wären, unsere Instrumente sind vielmehr ins Verhältnis gesetzte Organe." (Merleau-Ponty 2003, S. 300)

Im nächsten Abschnitt interpretiere ich dieses Zitat unter dem Gesichtspunkt der Vorrangigkeit des Leibes.

5.5 Der Leib

Am Beispiel der bisher angeführten gedanklichen Belege wird deutlich, dass es Merleau-Ponty dringlich erschien, den Leib so zu denken, dass mit und durch diesen ein intentionaler Bezug *zur* Welt hergestellt wird. Der intentionale Bezug bestimmt sich dabei nicht aus einer zugrunde gelegten intelligiblen Welt von bewussten Vorstellungen, wie man in der repräsentationalistischen Denktradition des Kartesianismus annehmen würde, nicht aus einem sprachlich als mit Bezug auf die erste Person Singular ausgedrückten Selbstbezug einer *res cogitans*, die sich im Körper und im Geistigen zu erschöpfen scheint. Objektiv einsetzbar ist der Körper wie ein Erfüllungsgehilfe, der den Befehlen des Nervensystems unterliegt, die in Form von neuronal-afferenten Signalen im Körper wirken. Merleau-Ponty hingegen hält es für geboten, den materiellen Gegenstandscharakter des menschlichen Körpers in einem bewussten theoretischen Perspektivwechsel einzuklammern und (relativ zu dem Perspektivwechsel) aufzugeben. Er möchte den Körper als ein sinnlich vorständiges Leibliches entwerfen, um dem Körper das anhaftende Gegenständliche im Denken zu entziehen. Merleau-Pontys Ziel ist es, die Figur des Körpers gedanklich zu verinnerlichen. Es bedarf einer Wandlung in der Neubestimmung des Körpers selbst.

Diese Wandlung erreicht er damit, dass das Wahrnehmungsbewusstsein nur im Leiblichen erfahrbar wird. Die Sichtweise auf die leiblich zu denkende Person, welche z. B. eine motorische Handlung mittels seiner eigenen Hand vollführt, muss mit einem *„Körperbild"* ausgestattet werden, das der Körper als bloß rationales Körper*ding* nicht imstande ist zu leisten. Diese Denkbewegung verlangt das Bewusstsein von einem Leib*wesen*, das Merleau-Ponty in der Denkfigur des *„phänomenalen Leibs"* philosophisch erschafft. (Merleau-Ponty 1966, S. 272)

Konzentrieren wir uns auf die Formulierung vom „[…] Bewusstsein [als] Sein beim Ding durch das Mittel des Leibes." Was heißt das? M. E. ist die Pointe, dass so gedacht die erlernte Funktion der Hand, welche auf die motorische Bewegung verweist, mehr wird als nur eine summiert-motorisch vorausgedachte, durchgeführte Geste. Sie wird, wenn man so will, seinsstiftend – mit Bewusstsein erfüllt – mittels des Vermögens des intentionalen Vorgreifens der Hand, gerichtet auf den Gegenstand, der apperzipierend erfasst wird. Die Hand als Sinnbild für die Gesamtheit des Köpers verliert ihren Gegenstandscharakter – wird zum Leib – und ist sodann das Mittel sich „*die Welt einzuverleiben.*" Die Beweglichkeit des Leibes bedeutet zwischen dem Eigenbewusstsein und der Welt zu vermitteln. Mittels des Leibes erst erfährt der Mensch die Welt. Das Selbst ist nur in der Verleiblichung eines Leibs zu finden. Die leibliche Erfahrung ist dabei dem Denken nicht fremd – begleitet es, ist ihm aber nicht vorstellig „[…] wenn der Leib sie verstanden hat […]" Das Bewusstsein des eigenen Leibes ermöglicht es erst, dass ich die direkte Wahrnehmung in den Gedanken über den Akt der Wahrnehmung überleiten kann. Es ist ein Prozess des Da-nach-Denkens – im temporären Modus – sodass das Wahrnehmen sich sozusagen väterlich zum Denken verhält. Der Philosoph resümiert: So „[…] finde ich in meinen Wahrnehmungsorganen ein Denken bereits am Werke, das älter ist als ich selbst und dessen bloße Spuren die Organe sind." (Merleau-Ponty 1966, S. 403)

Der Übersetzer Boehm fängt diese Wendung in der Vorrede zur *Phänomenologie der Wahrnehmung* mit der folgenden Formulierung sprachlich ein:

> „In dem Werk, das hiermit in der deutschen Übertragung vorliegt, findet eine Phänomenologie der Wahrnehmung ihre Grundlegung in der Phänomenologie des Leibes. Der Leib ist Bedingung der Möglichkeiten des Wahrnehmens. Der Leib ist der transzendentale Gesichtspunkt schlechthin." (Boehm, in: Merleau-Ponty 1966, S. V)[120]

Philosophisch merkwürdig mutet hier nur der unerklärte und jedenfalls nicht kantianisch gemeinte Begriff des Transzendentalen an. Vielleicht hätte Boehm besser (wie später Karl-Otto Apel in seinen Frühschriften) vom „Leib-Apriori" gesprochen. Die philosophischen Figuren des existenziellen *Leibes* und der *Wahrnehmung* sind jedenfalls das Zentrum der Merleau-Pontyschen phänomenologischen Subjektivitätstheorie, die sich nur in der gelebten und erlebten Leiblichkeit erschließen lassen. Diese Figuren erfahren Wandlungen, wenn er von der subjektzentrierten Leiblichkeitstheorie hin zur Figur des „Fleisch(es) des Leibes" eine ontologische Erweiterung des Leibbegriffs denkt. Diesem Entwicklungsstrang gehen wir nun nach.

---

120 Merleau-Pontys *Phänomenologie der Wahrnehmung*, in der er die Denkfiguren des *phänomenologischen Leibs* und die *Doppelempfindung* als Spaltung, als Getrenntsein von Körper und Leib beschreibt, das *Chiasmus* andeutet, war 1966 in einer deutschen Übersetzung erstmals erschienen. Ein fotomechanischer Nachdruck dieser Übersetzung wurde 1974 vorgenommen. Das Projekt, deutschsprachig erscheinen zu lassen, fand auf Anregung von Bernhard Waldenfels statt, der selbst bei Merleau-Ponty in Paris von 1960 bis 1961 gehört hat. Die Übersetzung und die einführende Vorrede besorgte damals Rudolf Boehm.

5.5.1 Vom objektiven Leib zum phänomenalen Leib

Die Philosophie der leibkonstituierenden, phänomenologisch begründeten Wahrnehmung bei Merleau-Ponty ist eine Philosophie, welche die Denkfigur einer vitalen Leiblichkeit zugrunde legt. Erfahrungen und Wahrnehmungen erscheinen nur sinnvoll eingeführt werden zu können, wenn der lebendige Leib als denkerischer Ausgangspunkt in die *Phänomenologie der Wahrnehmung* eingeführt und anerkannt wird.

So konzentriert sich die Frühphase des philosophischen Schaffens Merleau-Pontys schon auf die Themenbereiche von Wahrnehmung und Verhalten und die unabdingbare Anwesenheit des Leibes als Mittel, das Wahrnehmungsbewusstsein zu entwickeln. Beide dieser zentralen Theorien unterzog der Philosoph lebenslang einer systematischen Ausarbeitung, wenngleich diese in den Schriften „*Die Struktur des Verhaltens*" (1942) und in „*Die Phänomenologie der Wahrnehmung*" (1945) ihre eindringlichsten und konzentriertesten Besprechungen finden. Dies geschieht gleich einer Exposition, seinem Gesamtwerk vorangestellt, in den Vierzigerjahren des 20. Jahrhunderts. Mithin kann man die konzentrierte Begriffserklärung (-exposition) in der „*Phänomenologie der Wahrnehmung*" als Logbuch bzw. etymologische Begriffssetzung seiner weiter entwickelten Begriffsmetamorphosen bis hin zur Spätphase gegen Ende der Fünfziger Jahre seines Schaffens ansehen. Dabei befinden sich die zentralen Themen „*Fleisch*" und „*Chiasmus*" in einer sukzessiven philosophischen Entwicklung zu einer „*indirekten Ontologie*" (1961). In beiden Promotionsschriften werden alle diese Themen schon akzentuiert verhandelt.

Im Mittelpunkt steht die allgemeine Bedeutung von Körper und Leib sowie deren phänomenales Erleben mit alle den daraus resultierenden Bezugnahmen zur Welt und zum Anderen. Im Spätwerk dann in „*Das Sichtbare und das Unsichtbare*" reicht der Bezug bis hin zum Denken einer „*indirekten Ontologie*" (1961).

Merleau-Ponty konzentriert sich ganz auf den Begriff des Fleisches wenn er schreibt:

> „Wenn wir vom Fleisch des Sichtbaren sprechen, so haben wir damit keine Anthropologie im Auge, keine Beschreibung einer Welt, die von all unseren Projektionen überlagert wäre und das ausklammert, was sich hinter der menschlichen Maske zu verbergen vermag. Im Gegenteil, wir meinen damit: das fleischliche Sein als Sein der Tiefen, mit mehreren Blattseiten oder mehrerer Gesichter, als Sein im Verborgenen und als Anwesen einer gewissen Abwesenheit, [...] von dem unser empfindender- empfindbarer Leib eine bemerkenswerte Spielart darstellt [...]" (Merleau-Ponty 1986, S. 179).

Man kann Merleau-Pontys Denkweg nicht nachvollziehen, ohne wenigstens kursorisch auf Husserls früheren und andersartigen, nämlich transzendentalen Ansatz von Phänomenologie zu sprechen zu kommen. Husserls Phänomenologie kann als radikale Gegenposition zu einer bis dahin in Europa vorherrschenden universalen sowie gesellschaftlichen erkenntnis- und wissenschaftstheoretischen Haltung verstanden werden, in welcher der Mensch und seine „Erkenntnisleistungen" naturalistisch, in der objektivierenden Einstellung der Naturwissenschaften begriffen werden sollte. Der Mensch wird als Körper, als Objekt einer äußeren Welt verstanden. Dieser Körper hat gewisse Leistungsfähigkeiten. Zu diesen gehören auch die Wahrnehmungsfähigkeiten und letztlich auch alle höheren Denkfähigkeiten. Der Mensch wird im Diskurs der Naturwissenschaft objektivistisch immer von außen untersucht und verdinglicht.

Gegen dieses naturalistische Eingelassensein in eine rationalistische Wirklichkeitsposition setzte Husserl eine ausgearbeitete, mit ihr operierende natürliche Lebenswelt" als Annahme von (selbst-) zu erlebender Wirklichkeit, die sich (nur) im Leiblichen der Person zu konstituieren vermag. Diese philosophische Idee der Phänomenologie (zu welcher der Begriff der Lebenswelt gehört, auf den allein ich hier abhebe) wird in Frankreich zu Beginn der dreißiger Jahre begeistert aufgenommen. Dabei bilden in Frankreich die Schriften „[…] ein Gravitationszentrum für eigene Bemühungen, denen jegliche Sorge um Orthodoxie fremd bleibt […]" die Grundlage für Merleau-Pontys Leibphilosophie (Waldenfels 1983, S. 15).

Im Mittelpunkt steht das Erleben von körperlich-leiblichem, sinnlichem Erscheinen als das Erleben von Phänomenen im Kontext einer natürlichen Welt „[…] als das Primäre, in denen uns die Dinge in der Wahrnehmung begegnen […]" Die Person, die mit „Ich" auf sich Bezug nimmt – und die *Anderen*, denen die Welt in phänomenaler Weise erscheint, nehmen alle nur wahr, wie sie wahrnehmen, durch die Leiber, die sie sind bzw. in denen sie wirklich lebendig sind. Mittels des Leibes erfährt jeder sich und die Welt und positioniert seinen Leib gleichsam als einen Organkomplex von Sinnlichem, als den unhintergehbaren Ausgangspunkt. Der Leib ist für Merleau-Ponty das reale Medium, das als *„Zur-Welt-Sein"* fungiert.

Was Husserl und Merleau-Ponty also phänomenologisch verbindet, ungeachtet aller sonstigen Verschiedenheit ihrer Ansätze von Phänomenologie, ist die „Lebenswelt" und die sich in ihr gründende leiblich-situierte Wahrnehmung. Dort wird Wahrnehmungsbewusstsein durch den Leib zur Wirklichkeit gebracht, in dem der Leib mit der Welt sich verbindet als Mittel unserer Kommunikation mit der Welt. Sie entsteht durch die phänomenologische Reflexion, die erst durch das eigenleibliche Vermögen möglich wird. Dies wird getätigt in einer natürlichen Welt, setzt aber keine entfremdende Welt der objektiven

Wissenschaft voraus oder orientiert sich an ihr, zur Erfüllung einer wahrnehmenden, erkennenden Person. Das Erkennen einer wahrnehmbaren Wirklichkeit vollzieht sich im Leiblichen. Nicht im Akt von kritizistischem Denken eines objektiven Körpers, gleichsam eines sensuell-analytischen Körperdings, das als Untersuchungsgegenstand dienlich im Umfeld jeglicher objektiven Wissenschaft zu sein hat. Deshalb beginnt Merleau-Pontys zweiter Teil der *„Phänomenologie der Wahrnehmung"* mit der objektivismuskritischen These: „Das objektive Denken ignoriert das Subjekt der Wahrnehmung." (Merleau-Ponty 1966, S. 244)

Die Person ist leiblich. Damit wird der „Eigenleib" gesetzt als „inkarnierter Geist" und „subjektives Objekt" (Merleau-Ponty 2003, S. 210).

Folglich setzt Merleau-Ponty den Leib als einen „[...] erfahrenen Leib, der in der Perspektive ich selbst einer Welt sich zuwendenden Leib [ist. A. K.]" Dies im Zugang zur Welt als ein Tastender, der in seiner eigenleiblichen Perspektive sein *„Zur-Welt-Sein"* bestimmt. Diese Perspektive kontrastiert den Leib und befreit ihn aus einer Welt des determinierenden, strukturellen Reizschemas, das sich auf anatomisch-physiologische Korrelate des Körperlichen stützt. Der Leib wird gleichsam zum Status seiner Möglichkeiten der leibhaften Erfahrungen, im *„Zur-Welt-Sein"*. So etwa, wenn es bei Merleau-Ponty heißt: „Ist mein Leib Ding, ist er Idee? Er ist weder das eine noch das andere, er ist der Maßstab der Dinge." (Merleau-Ponty 1986, S. 199)

Die Konnotation, die in der Präposition *„Zur-Welt-Sein"* bei Merleau-Ponty gegenüber Heideggers (1927) *„In-der-Welt-Sein"* eingeführt wird, erschließt für Merleau-Ponty die Beziehung zum Leiblichen selbst als die Substanz von Realität, und die von Position. Die Wandlung der Präposition von *„In*-der-Welt-Sein" hin zu *„Zur*-Welt-Sein" verweist gegenüber Heidegger, dessen Philosophie unterstellt, dass das Dasein im praktischen Umgang mit den Sachen selbst in-der-Welt ist, auf den leiblich-wahrnehmenden Untergrund jeglichen Seins-Zustands (Heidegger 2006, S. 126). Merleau-Ponty schafft für den Leibdiskurs einen wahrnehmungszentrierten Zu- und Durchgang zur Welt mittels des Leibes, dessen Teilhabe an der Welt vorsichtig nur partizipatorisch im aktiv-leiblichen Erlebnismodus anzuerkennen ist.[121]

Heideggers *„In-der-Welt-Sein"* hingegen ist im *„Mit- und Selbstsein"* (Heidegger 2006, S. 113) tatsächlich aus dem subjektphilosophischen Diskurs ausgebrochen und interpretiert den grundlegenden Zugang zu sich selbst, zu den Anderen

---

121 Vgl. Alloa 2012, S. 53 ff; ferner Bermes 2004, S. 82 f.

und zu nichtpersonal Anderem als eine Praxis. In dieser Praxis findet die Selbsterschließung, die der Anderen und des Anderen, statt.[122]

Das Erleben der Phänomene wird als „*leibhafte Erfahrung*" konzipiert. Der so bestimmte Leib gilt als der Ausgangspunkt bei Merleau-Ponty, um ein inhärentes Verhältnis z. B. (auch) im Anschluss an seine Naturphilosophie zu situieren. Dies bildet ferner dann auch die Grundlage und den Ausgangspunkt zur Entwicklung einer leibsituierenden und auf ihn rekurrierenden Ontologie, die Merleau-Ponty als Ausgangspunkt seines Schaffens im Spätwerk verfolgt.

5.5.2 Körperschema und Leibsynthese

> „Die Theorie des Körperschemas ist ‚implicite' schon eine Theorie der Wahrnehmung. Wir haben aufs Neue gelernt, unseren eigenen Leib zu empfinden, wir haben, dem objektiven, distanzierten Wissen vom Leib zugrunde liegend, ein anderes Wissen gefunden, das wir je schon haben, da der Leib immer schon mit uns ist und wir dieser Leib sind. In gleicher Weise werden wir eine Erfahrung der Welt zu neuem Leben zu erwecken haben, so wie sie uns erscheint, insofern wir zur Welt sind durch unseren Leib und mit ihm sie wahrnehmen. Doch also ein neues Verhältnis zu unserem Leib, wie zur Welt findend, werden wir auch uns selbst wiederfinden, da der Leib, mit dem wir wahrnehmen, gleichsam ein natürliches Ich und selbst das Subjekt der Wahrnehmung ist." (Merleau-Ponty 1966, S. 242 f.)

Das Körperschema, ursprünglich mit dem Begriff „*Kinästhesie*" von Reyl eingeführt, beschreibt Modi des inneren Empfindens unter Mitwirkung aller Sinne. Es ist die Vorstellung des bewegenden, wahrnehmenden; somit vitalen Körpers.

Merleau-Ponty bedient sich hier einer weiterentwickelten Vorstellung, die mittels eines neurophysiologischen Erklärungsmodells des Erlebens eines „einheitlichen Körpers"[123] auf Henry Head (1911) und Paul Schilder (1935) zurückgeht. Zweifellos haben Kurt Goldsteins gestaltpsychologische Studien in diesem Zusammenhang den stärksten Einfluss auf Merleau-Ponty. Goldstein (1934) entwickelte in „*Der Aufbau des Organismus*" als Neurologe eine medizinisch-philosophische Theorie des Organismus und der Umwelt aus der Perspektive „[…] von

---

122 De Waelhens hat aus der Sicht der Husserlianer zum Ausdruck gebracht, „[…] dass Heidegger sich nicht auf Probleme der Wahrnehmung und des Leibes eingelassen hat.", zitiert in: Good 1998, S. 258. Das ist richtig, ändert aber nichts daran, dass das „In-der-Welt-Sein" *praxisphilosophisch* zu interpretieren ist, während die Husserlianer weiter den Zugang *theoretisch* gesucht haben, hier bei Merleau-Ponty in einer subtilen wahrnehmungsphilosophischen Interpretation des Leibes.

123 Ich beziehe mich in dieser Darstellung auf die Ausführungen von Waldenfels, *Das leibliche Selbst*, 2000, S. 112 f.

den Erscheinungen aus, die ein hirnrindengeschädigter Mensch bietet." (Goldstein 2014, S. 13) Merleau-Ponty rezipiert Goldsteins leibphilosophisches Modell eines *„Körperschemas"*. Und zwar grundständig, wie im oberen Zitat des Autors programmhaft vorgestellt (Merleau-Ponty 1966, S. 123 ff.). Goldsteins Gedanke des Körperschemas lädt dazu ein, den Leib umzudenken. Aus dem physikalischen Wahrnehmungsleib, dem Körper als der Materialität des Leibes, vollzieht er die Wendung hin zum phänomenalen Leib, dem Leibwesen, um so die Inhärenz des Leibes – des Selbsts – seines *„Zur-Welt-Seins"* als mit der Welt verbündet zu erklären. Das Körperschema „symbolisiert" so den Weg des Körpers im Kontext des Zur-Welt-Seins. Er stellt einen *berührenden* Bezug zwischen Leib und Welt her. Mit der Einführung des Körperschemas vollzieht Merleau-Ponty noch einmal eine Erweiterung des Leibbegriffs im Verhältnis zur bisherigen von Descartes geprägten dualistischen, repräsentationalistischen und objektivistischen Denktradition.

Was nun bedeutet Körperschema? Dieses Schema ist der Grundannahme nach ein räumlich konstituierendes Positions- und Situationsmodell. Ich möchte dies nun unter dem Gesichtspunkt, was es für das Berühren bedeutet, näher betrachten.

Der geschlossene Leib bildet eine Einheit als Körperobjekt, das sich zum Raum in irgendeiner Weise situiert. Wobei nicht der euklidische Raum als räumliche Ausdehnung vorausgesetzt werden darf – sondern es konstituiert sich der Raum durch sowohl die Bewegung und die Lage als auch durch die notwenige Präsenz des existierenden Leibs, dessen Gliedmaßen den Körperraum erst konstituieren. Wäre der Raum euklidisch gesetzt, entspräche der Tastbewegung zu einem Objekt hin die Beibehaltung der kartesianischen Vorstellung des Gegenübers zweier Körper, die sich nicht berührend phänomenologischerweise einen Weltbezug herstellen könnten. Merleau-Pontys Zitat: Das Irgendwie ist dem Weltbezug des Leibes geschuldet, einem „Einwohnen des Leibes in den Raum und die Zeit" hinein. (Merleau-Ponty 1966, S. 169) Von dort erst entsteht die Perspektive des Leibes als „Angelpunkt der Welt", als ein verbindendes „Korrelat der Welt" (Merleau-Ponty 1966, S. 173). Metaphorisch bestimmt einer Nabelschnur nachempfunden, die zwischen Plazenta (Welt) und dem werdenden Leben (Leib) ein funktionierendes, vitales Milieu zu erschaffen bzw. aufrechtzuerhalten ermöglicht: nämlich eine sich auf den geweblichen Leib beziehende Lebenswelt.

Die Ausgestaltung dazu verlangt das Ausgestattetsein mit leibspezifischen Komposita, die von Merleau-Ponty neuerlich in die philosophische Denkbewegung eingeführt werden.

5.5.3 Der Leib inmitten der Wahrnehmungswelt

Merleau-Ponty rückt, wie schon mehrfach gesagt, in philosophiegeschichtlich beispielloser Weise den Leib ins Zentrum des Denkens. Zum einen will er den Leib in ein Verhältnis zum Leben *in* der Welt setzen. Zum anderen, die Intentionalität des wahrnehmenden Erlebens als transversal zu denkende Bewegungsrichtung von zwischenleiblicher Erfahrung her denken als mittels des Leibes zur Welt gerichtet. Dies gelingt ihm mit der Einführung der Denkfigur des *„phänomenalen Leibes"*. Die Erfahrung der Welt, der lebenden und der nichtlebendigen Natur, die Merleau-Ponty in einen apriorischen Denkzusammenhang mit der Leiblichkeit des Menschen bringt, steht quer zum objektivierenden, distanzierenden, dualistischen Denken des Selbsts-Weltverhältnisses innerhalb der rationalistischen ebenso wie der empirischen Tradition. Mein Leib ist das Zentrum aller meiner Erfahrung, die von sich her, gleichsam naturgegeben und somit unhintergehbar ist, sobald ich sinnlichkeitsbasiert aufmerksam auf etwas bin.

Er arbeitet in seinem philosophischen Denken gegen die „Dunkelheit des ‚Es gibt'" – gegen ein operatives Denken und versucht mit diesem Beitrag „[…] ein Gleichgewicht zwischen der Wissenschaft und der Philosophie wiederzufinden." (Merleau-Ponty 2003, S. 299)

Betrachten wir nun eine zentrale Stelle, an der Merleau-Ponty den – man könnte sagen – Anker-Charakter des Leibes beschreibt:

> „Der Leib ist also nicht lediglich einer unter anderen äußeren Gegenständen, der allein dadurch sich auszeichnete, stets da zu sein. Seine Ständigkeit ist eine aBSOlute, die jederlei relativer Ständigkeit der eigentlichen, stets der Abwesenheit fähigen Gegenstände erst den Grund gibt. Gegenwart und Abwesenheit äußerer Gegenstände sind nur Variationen innerhalb eines dem Vermögen meines Leibes zugeeigneten primordialen Gegenwartsfeldes und Wahrnehmungsbereiches." (Merleau-Ponty 1966, S. 117)

5.6 Intersubjektivität: von der Zwischenleiblichkeit zur Verflechtung – Der haptische Zugriff des Leiblichen gegen die „Urdifferenz von Sein und Denken"

Denken, Rezipieren, Reflektieren und Urteilen – als mit objektiven Geltungsansprüchen versehbare Denkleistungen verstanden – die Merleau-Ponty in Begriffen von *„Hiatus"*, *„Reversibilität"* und *„Chiasmus"* beschrieb, sind nicht wahrnehmungsförmig, wie z. B. das vitale Erleben von chiasmischer Begegnung. Und doch entwickelt Merleau-Ponty diese Figur des Chiasmus am Beispiel des *„Tastens mit dem Blick"* inmitten einer Wirklichkeit der Welt zugewandt – körperbestimmender Leiblichkeit, transzendiert in das „*Fleisch*". Dies möchte ich nun näher betrachten.

Am Ende des vierten Teils (5.10 f.) diskutiere ich diese Figur auf immanente Erfahrbarkeit von wechselseitigen Resonanzen inmitten der osteopathisch-existierenden Tastwelt. Ist diese Denkfigur als erlebbare Wirklichkeit überhaupt erfahrbar oder handelt es sich um eine bloße Denkmöglichkeit ohne Erfahrungsgehalt?

Ich fahre fort, die osteopathische Erfahrung mit leibphänomenologischer begrifflicher Unterstützung zu charakterisieren:

Es wird die Tastwelt als Existenzraum gesetzt, in dem die *eigenleibliche* Existenz im Modus des Handelns ihr leibliches Potenzial in den *Tastbewegungen* gegenüber dem Anderen, dem *Fremdleiblichen* erlebt und selbst in Resonanz zum Anderen steht, sich selbst dadurch erlebt. Folglich befindet sie sich in einem Modus, der privilegiert ist, „Effekte" des Handelns im Selbst qualitativ wahrzunehmen. Es verwirklicht sich eine erfahrbare, resonierende Relation vom Selbst zum Anderen.

Die Wirklichkeit der leiblichen Wahrnehmung auf der einen Seite, zur repräsentativen Wirklichkeit des Seins auf der anderen Seite, wird als chiasmische Erfahrung, als Ausdruck einer „,*Urdifferenz' von Sein und Denken*" angenommen. (Günzel 2007, S. 54) „*Chiasmus*", dieser metaphorische Begriff Merleau-Pontys, wird im Verlauf dieses Abschnitts bestimmt.[124]

Der „*Chiasmus*" ist eine Denkfigur, die Merleau-Ponty von Paul Valèry[125] übernahm, der sie zuerst literarisch entwickelte. Die gesamte Fülle der Figur des Chiasmus als der Versuch zur Beschreibung dieser Urdifferenz entwickelt Merleau-Ponty erst in seinem Spätwerk *Das Sichtbare und das Unsichtbare*, das unvollendet als Manuskript 1964 drei Jahre nach seinem frühen Tod von Lefort veröffentlicht wurde. Es ist das am meisten verkaufte Werk Merleau-Pontys und wird in vielen kulturwissenschaftlichen Disziplinen, vornehmlich in denjenigen der bildenden Künste, zunehmend rezipiert.

Wir haben gesehen: Merleau-Ponty setzt in der *Phänomenologie der Wahrnehmung* den objektiven Leib gegen einen *phänomenalen Leib*, der infolge als „zweiblättriges Wesen" sich als „*Fleisch*" zu präsentieren imstande ist. Diese Denkbewegung – sie ist als ontologische Erweiterung seiner Philosophie zu se-

---

[124] Es sei erwähnt, dass sich in diesem Teil der Arbeit ausschließlich die vorzunehmende Rezeption aus der Primärliteratur Merleau-Pontys zu erschließen hat. Es wird vornehmlich aus dem Spätwerk zitiert (Merleau-Ponty 1986). Dabei wird, wo es sich anbietet, satzanalytisch vorgegangen, chronologisch der Werksentwicklung Merleau-Pontys folgend.

[125] Valèry, P., 1960 *Oeuvres*, Paris.

hen – wird in „*Das Sichtbare und das Unsichtbare*" ferner am Ende in „*Die Natur*" zum zentralen Arbeitsmotiv bzw. zum begrifflichen Mittelpunkt einer „*indirekten Ontologie*" gewandelt, „[…] die in der leiblichen Wahrnehmung auf einen ihren gemeinsamen Ursprungsort in einem universellen Empfindungsraum als dem ‚Ursprung der Wahrheit'" zentriert wird (Günzel 2007, S. 28).

Ausgangspunkt ist der Leib:

> „Wir sprechen den Vollzug der Synthese dem objektiven Leib nur ab, um ihn dem phänomenalen Leib zuzuschreiben, d.h. dem Leib, insofern dieser eine ‚Umweltintentionalität' besitzt, insofern seine ‚Teile' einander dynamisch vertraut sind und seine Empfänger dergestalt sich einstellen, dass ihre Synergie die Wahrnehmung des Gegenstandes ermöglicht. Mit der Aussage, eine solche Intentionalität sei kein Denken, wollen wir sagen, dass sie sich nicht in der Durchsichtigkeit des Bewusstseins vollzieht und dass sie sich auf den gesamten Erwerb meines Leibes an latentem Wissen von sich selber stützt […] und nicht im metaphysischen Punkt des denkenden Subjekts; und dadurch unterscheidet sich die Wahrnehmungssynthese von jeder intellektuellen Synthese." (Merleau-Ponty 1966, S. 272)

Er sucht nach der Begründbarkeit der Gegenstandswahrnehmung, des Gegenstandsbezugs, die sich nicht am kategorialen Denken von Subjekt und Objekt ausrichtet, die als „[…] Subjekt-Sein oder Objekt-Sein mögliche Seins-Kandidaten einer Ontologie darstellten könnten." Dies will er als „*indirekte Ontologie*" innerhalb der Phänomenologie methodisch finden, als „*natürliches Sein*". Das *natürliche Sein* zu situieren bedeutet, den Leib in einen transversalen Bezug im Diesseits zu verankern. Folglich ist das natürliche Sein in der Lebenswelt aufzuspüren.

Das Fleisch. Was bedeutet innerhalb der Leibphänomenologie die Ontologie des „Fleisches"? Flynn zeichnet die Denkbewegung, die zu diesem merkwürdigen Begriff geführt hat, so nach:

> "What Merleau-Ponty calls 'flesh' is the generality of the sensible", "an anonymity innate to myself" (VI, p. 133). We see that there is a progression of Merleau-Ponty's ontology which moves from the notion of Gestalt in The Structure of Behavior, to the notion of 'the one' (the on) that is the 'subject' of perception in the Phenomenology of Perception, then to the notion of the Flesh in The Visible and the Invisible. The flesh is neither some sort of ethereal matter nor is it a life force that runs through everything. Rather it is a notion which is formed in order to express the intertwining of the sensate and the sensible, their intertwining and their reversibility. It is this notion of reversibility that most directly problematizes the concept of intentionality, since rather than having the model of act and object, one has the image of a fold, and of the body as the place of this fold by which the sensible reveals itself." (Flynn 2011, vgl. auch Evans und Lawlor 2000)

Versuchen wir eine eigene Explikation. Die Lebenswelt, in welcher sich der phänomenale Leib gründet, ist Merleau-Ponty zufolge nicht *im metaphysischen Punkt des denkenden Subjekts* selbst gegründet bzw. verankert. In der Lebenswelt wird Wahrnehmungsbewusstsein durch den Leib zur Wirklichkeit gebracht, in dem er sich mit der Welt verbindet. Personen begegnen sich in der Welt durch die zwischenleiblich-transversale Bewegung von Sehen und Gesehenwerden, von Berühren und Berührtwerden. Das, was als Gegenstand, als sichtbares oder berührbares Ding einem Sehen, einem Berühren zur Teilhabe erfahrbar erscheint, sind elementar stoffliche, sind „materielle" Texturen. Daraus besteht im Sinne seiner *indirekten Ontologie* die Verfasstheit(en) der Welt, in denen sich der Mensch befindet bzw. von denen er umgeben ist. Beide, Mensch und Ding, haben an dieser „materiellen' Textur ihre Teilhabe. Die Welt ist *„fleischlich"* verfasst: so wie sich Ding und Mensch untrennbar fleischlich im *„Ineinander"* in dieser Welt zeigen und sichtbar sind. Merleau-Ponty führt dieses *„Fleisch"*, *"Chair"* als metaphorische Begriffsbestimmung ein, um eine Zäsur für seine *indirekte Ontologie* zu schaffen.

Mit der Metapher vom *„Fleisch"* versucht Merleau-Ponty an eine biblische Sprechweise anzuknüpfen, die für alle verschiedenen geschöpflichen Entitäten im Unterschied zur göttlichen Wirklichkeit verwendet werden kann (prominent etwa Johannes-Evangelium 1,1–18). Tiere, Pflanzen, aber auch anorganische Gegenstände wie Steine gelten in diesem Sinn als „Fleisch" (σάρξ *[sarx]*). Dabei ist auch an Genesis 1 u. ö. erinnert. Für Merleau-Ponty ist wesentlich, dass biblisch diese verschiedenen Gegenstände nicht scharf voneinander unterschieden, sondern miteinander *verbunden* sind. Da Gott als Sohn bzw. „Wort" (Λόγος *[logos]*) zudem selbst Fleisch wird (Johannes-Evangelium 1,14), scheint Merleau-Ponty das „Fleisch" als eine dynamische, prozessartige Substanz verstanden zu haben, die ontologisch alle Gegenstandsarten umgreifen kann (vgl. Günzel 2007, S. 93). Nicht auszuschließen ist weiter, dass es bei ihm auch Assoziationen an den römisch-katholischen Begriff der Transsubstantiation gibt, die bei der entsprechenden Verwandlung im Ritual der Eucharistie stattfindet. Die Metapher „Fleisch" bezeichnet also ontologisch eine durchgängige Kontinuität des Gegenständlichen. Ich lese es als ein Prinzip holistischer Verbundenheit.

Das *„Fleisch"* führt ein phänomenologisches leiblich-weltliches Verbundenheits-Prinzip ein.

Wie wird nun mit dem *Fleisch* als lebensweltlichem Terminus operandi verfahren, nachdem der Terminus dahin gehend bestimmt wurde, eine phänomenologische *indirekte Ontologie* zu begründen, die sich gerade gegen andere, vormals gedachte Seins-Lehren abheben soll?

Grundsätzlich gilt: Als Versuch, objektiv, theoretisch-denkend dem Sein in solcher Weise habhaft zu werden, lässt sich die ontologische Welt Merleau-Pontys nicht erfassen. Sein ist vielmehr als ein *Zur-Welt-Sein* zu denken; es gibt keine

Anstalten von ihm den Seins-Begriff im Sinne einer metaphysischen *Denk*figur außerhalb lebensweltlicher Erfahrung zu suchen. Deshalb ist auch von der *„indirekten Ontologie"* die Rede.

Merleau-Ponty sucht vielmehr nach der Möglichkeit, die er im *Fleisch zur Welt* zugedacht findet „als Genealogie des Seins oder die Frage nach dem ‚Ursprung der Wahrheit'" (Boehm, in: Merleau-Ponty 1966, S. V), die er in der Welt und dem Menschen selbst erkennt, da sowohl die Welt als auch der Mensch aus dem gleichen „fleischlichen" Stoff hervorgegangen sind.

„Le visible et l'invisible" – *„Das Sichtbare und das Unsichtbare",* ein von Merleau-Ponty selbst gewählter Titel seiner ontologischen Schrift, drückt im *„Sichtbaren"* zum *„Unsichtbaren"* das aus, was er als Bedingung der Möglichkeit ansetzt, um die Vorrangigkeit des Leibes mittels des *„Fleisches"* zu erweitern.

Es wird dadurch auf eine Ordnung des *„Urpräsentierbaren"* verwiesen (Merleau-Ponty 1986, S. 222). Damit opfert er teilweise die Leiblichkeitsmerkmale der bisher vorangegangenen Arbeiten der nun folgenden denkerischen Arbeit ab der Zeit um 1958 bis 1961, die zuvor in der *Phänomenologie der Wahrnehmung* so eindringlich bestimmt und von ihm herausgearbeitet wurden. Er opfert den *Leib der Wahrnehmung* teilweise dem *Fleisch,* das sich durch Öffnung zur Situierung des Seins in der Welt einrichtet, um den Leib für die Welt zu öffnen, wenn er schreibt:

> „Wenn zutrifft, dass die Philosophie, sobald sie sich als Reflexion oder als Koinzidenz deklariert, das zu Findende urteilend vorwegnimmt, so muss sie alles noch einmal aufgreifen, muss sie die Werkzeuge der Reflexion und der Intuition ablehnen, muss sie sich dort einrichten, wo diese sich noch nicht unterscheiden, in Erfahrungen, die noch nicht verarbeitet sind, sondern uns ein ganzes Gemisch auf einmal anbieten – ‚Subjekt' und ‚Objekt', Existenz und Wesen –, wodurch es der Philosophie möglich wird, diese Begriffe neu zu definieren." (Merleau-Ponty 1986, S. 172)

Die *„Erfahrungen, die noch nicht verarbeitet sind"* verweisen auf einen Erlebnismodus, der sich in unbestimmter Unmittelbarkeit wiegt und alles bewusste Unterscheiden erst noch vor sich hat.

Eingangs dieses Kapitels war die Rede von der *„Urdifferenz",* von der Waldenfels als *„von Sein und Denken"* sprach. Die Überwindung dieser Differenz findet sich in der Figur der (Über-) Kreuzung im *„Chiasmus."*[126]

---

126 *Chiasma* steht in der altgriechischen Sprache für *Kreuz.* Bei Merleau-Pontys Betrachtung ist an den anatomischen Verlauf des Nervus opticus gedacht, der über der *Sella turcica* kreuzt und teilweise Nervenfaserbündel sich wechselseitig tauschen, die sich mit dem jeweils gegenseitigen Augennerven zu einem gemeinsamen Truncus vereinen. So entsteht das stereoskopische Sehen.

Wie kann man den seltsamen Begriff des Chiasmus verdeutlichen?
"Our embodied subjectivity is never located purely in either our tangibility or in our touching, but in the intertwining of these two aspects, or where the two lines of a chiasm intersect with one another. The chiasm then, is simply an image to describe how this overlapping and encroachment can take place between a pair that nevertheless retains a divergence, in that touching and touched are obviously never exactly the same thing." (Reynolds 2016)

Versuchen wir auch hier wieder eine eigene Explikation. Merleau-Ponty führt diesen Beziehungsbegriff als Denkfigur ein, um eine *„Verflechtung"*, *„Reversibilität"*, *ein „Geflecht"* eine Zusammenführung von Einheitsdifferenz wie der von Mensch und Welt, von Subjekt und Objekt zu ermöglichen und gleichzeitig ein neues ontologisches Feld für ein *„fleischliches Sein"* zu eröffnen. Dieses *„fleischliche Sein"* wird „[…] als Sein der Tiefen, mit mehreren Blattseiten oder mehreren Gesichtern, als Sein im Verborgenen und als Anwesen einer gewissen Abwesenheit […]" vom Philosophen in seiner Sprache eingeführt (Merleau-Ponty 1986, 179). Immer wieder ausgehend von der Differenz zwischen Leib auf der einen Seite und Welt auf der anderen Seite, sucht er – durch den kartesianischen Ansatz vorbestimmt – im natürlichen Weltbezug über seine *„Wahrnehmungslogik"* den Weg des Bewusstseins in die Transzendenz zu umgehen.

„Das ist eine der Bedeutungen des menschlichen ‚Körperschemas'. Diesen Begriff wiederaufgreifen, den Leib als Subjekt der Bewegung und als Subjekt der Wahrnehmung zeigen – Wenn das nicht nur Worte sind, so heißt das: Der Leib als Berührendes-Berührtes, Sehendes-Gesehenes, Ort einer Art von Reflexion und dadurch in der Lage, sich auf etwas anderes als seine eigene Masse zu beziehen, seinen Kreislauf über dem Sichtbaren, dem äußeren Empfindbaren zu schließen. Wesentlich hier: *Theorie des Fleisches*, des Leibes als Empfindbarkeit und der Dinge als in ihm impliziert. Das hat nichts mit einem *Bewußtsein* zu tun, das in einen Objekt-Körper hinabsteigen würde. Es ist im Gegenteil das In-sich-Zusammenrollen eines Objekt-Körpers, oder vielmehr, genug der Metaphern: Es ist kein Überfliegen des Leibes und der Welt durch ein Bewusstsein· es ist mein Leib, so wie er zwischen dem vor mir Liegenden und dem hinter mir Liegenden gesetzt wird, mein Leib, der vor den aufrecht stehenden Dingen aufrecht steht, eingeschlossen in den Kreislauf der Welt – Einfühlung in die Welt, in die Dinge, in die Tiere, in die anderen Leiber (insofern sie ebenfalls eine perzeptive ‚Seite' haben), verständlich durch diese Theorie des Fleisches – Denn das Fleisch ist Urpräsentierbarkeit des Nichturpräsentierten als solchem, Sichtbarkeit des Unsichtbaren – die Ästhesiologie, das Studium dieses Wunders, das ein Sinnesorgan ist: Es ist die bildliche Darstellung der unsichtbaren ‚Bewußtwerdung' im Sichtbaren." (Merleau-Ponty 2000, S. 285 f.)

Anhand dieser Textstelle lässt sich erhellen, wie die Theorie des Fleisches den Leib und das Ding durch das chiasmische Verhalten zueinander in Beziehung bringt. Merleau-Pontys Gedanke scheint zu sein, dass der Leib einerseits zum

177

Ding und anderseits zum Leib zusammengeführt wird. Ein „*In-sich-Zusammenrollen eines Objekt-Körpers*" zu denken, das unter Ausschluss des Bewusstseins figürlich komponiert wird aus dem Gedanken eines inkarnierten Verhältnisses, einer „*Einschreibung*" bzw. „*Eingelassenseins*" des Fleisches zur-Welt – und zum Anderen seienden.

Das ist die konstituierende Welt von Merleau-Pontys *indirekter Ontologie*, wobei die Welt sich inmitten des Fleisches situiert – dort also, wo in der Welt der Leib sich zwischen anderen Leibern und Dingen einzurichten vermag. Alle(s) sind „*eingeschlossen in den Kreislauf der Welt*" – in ihr gemeinsam als „*Einfühlung in die Welt*". Sie sind in der weltlichen Sphäre in einer natürlichen *Zwischenleiblichkeit* verortet. Die Empfindbarkeit von Leib und Ding, die nur Dank des Leibes sich konstituiert, begründet die Wirkungsweise des Fleisches. *Fleisch* wird somit zum „*Prototyp des Seins*" (Merleau-Ponty 1986, S. 179). Fleisch ist die *Urpräsentierbarkeit des Nichturpräsentieren[s]*. Mit dieser kontradiktorischen Setzung wird der Seinsmodus (*Urpräsentierbarkeit*) einer Transzendenz zugeführt und in der Welt-Natur verortet (*Nichturpräsentieren),* wenn er davon spricht: „Das Fleisch des Leibes lässt uns das Fleisch der Welt verstehen. Wir haben das Korrelativ in der sinnlichen Natur gefunden […]". (Merleau-Ponty 2000, S. 297)

Der Seinsmodus als die Verbindung, als „*Einfühlung*" zum Anderen, als Berührender-Berührter fühlt sich zueinander ein, auch ohne die Bedingung eines personalen Wahrnehmungsbezugs im Sinne bewusster Intentionalität. Dieser Seinsmodus ist im Fleisch inkarniert angelegt. Folglich ist meine Inkarnation als Seinszustand zu Anderen „[…] kein Hindernis zwischen beiden, sondern deren Kommunikationsmittel." Das Einfühlen selbst liegt vor jeder Konstitutionsleistung des Tastens und wird von Merleau-Ponty als „*stumme Erfahrung*" beschrieben, die er auch als „*wilde(s) Sein*" bezeichnet, da es einen Zustand der „*absoluten Präsenz*" darstellt.[127]

> „Das Problem der ‚Einfühlung' wie das meiner Inkarnation läuft also auf eine Meditation über das Sinnliche hinaus oder, wenn man lieber will, verlagert sich nach dorthin. Dies liegt daran, dass das Sinnliche, das sich mir in meinem privatesten Leben kundgibt, gleichzeitig jede andere Leiblichkeit angeht. Es ist das Sein, das mich im Innersten betrifft, das ich aber auch in einem rohen und wilden ‚brut ou sauvage' Zustand treffe, in einer aBSOluten Präsenz, welche das Geheimnis der Welt, der Anderen und des Wahren enthält." (Merleau-Ponty 2003b, S. 259)

Nun breitet sich die sinnliche Natur „[…] zwischen dem vor mir stehenden und dem hinter mir liegenden Leibern und Dingen aus." Der Leib ist zwischen allen

---

127 Ich unterstelle dies als einen möglichen Erlebnismodus in der Tastwelt.

diesen. Er ist *intercorporéité*; und nicht im „[…] Überfliegen des Leibes und der Welt durch ein Bewusstsein." Dies Überfliegen kann der Leib auch nicht, denn als Berührendes-Berührtes, Sehendes-Gesehenes, Ort einer Art von Reflexion ist der Leib in der Lage, sich auf etwas anderes als seine eigene Masse zu beziehen. Merleau-Ponty greift die Figur der Doppelempfindung als Zusammenführung des Leibes mit der Welt, als Bedingung und als Relation einer *„Theorie des Fleisches"* auf, die jetzt der Leib als Empfindbarkeit und der Dinge als in ihm impliziert ansetzt. Dies dient als Vorstoß, zur Eröffnung eines *„berührbaren Seins"* (Merleau-Ponty 1986, S. 176), im Vollzug des Leibes als Berührendes-Berührtes.[128] Das gleicht dem Ergreifen im Körperlichen und Ergriffenwerden im Eigenleiblichen.

Die Ausweitung als Seinsmodus im Sinne eines Zusammenschlusses mit der *Urpräsentierbarkeit* verlangt eine „eigen-rückbezügliche Reflexion" des *„Doppelbezugs"*. Wobei die Welt der Leiblichkeit zum Fleisch hin dynamisiert wird: „[…] das hat nichts mit einem *Bewusstsein* zu tun, das in einen Objekt-Körper ‚hinabsteigen' würde. Es ist im Gegenteil das In-sich-Zusammenrollen eines Objekt-Körpers, oder vielmehr […]" Merleau-Ponty verweist auf das *„Fleisch"*, dass dadurch erst der *„Objekt-Körper"* zum Fleisch *sich-zusammenroll[t]*, wenn das *Berührte dem Berührende[n]* im Eigenleib gewahr wird, indem er im Vollzug seines Handelns als Berührender sich als Berührten selbst erlebt. Es handelt sich sowohl um die „Einfühlung in die Welt, in die Dinge, in die Tiere, in die anderen Leiber" als auch in die Natur.

Wir sprachen soeben von einem Doppelbezug, haben diesen aber noch nicht interpretiert. Was meint „Doppelbezug"? Der Doppelbezug entsteht, indem sich etwas wechselseitig auf etwas anderes als auf seine eigene Masse beziehen kann. Die Masse erfährt im Erleben des Doppelbezugs eine morphologische Änderung und entwickelt ein relationales Verhalten zum Anderen. Merleau-Ponty beschreibt das so:

> „[…] während er [Leib A. K.] gerade dabei ist, die Dinge zu sehen und zu berühren, sodass er gleichzeitig *als* berührbarer zu ihnen hinabsteigt und sie *als* berührender alle beherrscht und diesen Bezug, wie auch jeden Doppelbezug als Aufklaffen oder Spaltung seiner eigenen Masse aus sich selbst hervorholt." (Merleau-Ponty 1986, S. 191)

---

[128] Ein Moment der Arbeit ist dieser „Idee" geschuldet, wieweit die Eröffnung des „berührbaren Seins" (Merleau-Ponty 1986, S. 176), das im Vollzug der palpatorischen Intention des Leibes „als Feld der Wahrnehmung und des Handelns" (Merleau-Ponty 2003a, S. 33) konstitutiv für das Einlösen einer osteopathischen Wirklichkeit stehen kann. Kann der Vollzug der Palpation als Handlung, welche zu einer möglichen Erweiterung, Entgrenzung oder gar einer Form von „Auflösung" des hier besprochenen Chiasmus gedacht werden?

Dabei ergibt sich Aufklaffen oder Spaltung. An anderer Stelle beschreibt er es als eine *„Falte"* eine *„Höhlung im Sichtbaren"* oder als

> „[…] ein Sein der Tiefe, mit mehreren Blattseiten oder mehreren Gesichtern […]" bzw. „Blatt, dessen zwei Blattseiten beide derselben Sache angehören." (Merleau-Ponty 1986, S. 173; 179; 188)

Dies sind metaphorische Beschreibungen für eine *verflochtene* Autogenesis, die der Mensch mit der Welt als *Doppelempfindender* schon je verband. Der Leib wird *zum Sein mit zwei Dimensionen*. Diese Dimensionalität ist es, die in der Verbindung zur Welt und zur Natur weiter als Gegenstand der Untersuchung fungiert. Merleau-Ponty versucht, Relationalität über substanzielle Konzepte zu entwickeln.

5.7 Das Naturverständnis Merleau-Pontys und die Tastwelt

Die philosophisch erlebten Merkmale einer osteopathischen Wirklichkeit in der Tastwelt wie im ersten Teil dieser Arbeit aufgezeigt, ferner die im zweiten und dritten Teil explizierten Momente einer vornehmlich dem Pragmatismus verdankten Ausrichtung der philosophischen Grundannahmen der osteopathischen Gründungsväter, verlangen nach einem Einblick in das Thema der Natur oder besser in das Verständnis für die Natur bei Merleau-Ponty. Dies mit dem Ziel, die bisher in diesem vierten Teil rezipierten Themen von *Leiblichkeit, Wahrnehmung* und *Intersubjektivität* und deren inhärente Weltbezüge nun unter der Annahme von Natur den Ergebnissen des zweiten und dritten Teils verbindend mit Merleau-Pontys phänomenologischer Welt und deren Weiterentwicklung im 21. Jahrhundert zuzuführen. Es bedeutet nicht, dass der Weg der Wahrnehmung im Leiblichen als ein natürliches Sein einer phänomenologischen Sichtweise in der Arbeit abduziert werden soll. Da wir weiter oben gesehen haben, wie strikt die Bezüge zur Natur bei Still im zweiten Teil und bei Littlejohn im dritten Teil der Arbeit immer wieder als Haltepunkt einer osteopathischen Wirklichkeitsannahme des Seins durch die Handlung der Gründungsväter explizit besprochen werden mussten, ist es nur förderlich für den Gesamtkontext der Arbeit, der *Natur* Merleau-Pontys eine Besprechung zukommen zu lassen (Merleau-Ponty 2000). Dies in Würdigung der zugrunde gelegten Annahme dieser Arbeit, die von der Kunstlehre der osteopathischen Handlungspraxis und deren Wahrnehmungserlebnissen in einer „natürlichen' Welt ausgeht, in der „[…] der menschliche Leib (und nicht das „Bewusstsein') als dasjenige erscheint, das die Natur wahrnimmt und zugleich in ihr wohnt […]" (Merleau-Ponty 1973, S. 126 f.).

Konkret resümierend: Die Grundannahme der Arbeit beruht sowohl auf der philosophisch-leiblichen Untersuchung von Erlebnis, Entwicklung, Ausarbeitung als auch der Offenlegung der Verhältnisse von Erfahren,[129] Anschauen und Reflektieren. Kurz: von Wahrnehmungserfahrungen im Eigenleiblichen, als dem Organ der Wahrnehmung, das in Resonanz, in Kommunikation zur Welt sich zeigt und in ständig wechselseitigem, prozessualem Austausch zwischen Osteopathen und Patienten erlebt wird. Die gesamte Sichtweise meiner Arbeit wird als „Phänomenologie von unten‘[130] angesetzt verstanden – als eine basale Erlebniswelt natürlich-leiblichen Erfahrens. Die so verstandene basale Erlebniswelt des Osteopathen ist anzuerkennen in sprachlicher Mitteilung von Gesundheits- und Krankheitszuständen des Patienten.

Dies ist ein anzuerkennendes *Zur-Welt-Sein*, eine prozessual-philosophische Hingebung in Horizontalität auch über die Zeit, die im Osteopathen als leiblich verankerte Erfahrungsdimension erscheint. Ferner ist damit die implizite Setzung des qualitativen Phänomen-Begriffs über die Zeit verbunden. Es ist das prozessuale Erfahren von Phänomenen in der Tastwelt, die als Tiefendimension hinter dem Phänomen zur eigentlichen Erscheinung gelangt. Sie ist als Erfahrungsdimension zu verstehen, die der phänomenalen Arbeit eine historische Dimension beimisst, in der täglichen Arbeit mit dem Patienten.

Die Erfahrungsdimension im phänomenologischen Feld wurde bisher im wechselseitigen Verhalten zwischen Menschen untersucht. Mensch, Körper und Leib gehören auch zur Natur. Wo steht der Mensch in der Natursetzung bei Merleau-Ponty? Ferner die Frage: Wie verhalten sich der Leib und seine Wahrnehmungserfahrung zur Natur, zum eigentlichen Erleben von Natur? Untersucht wird die Natursetzung Merleau-Pontys in den Dimensionen wechselseitiger Bezugnahme von Mensch zur Natur von Natur zum Menschen.

Merleau-Pontys explizierte Beschäftigung mit der Natur war über die Schaffensperiode von vier Jahren akademisch, öffentlich und umfasst den Vorlesungszeitraum dreier akademischer Jahre (1956–1960). Unveröffentlicht, somit privat hingegen, war sein zugrunde gelegtes Vorlesungsskript, das erstmals 1995 – betitelt als „*La nature. Notes. Cours du Collège de France*" – erschien und aus stu-

---

129 Erfahren als leiblicher Modus der Wahrnehmung, die von innen heraus sich dem Anschauenden zeigt.

130 „*Phänomenologie von unten*" ist hier metaphorisch angesetzt und impliziert den prozessphilosophischen Charakter: gleichsam dem Vergleich der Natur von „*ewiger Wiederkehr*" bei Merleau-Ponty, wenn er in seiner Einführung schreibt: „[…] diese [Natur] liegt nicht völlig vor uns. Sie ist unser Boden, nicht das, was vor uns liegt, sondern das, was uns trägt." (Merleau-Ponty 2000, S. 20)

dentischen Mitschriften (1. und 2. akademisches Jahr) bzw. seinen ausschließlich persönlichen Aufzeichnungen (3. akademisches Jahr) rekonstruiert wurde.[131] Der Herausgeber weist darauf hin, dass diese eigenen Notizen veröffentlicht wurden, „[…] trotz ihres oft flüchtigen, allusorischen und unleserlichen Charakters."

Zum anderen folgt er zwei etymologischen Herleitungen des Naturbegriffs aus dem Griechischen φύειν (fuein) und nasci aus dem Lateinischen und bestimmt die Natur als „[…] über Alle dort, wo es Leben gibt, das einen Sinn hat, wo es jedoch kein Denken gibt": Natur wird als sinnhaft (aus sich selbst heraus) gesetzt, wenn das Denken selbst als Sinnstifter nicht in die Natur einbezogen wird.

> „Die Natur unterscheidet sich also von einem einfachen Ding; sie hat ein Inneres, bestimmt sich von Innen heraus;" und „[…] unterscheidet sich die Natur vom Menschen; sie ist nicht von ihm eingerichtet, und dem Brauch, der Rede entgegengesetzt."

Damit ist auf einer Seite Merleau-Pontys Ouvertüre, Grundlage seiner Sichtweise auf die Natur, skizziert, die ihm den Freiraum gibt, *Natur* zu bestimmen als *„Primordiales", „Nicht-Konstruiertes"* und *„Nicht-Gestiftetes",* ferner von *„ewiger Wiederkehr, einer Dauerhaftigkeit"* eingerichtet, und er spricht von ihr als einem „[…] rätselhafte[n] Gegenstand, ein Gegenstand, der nicht völlig Gegenstand ist; sie liegt nicht völlig vor uns. Sie ist unser Boden, nicht das, was vor uns liegt, sondern das, was uns trägt."

Somit wird der Natur eine Funktion zugedacht. (Merleau-Ponty 2000, S. 19;20) Die Grundannahme einer Setzung der Natur, so wie hier dargestellt, ist sowohl Standortbestimmung für den weiteren Verlauf der Vorlesungen als auch Setzung seines Arbeitsmaterials. Sie ist gleichsam der *„Boden",* von dem aus er seine phänomenologisch-ontologische Perspektive einrichtet. Wenn man so will, kann man in Merleau-Pontys Exposition des Naturbegriffs einen prozessphilosophischen Einschlag erkennen. Prozessphilosophisch deshalb, weil die Natur hier Merkmale einer *„Selbsthervorbringung eines Sinnes"* in sich trägt, deren Sinnbestimmung so betrachtet wird, „dass/sie […] ein Inneres, bestimmt sich von Innen heraus [hat]; der Gegensatz von „natürlich" und „akzidentell" kommt daher." Und in ihrem prozessualen Werden und Vergehen einen Sinn in der *„ewigen Wiederkehr"* liegt.

Merleau-Ponty baut seine Analyse als eine Philosophie der Naturerkenntnis auf und nicht als eine *„Erkenntnistheorie der Natur".* Gemeint ist nicht eine Be-

---

[131] Die deutsche Erstausgabe erschien 2000 unter dem Titel *„Die Natur".* Vor allem der dritte Teil konnte nur skizzenhaft ediert werden, weil der originale Textkorpus nur skizzenhaft von Merleau-Ponty zu Papier gebracht wurde. Der Herausgeber des Werks geht in seinem Vorwort ausführlich auf die Lektoratsarbeit dazu ein (Merleau-Ponty 2000, S. 13 ff.).

gründung einer Naturphilosophie im Sinn einer „*Super-Wissenschaft*". Die erstere unterliegt einem Operationalismus, der nur formal Begriffe zur Klärung bringt, ohne dass dem Sein ein ontogenetischer Prozess zugrunde gelegt ist, der außerhalb „*wissenschaftliche[r] Erkenntnisobjekte[n]*" verankert zu sein scheint. Merleau-Ponty spricht von einer „*Erkenntnissituation*", die auf Leistung kultureller Errungenschaften fußt (Mensch ausgestattet mit Wissenschaft und Technik), jedoch erst durch sie „[…] Wissen herstellt, die durch diese technische Manipulation der Erfahrung Erkenntnisse erhält."

Es ist für Merleau-Ponty nicht die wissenschaftliche Frage nach dem, was ist, sondern die Frage nach dem, „[…] was das Sein ist, der Sinn des Seins […]" innerhalb eines wissenschaftlichen Konstrukts. So muss die Erkenntnistheorie außerhalb der *An-sich* Ordnung gesetzt sein, da das Sein von Anfang an das „*Erkannt-Sein*" gebunden ist (Merleau-Ponty 2000, S. 277–279).

In diesem kurzen, dicht gedrängten Abschnitt werden das romantische Naturkonzept, ebenso wie Bergsons Idee einer Bewusstseinsphilosophie, des „*Elan vital*", in der „[…] die ‚Materie' in Wirklichkeit Geist oder geistähnlich ist […]", festgestellt.

Merleau-Ponty spricht nicht von der „*Naturphilosophie*", sondern exponiert das „*Naturthema*" zum „*einzige[n] Thema der Philosophie*" von „*Natur*" – „*Mensch*" – „*Gott*" als „*nexus*", als „*vinculum*". Er institutionalisiert die Natur im folgenden Satz – dieser ohne Prädikat – als „*Blattseite des Seins*", und bestimmt ferner „[…] die Probleme der Philosophie als konzentrische", die im „*Naturthema*" ihren denkerischen Fokus finden.

„Die Naturontologie als Weg zu einer Ontologie […]", so deutet Merleau-Ponty die Stoßrichtung seines Vorlesungsjahrs an: Es geht ihm um die „*ontologische Mutation*" des Naturbegriffs, – ein Prozess, den er im folgenden Sinnabschnitt als „*privilegierte[n] Ausdruck einer Ontologie*" versteht, um darin die Natur zu verorten. Merleau-Ponty bestimmt die Natur neu, indem er im „*Nexus*" (als die perspektivische Beziehung zwischen Natur, Mensch und Logos) den Menschen einreiht, um eine „*gesonderte Seinsmacht*", die sonst dem Menschen gegenüberstehen würde, zu unterlaufen. Der Mensch reiht sich ein in die Natur, die Natur reiht sich ein in den Menschen, die in der „*Blattseite des Seins*" sich ebenda (auch) findet. Ebenso ist der Mensch in seinem Verhältnis von Sichtbarkeit und Unsichtbarkeit im ontologischen Leib in die Natur eingeschlossen. Dies geschieht durch die „*innere und äußere Erfahrung mit der Natur*" (siehe c. 1, 5 und 7. Sinnabschnitt). Beide durchdringen sich. Das impliziert eine genauere Untersuchung der „*ontologischen Blattseiten*" des Seins (siehe c. 2, 1 Sinnabschnitt).

Der sich anschließende Abschnitt ist ein kurzer Anriss der „*Kartesianischen Natur*", in der Merleau-Ponty auf das „*antezedente Sein*" eingeht als die „*Produktivität des Wesens*" im „*Sosein mit dem Sein*". Dabei erscheint die Natur als „*causa sui*" sich selbst zugewandt einer Teleologie verhaftet, die eine „*restlose Natur ist*". Folglich schließt er, dass der Naturbegriff bei Descartes keine Ontologie ausmacht. Durch die Einbeziehung des Gottesbegriffs spricht Merleau-Ponty von einem „[…] Teil einer Ontologie, eines ontologischen Gefüges […]", das die Welt als Natur versteht, die sich in ihrem äußeren Erscheinen der Vernunft Gottes unterstellt.

Mit der Explikation des Descarteschen Naturbegriffs „[…] als dieses Sein mit anderen Seinsarten (Gott, dem Menschen) verbunden […]" verbindet Merleau-Ponty sowohl argumentativ als auch perspektivisch die Aufforderung: „Die Natur als Blattseite des Seins studieren […]". Er zeigt hierfür auch den Weg auf, dass, „[…] unsere innere und äußere Erfahrung der Natur dazu beitragen [soll], eine andere Ontologie zu zeichnen, und aus diesem Grund ziehen wir sie zurate." Diesem Schluss ist die Erkenntnis bei Descartes geschuldet, dass sich in der Descarteschen Natur eine Ontologie bildet, die aus Seins-Verbindungen besteht, „[…] was nicht nichts ist, sich also dem Nichts widersetzen, das keine Eigenschaften hat und aus ihm hervorkommen […]".

Merleau-Ponty bleibt an Descartes dran: Er nutzt diese Textpassage beispielsweise, um bei Descartes eine „*Aufstellung' der Seinsarten*" ferner „[…] ihre gegenseitige Verknüpfung […]" einer impliziten Ontologie zu widersprechen. Er stellt den „*natürlichen Verstand*" gegen die „*Lebenserfahrung*" eines Leibes, „[…] der ich bin ist niemals der Leib den ich denke, und beide sind nur für Gott im selben Sinn Leib." Merleau-Ponty schreibt weiter:

> „Gott allein ist der metaphysische Ort der Kohärenz, nämlich ein Ort, den ich definitionsgemäß nicht einnehmen kann, denn ich bin Mensch. In einem unendlichen Sein, dass aber nicht das einzige Sein ist, befindet sich also das Geheimnis Alle der anderen Seienden und des Seins."

Die ontologische Frage der menschlichen Existenz zur Natur wird ausgerichtet, – in den Leib justiert und in diesem dort verstanden als „Enthüllung des Seins […] auf der Seite dessen stehen, was nicht nichts ist." Das Eigene wird in Bezug gesetzt „[…] zur Natur außer uns […]" und Merleau-Ponty stellt die Aufgabe, dass die Natur außerhalb von uns, von der Natur, „[…] die wir sind, enthüllt werden [muss]". Er schließt: da die Natur in uns selbst ist, können wir auch die Natur erkennen. Die Lebewesen, selbst der Raum hat Resonanz mit uns – in uns mittels der leiblichen Wahrnehmung, die dadurch zu einer Welt der Erkenntnis führt. Metaphorisch dargestellt in „[…] Strahlen zu sammeln, die im Fokus des Seins zusammenlaufen." Der Philosoph sucht in der „*Philosophie der Perspektive und Philosophie de(s) vertikalen Seins"* relationale Bezüge zwischen der Natur, dem Sein und dem Leib gemeinsam herzustellen. Der Bezug fokussiert vom eigenen Leib auf den Leib des Anderen.

Die Bezüge findet er im Diskurs eines „*Natürlich-sein[s]*" oder: „Auf-natürliche-Art-und-Weise-sein heißt […]" Merleau-Ponty skizziert hier den Bezug zur Natürlichkeit.

Methodologische Anweisung hier: die „*Natur*" wie „[…] eine ontologische Blattseite zu untersuchen." Und das *Leben* hierzu in Beziehung zu setzen, indem in der „*Verdoppelung der Blattseite*" der Mensch „*in der Natur auftaucht*". Der Mensch wird nun zum Ort der Blattseite und die damit verbundene konstituierende „*Kommunikation*" nach zwei Seiten hin – „*Verdoppelung*" oder „*sichtbar-unsichtbar*" – als „*Ineinander des physikochemischen Lebens*"[132] im Übergang der Evolution von „*Tierheit*" und „*Natur*" gesetzt. Merleau-Ponty spricht von einer „*Verwirklichung des Lebens*", die er darin findet, dass der Mensch nicht Tier-Mechanismus mit Vernunft – sondern ein „*Zwischensein*" ist, ausgestattet „[…] mit seinem Leib: Bevor sie Vernunft ist, ist die Menschheit eine andere Leiblichkeit." Der Philosoph haftet die Daseinsform des Menschen in diesem Zwischensein ganz an seine Idee von der „*ontologischen Blattseite*" an und möchte sie begreifen als eine „*andere Art von Leib-Sein*", um das „*Ineinander*" der leiblichen Verflochtenheit mit der Natur und somit *in* der Natur als sinngebundener, sinnstiftende Kommunikation zu setzen. Um in dieser Leiblichkeit „[…] die Menschheit auch als filigranes Sein auftauchen zu sehen […]" in Vorbereitung einer „*[filigranen], globalen Wirklichkeit*".[133]

In dem nun folgenden kurzen Abschnitt zur Einleitung der gegliederten Entwürfe behauptet Merleau-Ponty das „*Ineinander*" als den „*Seinsmodus*", der sich zwischen dem wahrnehmenden menschlichen Leib und der Natur auftut „[…] nicht das eines Dinges in einem Ding ist […], als das nur von Gegenständlichem, sondern das als […] gelebte[s] wahrgenommene[s] Ineinander bestätigt wird". Weiter erfährt der Leib eine Neuverortung ins Transzendente, indem sich die

---

132 Das „*Ineinander*", so die Fußnote des Herausgebers, wird von Merleau-Ponty in den Vorlesungszusammenfassungen von 1952–1960 anhand der Husserlschen Begriffsbestimmung abgeleitet als „Die Inhärenz des Selbst zur Welt oder der Welt zum Selbst, des Selbst zum Anderen und des Anderen zum Selbst", *was Husserl das „Ineinander" genannt hat*" (Merleau-Ponty 2000, S. 284).

133 Den Begriff „*Kommunikation*" wähle ich, um im Vorgriff auf den Dritten Entwurf die engen Beziehungsverhältnisse von „*[…] Öffnung einer Umwelt*" zur „*Kommunikation*" hervorzuheben.

Dimension der Untersuchung als Abweichung vom „*Sichtbaren*" ins „*Unsichtbare*" verlagert – transformiert wird.

Im engen Feld der „[…] ernst genommene[n] Vereinigung von Seele und Leib" setzt Merleau-Ponty den Leib als Ding kontrastierend zum Leib als „*mein Blickpunkt*" auf die Dinge. Der Leib gewinnt hierdurch an ontologischer Tiefe und gleichzeitig ist es eine perspektivische Neuausrichtung des Leibes zur Welt. Diese „[…] Positur in der Welt zu haben" ist privilegiert eine *leibliche*. Dadurch schließt Merleau-Ponty die „Lücke" – kartesianisch verstanden – und verweist den Leib, „das Verhältnis zur Welt […]" in den Leib, als „[…] zu sich selbst enthalten." Er macht somit den Leib zum „*Maßstab-Ding als Fleisch*". Der Leib wandelt sich zum ontologischen Fleisch, zur „*Positur in der Welt*", der selbst als Subjekt zu sich empfindend ist (Narzissmus). Diese Transsubstantiation steht für Merleau-Ponty als „die ernst genommene Vereinigung von Seele und Leib". Denn seine so zu verstehende menschliche „*Ästhesiologie*" entsteht dadurch, den phänomenalen Leib (Makrophänomen) als „[…] Ineinander, zu denken" unter „Beiseite[lassen]" des Objekt-Körpers ein (Mikrophänomen) eines „*An-sich*" und des „*Für-sich*" des Geistes. Bezeichnend ist hier, dass der Verwandlungsgedanke, die Transsubstantiation, im Grundsatz als Geflecht oder Verflechtung anzunehmen ist: z. B. während der Handlung von Sehen, Berühren und Bewegen.

Dabei wird *die Doppelempfindung* der beiden sich berührenden Hände – bis hin zum „*Austausch*", zum „*jeweils Spiegel der anderen*", zum „*Echo*" und „*Kreislauf*" (wechselseitig) zusammengezogen vom „berühren mich, genauso wie ich sie berühre" einer „*Mit-Wahrnehmung*". Diese Wiederaufnahme der Doppelempfindung (Leib und Ding) unterscheidet sich wesentlich von der Zitatebene von 1945. 1960 wird eine Beschreibung herangezogen, um die Kontextualisierung von Natur, – – die Prämisse des ontologischen Sinns von Wahrnehmung im phänomenalen Leib, einer ursprünglichen *fertigen Tätigkeit* – mit der des Fleisches zu verbinden: hier als ein „[…] massives Fleisch der Ästhesiologie, subtilisiertes Fleisch der Mit-Wahrnehmung."

Merleau-Ponty bezieht sich mit der „*Doppelempfindung*" auf das Körperschema, um eine „Synergie meines Leibes [zu] eröffnen." Das synergistische Element nun ist „[…] zwischen demjenigen, was als Ding erscheint." (Hand, in der actio von Berührung des Anderen) Merleau-Ponty spricht von einem „*Einfühlungszusammenhang*". Dieser ist dann gegeben, wenn *die „Körperschemata"* (zum ersten Mal im Plural) eine Seins-Beziehung eingehen, die wechselseitig anzuerkennen ist. Er folgert: „Mein Körperschema wird in die anderen hinein projiziert und introjiziert, sie hat Seinsbeziehungen zu ihnen, sucht die Identifizierung, kommt sich wie eins mit ihnen vor, begehrt sie."

Dies setzt allerdings voraus, dass die „[...] fleischliche Beziehung, eine Erweiterung [...]" durch den „*Narzissmus*" des Leibes erfährt, die er an anderer Stelle auch mit „*Betroffenheit des Selbst*"[134] ausdrückt und dem Narzissmus anbei stellt.

Merleau-Ponty erreicht durch diesen reflexiven Rückbezug auf die (eigene) leibliche Personalität den personellen Durchgang als eine selbstreflexive Anerkennung des eigenen Seins in der Welt. Oder an anderer Stelle: „Das Körperschema wäre kein ‚Schema‘, enthielt es nicht diesen Kontakt von ‚sich‘ zu ‚sich‘ (der eher ‚Nicht-Differenz‘) ist." (Merleau-Ponty 1986, S. 321)

An einer weiteren Stelle im letzten und *[Achten Entwurf]* findet diese Denkfigur in einer übersteigerten Form das Bild des *Kannibalismus*, wenn er schreibt: „[...] die orale Einverleibung (den Anderen ins Innere hineinlassen) Introjektion." (Merleau-Ponty 2000, S. 373)

Die Denklinie führt ihn zum Begriff vom „*Begehren*", das sich in Form eines chiasmischen Ausdrucks anbietet als „[...] transzendentalen Standpunkt [...], gemeinsamer Gliederbau meiner Welt als fleischliche und der Welt des Anderen. Sie führen alle beide zu einer einzigen Einfühlung [...]" Gemeint ist damit das Körperschema. Damit endet der 2. Sinnabschnitt mit der „[...] libidinöse [...] und soziologische Struktur."

Das „*Begehren*" steht im folgenden Abschnitt im Mittelpunkt seines Vorlesungsskripts von 1960. Begehren und Ästhesiologie – beide sind im Leben im Leib verankert. Beide werden in einen relational-prozessualen Bezug gesetzt, wenn es heißt, dass die „[...] Ästhesiologie [...] zu einer Umwelt [...]" und „[...] das menschliche Begehren aus dem tierischen Begehren [...]"[135] sich entwickelt und folglich dies als operatives Vorgehen zur „Öffnung einer Umwelt [...] [als] Kommunikation von Artgenossen" von Merleau-Ponty verstanden wird.

Der Terminus *Begehren* ist einerseits selbsterklärend: als das Begehren aus sich heraus. Er bezieht sich jedoch auch auf das Dazwischen, die Zwischenleiblichkeit (das Körperschema, das „*projiziert*" und „*introjiziert*" sich zwischen Eigenem und dem Anderen einlässt). Dies stellt offenbar eine Konnotation, eine begriffliche Erweiterung dar. Das Begehren eröffnet im Körperschema einen spezifischen Bezug zur Umwelt,[136] den Merleau-Ponty als „[...] eine libidinöse [...] und soziologische

---

134 Einige der Denkfiguren, die hier in den Vorlesungsskizzen beschrieben werden, entwickeln ausformuliert in „*Das Auge und der Geist*" ihre ganze Kraft.
135 Innerhalb der Vorlesungsveranstaltungen im 2. akademischen Jahr 1957–1958 nimmt die „*Tierheit*" einen breiten Raum ein, der hier nicht Gegenstand sein soll.
136 Dem „*Umwelt*"-Begriff, den Merleau-Ponty anspricht, geht eine lange begriffsbestimmende Auseinandersetzung vorweg. Vornehmlich in seinen Vorlesungen im 2. akademischen Jahr. Merleau-Ponty zeigt am Beispiel des Uexküllschen Umwelt-

Struktur" beschreibt. Er denkt dem Begehren eine *Einfühlungs*kraft zu, welche die Wahrnehmung in einen Begehrensmodus führt, der als Seins-Zusammenhang, nicht als Erkenntniszusammenhang durch die „*Öffnung einer Umwelt*" anzuerkennen ist.

In diesem letzten Sinnabschnitt findet Merleau-Ponty durch Analogiebildung, die er im *Fleisch* verortet, Anschluss an das Freudsche dialektische Gegensatzpaar von „*Eros und Thanatos*", als Evolution der (Lebens-) Triebe, die sich mit dem „[…] Doppelsinn von Öffnung und Narzissmus, von Vermittlung und von Involution […]" in Deckung bringen lassen. Das Fleisch, das vermittelnd zwischen Selbstbezug und Öffnung zur Natur sein eigentliches Sein entfaltet, erfährt eine Stabilisation im Beziehungsverhältnis des *Ineinander* von „Ich-Welt, Ich-Natur, Ich-Tierheit, Ich-Socius […]" von einer Person, die mit „ich" auf sich selbst Bezug nimmt.

> „Die ‚Lust' wird von der ‚Realität' heimgesucht. Der Leib verlangt etwas anderes als der Ding-Leib oder die Beziehung zu sich selbst. Er bildet mit den anderen einen Kreislauf. Dies aber durch sein eigenes Gewicht des Leibes, in seiner Autonomie […] Der Freudsche *Eros* und *Thanatos* treffen sich hier mit unserem Problem des Fleisches mit seinem Doppelsinn von Öffnung und Narzißmus, von Vermittlung und von Involution – Freud hat wirklich mit der Projektion-Introjektion, dem Sadomasochismus, der Beziehung von Ineinander Ich-Welt, Ich-Natur, Ich-Tierheit, Ich-Socius etwas erkannt." (Merleau-Ponty 2000, S. 306)

Die gesamte Analyse findet sich unter www.kaiser-osteopathie-bonn.de. Hier beschränken wir uns auf die Zusammenfassung.

5.7.1 Zusammenfassung der Textanalyse Die Natur

Am Beispiel dieser Textanalyse des skizzenhaft ausformulierten „*Dritten Entwurfs*" (Merleau-Ponty 2000, S. 300–306), die den „*menschlichen Leib*", „*den libidinösen Leib und die Zwischenleiblichkeit*" zum zentralen Untersuchungsgegenstand macht, ist die perspektivische Ausrichtung der Natur, hin zu einer leiblichen Verankerung festzustellen, die sinnstiftend eingeführt wird.

Das Umkreisen des Themas *Natur* war seiner ursprünglich angelegten großen Werksarbeit „*Ursprung der Wahrnehmung*" geschuldet. Ihn bewegt die Naturfrage in diesem Entwurf, wenn er in seinen Arbeitsnotizen 1959 feststellt:

> begriffs, den er für seine Sichtweise als Phänomenologie „philosophisch' umdeutet. Die *Umwelt* hat dabei einen verbindenden Charakter: „ *Sie ist dazu bestimmt, das zu verbinden, was man gewöhnlich trennt: die organbildende Tätigkeit und die sowohl niederen als auch höhere Verhaltensweisen.*" (Merleau-Ponty 2000, S. 240)

„Ende der Philosophie oder Wiedergeburt
Notwendigkeit einer Rückkehr zur Ontologie – Die ontologische Fragestellung und ihre Verzweigungen:
die Frage nach dem Subjekt-Objekt
die Frage nach der Inter-Subjektivität
die Frage nach der Natur
Skizze der geplanten Ontologie als Ontologie des rohen Seins – und des Logos."[137] (Merleau-Ponty 1986, S. 215)

Unschwer ist zu erkennen, welchen Stellenwert Merleau-Ponty der Natur als ontologisches Thema im vorgesehenen Gliederungsentwurf für das Werk beimisst und wie verwoben sich die Natur bei ihm in einer *„Ontologie des rohen Seins"* dargestellt hätte, wäre es ihm möglich gewesen, dieses Werk zur Vollendung zu bringen.

Dies ist schon aus den Arbeitsnotizen des *Dritten Entwurfs* erkennbar.

Komplex und vielschichtig sind die verfolgten Sinnlinien angelegt, die im Einzelnen nun zur Zusammenfassung gebracht werden:

Drei Bezüge lassen sich grundsätzlich in der gesamten Analyse erkennen:

– Eine radikale Abkehr von jeglichem Naturverständnis, dass die *Natur* als Erkenntnisgegenstand in einer Erkenntnistheorie des Denkens situiert ist. Abkehr, weil die Natur primordial, prinzipiell vorgeordnet, ursprünglich, nicht-konstruiert – aber ein rätselhafter Gegenstand ist, der nie völlig als *„Gegenstand"* angesehen werden kann.

– *Chiasmus*, *Leib* und *Fleisch* sind das phänomenologisch-explizierte Vokabular, das Merleau-Ponty seinen ontologischen Grundannahmen von Natur beistellt. Sie bilden die Werks- und Arbeitsbegriffe, die (auch) die Natur in das „[…] von unserem gelebten, wahrgenommenen Ineinander", ins Leibliche hinein verlegen.

– Der Naturbegriff ist mit Kritik an der Tendenz traditioneller, positivistisch-philosophischer Denkbezüge des 19. Jahrhunderts aufgeladen. Es geht Merleau-Ponty um die Loslösung von konkreten innerweltlichen Bezügen einer nur *„äußeren Natur"*, die sich vom Bewusstsein heraus auf die *Natur* hin gründet, und sich im operativen Denken zu einer Ideologie hin entwickelt hat (Merleau-Ponty 2003b, S. 276). Dem tritt Merleau-Ponty entgegen. Er setzt den Leib *„und nicht das Bewusstsein"* als den Ort, in dem Natur konkret wahrgenommen wird.

---

137 Einrückungen wie im Original übernommen.

Verdichten wir den Ertrag unserer kursorischen Interpretation von schwer verständlichen Notaten Merleau-Pontys zum Naturbegriff nun noch einmal mithilfe einer Frage:

Was ist der phänomenologische Gesichtspunkt – die Idee, die Fortschreibung der Natur für Merleau-Ponty? Und wie ist die Stellung des Menschen, der in die Natur eingelassen ist?

Natur ist bei Merleau-Ponty ein Seinsmodus, dem der Mensch angehört, der in diesem Sein seinen Sinn erfährt. Er steht diesem nicht bewusstseinsphilosophisch gegenüber, ist ihm nicht in Opposition fremd. Im Gegenteil, wir sind als Menschen in die Natur eingeschrieben, so wie die *Natur* in uns selbst zu erkennen ist – mittels unseres Leibes.

Auf der einen Seite ist das, was die *Natur* ausmacht, philosophisch darin zu verstehen, dass das Selbst zum Erkennenden von *Natur* wird. Die *Natur* braucht den Leib, damit diese erkannt werden kann. Dies bedingt eine Wechselseitigkeit von Welt und Mensch, die sich zwar im unmittelbaren *Leiblichen* erschließen lässt, jedoch eine prozessuale Inhärenz des *Leiblichen* voraussetzt.

5.8 Zwischenbetrachtung: Merleau-Pontys Wahrnehmungsphilosophie als Ort der Rezeption eines neuen osteopathischen Denkens

Das philosophische Werk Merleau-Pontys ist ein Schatz für die philosophische Neubelichtung der Osteopathie. Das gilt vor allem dann, wenn sie – wie die deutsche Osteopathie – die philosophischen Hintergründe der klassischen Osteopathie faktisch ignoriert und sich cartesianischen Unterstellungen hingibt, die naturwissenschaftlich-positivistisch aufgeladen sind. An Merleau-Ponty kann gelernt werden, wie schwierig es ist, ein cartesianisches Modell wieder zu verlassen, was am Subjekt-Objekt-Modell, der Vernachlässigung von Relationalität usf. im derzeit vorherrschenden Denken von Osteopathen über die Osteopathie deutlich zu beobachten ist. Mit der biblischen Metapher „Fleisch" versucht Merleau-Ponty freilich auf eine substanzontologische Weise diese Desiderata einzulösen, was am Ende schwierig, fast rätselhaft bleibt.

Unter vorsichtiger Zurücksetzung des substanzontologischen Charakters der Metapher *Fleisch* bildet Merleau-Pontys Philosophie aber einen möglichen Ausgangspunkt und impliziert die perspektivische Entwicklung, die Kunstlehre der Osteopathie leiblich so zu situieren, dass sie sich auf dem „*vordenklichen Grund des Sichtbaren*" zu gründen vermag, um beispielsweise die Dimensionen der Verschiedenheit der Wahrnehmungserfahrungen zwischen Selbst und Anderem neu zu greifen und zu bestimmen.

Wenn wir die gegenwärtig praktizierte Osteopathie in einen phänomenologischen Referenzrahmen führen, als Ort eines neuen, erweiterten osteopathischen Denkens, gewönne die Osteopathie eine Dimension von Wirklichkeitsverständnis, das sich auf das Erfahren, Beschreiben und Reflektieren im phänomenalen Feld ausrichtet. Auch die kommunikative Dimension in der *actio palpationis* wäre dann begrifflich viel besser artikulierbar.

Die Teile zwei und drei haben in eindrücklicher Weise gezeigt, wie sich der genuine Referenzrahmen der klassischen Osteopathie auch darstellen lässt, wenn die Osteopathie im Grundsatz aus der formal-historischen Bestimmung gelöst wird, um ihn mit philosophischen Hintergründen ins Licht einer elaborierten Kunstlehre zu führen. Dies war ein erster, grundlegender Schritt zur möglichen Neubestimmung der klassischen Osteopathie, der in dieser Form erstmalig systematisch, philosophisch vorgenommen wurde. Hierfür gab es bisher nur vereinzelte Ansätze.[138]

Ich habe Merleau-Pontys Denken auf die osteopathisch-philosophische Praxis bezogen. Dies mit dem Ziel, auf Deckung bzw. Sättigung zu prüfen, ob die Philosophie Merleau-Pontys dienlich erscheint, die Osteopathie begrifflich besser und in Verbindung mit Stills und Littlejohns Denken zu artikulieren. In diesen Diskurs fließen die Annahmen und Erfahrungen der Handlungspraxis der *actio palpationis* in die jeweiligen Themen natürlich mit ein, als die Grundannahmen eines weltperspektivischen Zugangs des Selbst zum Anderen, auf den die Arbeit sich gesamt gründet.

Anders als die Gründerväter schlägt Merleau-Ponty freilich eine Zwei-Welten-Theorie vor. Jene hatten dagegen die romantische Naturphilosophie rezipiert, die u. a. Swedenborg thematisierte. Natur war daher komplexer als es in positivistischen Entwürfen der Jahrhundertwende vom 19. zum 20. Jahrhundert erschien. Daher steht die Position der Gründerväter in der Nähe von Peirce und wie wir heute sehen können auch von Whitehead. Sie ist entschieden vom Vorrang der *Relation* her zu interpretieren (siehe Teil zwei und drei).

Wenn man Merleau-Pontys Philosophie ernst nimmt, muss diskutiert werden, dass sowohl beide Welten als zusammengehörig angenommen werden können als auch beide sich wechselseitig bedingen.

---

138 Zu nennen sind hier die Vorworte des Übersetzers in *„Das große Still-Kompendium"* (Still 2005) und in *„Das große Littlejohn-Kompendium"* (2009a) der Gründerväter der Osteopathie von Martin Pöttner. Ferner die Schrift *„Dein innerer Heiler!"* von James McGovern (McGovern 2003) und die im Jahr 1915 erschienene Aufsatzsammlung McConnells *"The Teachings of Dr. Still"* (McConnell 1915). Als auch C. Hartmann mit seiner neuerlichen Publikation, *Gedanken zu A. T. Stills Philosophie der Osteopathie* (2016b).

Es gilt: Mensch und natürliche Welt sind „[…] an ein und dasselbe Netz des Seins gebunden." (Merleau-Ponty 2003b, S. 315)

Im Folgenden wird gezeigt werden, was die immanente Selbst- und Fremdbefragung, ferner die Tastwelt durch die Erlebnisse in der Praxis an leiblicher Erfahrung und an Gewissheit für ein osteopathisch-phänomenologisches Reflektieren bereitstellen.

Wir fassen im Diskussionsteil das „Wesentliche" der Philosophie Merleau-Pontys im *Zwischen* von Wahrnehmung und Leiblichem, Selbst zur Welt und Selbst zum Anderen zusammen – so wie dieses *Zwischen* Gegenstand der osteopathischen Praxis im Erleben anzunehmen ist, das sich in der Berührung zeigt, sich annähert in wechselseitiger Einfühlung zum Zwischenleiblichen.

Dabei geht es nicht nur um die Wiedergabe der rezipierten Begriffe von *Wahrnehmung, Leiblichkeit, Intersubjektivität, Welt* und *Natur* im Sinne einer umfänglichen Analyse. Es geht um die Untersuchungsmerkmale, wie diese Merleau-Pontyschen Begriffe sich zum qualitativen Phänomenbegriff in der Phänomenologie verhalten – eingedenk dessen, dass das Phänomen nicht das ist, was mir unmittelbar als „tastbar" erscheint, sondern jedes Phänomenerleben eine Tiefendimension innehat, die begehbar und als Erfahrung zugänglich ist. Diese Tiefendimension öffnet sich als eine Erlebniswelt, die anzuerkennen ist, in dem, wie sie einem erscheint.

Dabei muss ich für mich die erlebten Effekte der bisherigen Theoriearbeit minimal halten. Dies besagt: Bis zu diesem Punkt habe ich in der vorliegenden Arbeit die Ideen der Merleau-Pontyschen Philosophie in ihrer Mannigfaltigkeit rezipiert. Das Rezipieren jedoch hinterlässt theoretische Sättigungswirkungen in mir. Ich muss nun die angeeignete Begriffswelt Merleau-Pontys gewissermaßen wieder auf Distanz bringen, ohne sie zu verlieren. Von Nöten ist der perspektivische Rückbezug zu mir auf die Ebene des Erlebens selbst, um von neuem das Rezipierte der erlebbaren Qualitäten in meinem *Leiblichen* zu (be)greifen. Diese Art von phänomenologischer Arbeit am Text hat m. E. eine vergleichbare historische Tiefendimension, wie sie im ersten Teil der Arbeit von tätigen Osteopathen durch die Interviews explizit protokolliert werden konnte. Die Perspektive, die ich hierzu einnehme, kann mit Merleau-Ponty lauten:

> „Was das Bewusstsein angeht, so kann ich seinen Begriff nur bilden im Rückgang zunächst auf jenes Bewusstsein, das ich selber bin, und insbesondere muss ich jeder Definition den Sinne zuvor mich in Bezug zur Sinnlichkeit setzen, die ich von innen her erlebe." (Merleau-Ponty 1966, S. 257 f.)

5.9 Diskussion

Wenn eingangs in diesem Kapitel von einem Schatz des Merleau-Pontyschen Denkens für die Osteopathie die Rede war, so möchte ich nicht unerwähnt lassen, dass der Reichtum dieses Denkens sich auch dem unablässigen Austausch verdankt. Denkbezüge stellte er auch außerhalb der medizinischen Physiologie und Psychologie seiner Zeit her – in der Kunst beispielsweise, zur Malerei von Cézanne und Klee, zur Literatur von Valéry und Proust oder zur strukturalen Linguistik von Saussure. Merleau-Ponty führte diese in sein denkerisch-philosophisches Feld, um sie dort im Kontext seiner eigenen Philosophie rezipierend fortzuentwickeln oder kontrastierend diese perspektivisch neu zu bestimmen.

In meiner vorliegenden Arbeit verhalte ich mich reziprok: Der handelnde Osteopath befragt anfänglich den Philosophen zu seiner Theorie von *Leiblichkeit* und der im Leib situierten Wahrnehmungserfahrung in der Lebenspraxis. Der Osteopath lässt sich somit in die Philosophie einführen, die sich gründet auf „[…] Erfahrungen, die noch nicht ‚verarbeitet' sind, sondern uns ein ganzes Gemisch auf einmal anbieten – ‚Subjekt' und ‚Objekt', Existenz und Wesen –, wodurch es der Philosophie möglich wird, diese Begriffe neu zu definieren", um sein Erleben der bisherigen Wahrnehmungserfahrung als Osteopath philosophisch zu reflektieren (Merleau-Ponty 1986, S. 172).

Indem ich beide Seiten (Merleau-Pontys Philosophie, das Praxis-Wissen der Osteopathen) prüfend aufeinander bezog, konnte ich sowohl in der Interviewstudie wie auch in der Selbstreflexion Passungsevidenzen feststellen. Die wahrnehmende osteopathische Person belebt und erlebt zentrale Annahmen Merleau-Pontys. Das geht bis zum Erleben von Resonanz des Anderen (als *Chiasmus* im Leiblichen).

Das heißt, die osteopathischen Wahrnehmungsanalysen spiegeln mehrheitlich die starken Bezüge zu Merleau-Pontys Wahrnehmungswelt der Zwischenleiblichkeit. Das phänomenale Erleben von Eigen- und Fremdleiblichkeit während der osteopathischen Handlung im Osteopathen erfährt eine *„reflexive Verdoppelung"* im Leib desselben, dessen Leib dann nicht mehr ganz als Objekt und das Subjekt nicht mehr ganz als Subjekt erlebt werden kann. In diesem Leibzustand finden Erlebnisse von Chiasmus, Reversibilität und Resonanz statt. Es ist ein resonantes Verhältnis, das sich zu sich selbst im leiblichen Erfahren ausdrückt und sich im *Anderen* ins Verhalten von Annäherung begibt. Es ist eine Figur des Übergangs.

„[…] vom ‚Fürsich' zum Für-Andere – In Wirklichkeit sind weder ich noch der Andere positiv, positive Subjektivitäten. Es sind zwei Grotten, zwei Öffnungen, zwei Schauplätze, wo sich etwas abspielt, – und die beide derselben Welt, dem Schauplatz des Seins angehören. Es gibt nicht das Fürsich und das Für-Andere. Das eine ist die Kehrseite des

193

anderen. Deshalb verkörpern sie einander: Projektion-Introjektion – Es gibt diese Linie, diese Grenzfläche in einiger Distanz von mir, in der sich die Übertragung Ich-Anderer Anderer-Ich vollzieht – ." (Merleau-Ponty 1986 S. 331)

Fragen wir noch einmal speziell nach der *Zwischenleiblichkeit*. Was spielt sich in der Zwischenleiblichkeit ab?

In der Schreibweise Merleau-Pontys finden wir folgende Formulierung: (Merleau-Ponty 1986, S. 331)

Chiasmus Ich-die Welt
Ich-Anderer

Insgesamt geht es um die immanente Selbstbefragung dessen, was die Lebenswelt durch die Praxis an Erfahrung imstande ist, beiden an Reflexion bereitzustellen oder wie diese sich zeigt. Das Stilmittel der *actio palpationis in vivo* beispielsweise wird zur Handlung, die im phänomenologisch-philosophischen Kontext erst an selbsterfahrbarer Wirklichkeit gewinnt, wenn sie außerhalb eines bloß naturwissenschaftlichen Erklärungsmodells zur erkenntnisgesättigten Gültigkeit gelangt, eben durch Erfahren und produktiven Umsatz in eine Wirklichkeit von Handlung.

Das, was sich für Cézanne in seinem Seherleben gründet, zum Einstieg in seine produktive Kunstwelt, gründet sich für den Osteopathen in seinem Berührungserleben, im Tasten. Merleau-Ponty weist ausdrücklich in seinem Spätwerk ab 1959–1961 darauf hin, was die Voraussetzung sei, um seine Philosophie zu erleben. Wir müssen uns

„[…] zurückzuversetzen, in die Landschaft und auf den Boden der wahrnehmbaren Welt […] wie sie in unserem Leben, für unseren Leib da sind […] für diesen gegenwärtigen Leib, den ich den meinen nenne, diesen Wachtposten, der schweigend hinter meinen Worten und meinen Handlungen steht. Mit meinem eigenen Leib müssen die assoziierten Leiber, die ‚Anderen' erwachen, […] als diejenigen, die mit mir im Umgang vertraut sind, mit denen ich verkehre und mit denen zusammen ich im vertrauten Umgang zu einem einzigen, gegenwärtigen Sein stehe […]" (Merleau-Ponty 2003b, S. 277)

Diese Textstelle aus seinem zuletzt veröffentlichten Essay *„Das Auge und der Geist"* (1960) ist auf die Osteopathie übertragbar und findet in dieser therapeutischen Welt Entsprechungen, da viele Äußerungen in den osteopathischen Interviews des ersten Teils meiner Arbeit auf vergleichbare Voraussetzungen hinauslaufen.

Mit Einschränkungen sei folgender Gedanke in Analogie zur Schreibweise Merleau-Pontys geäußert: Die Osteopathie wohnt sich in der phänomenologischen Philosophie Merleau-Pontys ein, da die Wahrnehmungspraxis und Leiblichkeit des Osteopathen „[…] an ein und dasselbe Netz des Seins gebunden [ist]" (Merleau-Ponty 2003b, S. 315). Diese metaphorische Umschreibung gewinne ich aus einem Zitat im ersten Teil, wo es heißt: „[…] unser Leib wohnt Raum und Zeit ein." (Merleau-Ponty 1966, S. 169)

Die Phänomenologie des Leibes eröffnet der Osteopathie aktuell eine Neuperspektive für eine zukünftige Neuverortung ihrer selbst, in Erweiterung einer gegenwärtig vornehmlichen Wissenschaftswelt, die den Menschen nur als abgetrenntes Körperwesen von der Welt erkennt.

Vielleicht ist für das osteopathische Denken der Gegenwart die wichtigste Einsicht meiner Arbeit bisher, dass das Denken in Körpern und die Behandlung des Körpers nicht den erschöpfenden Zugang und die Möglichkeiten der Tastwelt als Wahrnehmungsort im Leiblichen situiert.

Dem objektivierenden Körper-Denken entspricht auch nicht, was die Osteopathie im Ursprung sein wollte, wie wir dies bei Still und Littlejohn verfolgen konnten.

Seine Praxis erlaubt dem Osteopathen einen Wahrnehmungs- und Handlungsmodus, der sich im *Zwischen-Sein einer Tastwelt* beschreiben lässt – einerseits als Beziehung zu sich selbst im Eigenverhältnis, anderseits als Einbeziehung des Anderen im Fremdverhältnis von sich zum Patienten. Der Wahrnehmungs- und Handlungsmodus der osteopathischen Art und Weise entfaltet sich gerade hier in der gelebten Zwischenwelt von Subjektivität.

Diese Zwischenwelt ist nicht zu beschreiben, wenn man nicht auch Formen der Kommunikation, die in ihr am Werk sind, anerkennt. So gibt es in der Tastwelt eine *„stumme Kommunikation"*, wo es zu dialogischen Wechselbezügen von Wahrnehmungserlebnissen kommt. Dieses Kommunikativ-Dialogische führt in der Praxis erst zum Verstehen der Phänomen-Erlebnisse des Anderen.

Das wird in der stummen Kommunikation aber oft nicht stark genug erfahrbar. Folglich ist es notwendig, einen Zugang zum Selbstverhältnis des Patienten zu gewinnen. Das Selbst muss in eine hermeneutische Kompetenz investieren, um das palpatorische Erleben im Anderen zu verstehen und dabei annäherungsweise den Anderen als ihn selbst zu verstehen. Es gilt die Annahme, dass dieses *Zwischen* als Ankerpunkt des dialogisch-hermeneutischen Orts in der Tastwelt zu finden ist. Die Neuperspektive auf die Osteopathie, wie sie mir vorschwebt, gründet sich auf den resonierenden Wechsel vom Selbst zum Anderen, der durch die hermeneutische Kompetenz der Osteopathen gewährleistet ist. Es entsteht durch sie eine prozessuale Zirkularität, in welcher der Andere im Selbst anerkannt wird.

Dies geschieht besonders dann, wenn der behandelnde Osteopath seine Erfahrungen in der Behandlung sprachlich explizit macht. Das hat dann zur Folge, dass das Selbst des Osteopathen zum perspektivisch Anderen wechselt. Es geschieht eine Umkehr der leiblichen Verhältnisse. Ohne den Wechsel ist der Erfahrungs-

Austausch nicht möglich. Es ist jenes „[...] wechselseitige Eingelassensein und Verflochtensein des einen ins andere." (Merleau-Ponty 1986, S. 182)

Das phänomenale Erleben im Leiblichen bedarf an sich keines verbalen Austauschs. Jedoch erschließt sich der Patient dem Osteopathen über die Wahrnehmungserlebnisse mittels verbaler Reflexion nicht zuletzt, um so die Leistungen der osteopathischen Handlung einer validen Kontrolle zu unterziehen und den expliziten Austausch mit den Patienten zu ermöglichen. So wird die Tastwelt zum Ort eines wechselseitigen *Zwischens* von explizierendem Perspektiv wechsel, der zum einen die phänomenologische Erschließung des Anderen bedingt, gleichzeitig auch eine Überprüfung über die Leiberlebnisse mit einschließt. Wenn Merleau-Ponty „den Ursprung der Sprache" als Mythos beschreibt, so setzt er „[...] vor der Sprache immer eine Sprache, welche die Wahrnehmung ist, Architektonik der Sprache." (Merleau-Ponty 2000, S. 299) Diese Äußerung Merleau-Pontys ist anschlussfähig, wobei er offenbar mit vielen Strukturalisten annimmt, alle Zeichenformen – und hier diejenigen der Wahrnehmung – seien von der Art der Sprache. Diese Auffassung war aber, wenn wir Eco folgen, von Peirce schon 1883 widerlegt worden (Eco 1987).

Wir entnehmen der Äußerung Merleau-Pontys, dass er nicht annimmt, die „stumme" Kommunikation, die sich im vorpropositionalen Raum abspielt, sei unübersetzbar. Das Gegenteil ist der Fall. Da Wahrnehmung aber keine sprachlichen Zeichen verwendet und wir als Osteopathen *tasten* bzw. *berühren*, versuchen wir dies im fünften Teil mittels der zehn Zeichenklassen von Peirce (1983, S. 133 u. ö.) zu beschreiben. Die Hereinnahme von Peirce in meinen Versuch, das osteopathische Wissen mit philosophisch-begrifflichen Mitteln besser zu artikulieren, liegt auch deshalb nahe, weil Peirce (1983, S. 54 ff.) ebenfalls phänomenologisch argumentiert (vgl. auch die Einleitung von Helmut Pape, in: Peirce 1983, S. 7 ff.). Man gewinnt den Eindruck, dass Phänomenologie und Pragmatismus keine einander ausschließenden Gegensätze sind. Natürlich meint Peirce mit „Phänomenologie" nicht genau dasselbe wie Merleau-Ponty. Peirce teilt die Philosophie ein in Metaphysik, normative Wissenschaft und Phänomenologie. Die Systematik soll und kann hier nicht rekonstruiert werden.

Vor diesem Hintergrund wird nun die Diskussion fortgesetzt.

5.10 Der Leib

Ausgangspunkt ist die Differenzbestimmung, dass der Osteopath (selbst) einen Körper hat und ein Leibwesen ist. Der Osteopath ist eine Person, die sich in ihrer Ambiguität – einem immerwährenden Dazwischensein – anzunehmen hat. Er kann weder nur als personaler Leib von Selbsterfahrung noch als dinglicher

Körper von Fremderfahrung ausschließlich bestimmt oder einem Element dieser Unterscheidung einseitig zugeteilt werden. Nicht, dass er keine „Zuteilungsreife" von je einer Seite her hätte. Er wird geteilt angenommen für sich selbst und für die Welt, in der er lebt: Körper als Ding von außen und Leib als Wesen im Selbst. Übersetzt: Osteopathisches Selbst hier – patientischer Anderer da.

Merleau-Ponty ist bemüht, diesen Dualismus zu überwinden und spricht von der „zweideutigen Organisation, in der beide Hände in der Funktion der berührten oder berührenden zu alternieren vermögen." (Merleau-Ponty 1966, S. 118) Das *Zwischen* ist die Dimension zu der Merleau-Ponty sein Denken hinlenkt. Es ist die Öffnung in eine „*dritte Dimension*", die exemplarisch in der Praxis des Tastens untersucht wurde, da diese sich in der Praxis als Erleben der „*intercorporéité*", der „*Zwischenleiblichkeit*" erschließen lässt. Dies habe ich im ersten Teil gezeigt.

Das *Zwischen* ist der Bezug, von dem her sich seine beiden wichtigsten Denkfiguren der *Chiasmus* und das *Fleisch* einführen lassen. Und es sind die Figuren, die Merleau-Ponty zum Philosophen einer radikalen Abkehr von einer traditionellen Körperlichkeit hin zu der lebensweltlichen Leiblichkeit in der Wahrnehmung führte.

Alle hier rezipierten philosophischen Gegenstände sind Denken bzw. Erleben im Diskurs eines „*Interesses*' – einer leiblichen Vermittlungsinstanz. Sie ist auf Zwischenräume *von etwas-zu etwas* angelegt, in deren medialen Zwischensphären sich die Modalitäten von Erfahrungen erst verkörpern können (Waldenfels 2012, S. 60).

Der Eigenleib ist der unhintergehbare Ausgangspunkt jeglicher Wahrnehmung. Der Eigenleib ist der personengebundene Ort der Reflexion. Hier gilt es, den Selbstbezug des Leibes als konstituierende Gegenwärtigkeit meiner selbst anzuerkennen – als notwendige Bedingung der Erfahrung von Fremdleiblichem. Diese Erkenntnis ist folglich Grundannahme einer Theorie des endlichen Erkennens in meiner Leiblichkeit durch mein Erfahren, die sich in meinem Erleben von Phänomenen zeigt. Das, was sich zeigt, wird als evident angenommen. Es wird begriffen, wird begrifflich gemacht, indem es mit qualitativen Begrifflichkeiten meines Reflektierens eines unmittelbar Gegebenen ausgestattet wird, um es mitteilsam zu machen. Dies ist der Weg vom „präreflexiven" Erfahren hin zum reflexiven Wahrnehmen. Das Phänomen selbst wird bis hierher nicht hinterfragt und wird keinem Korrelat eines möglichen Bewusstseins zugeordnet. Es gilt, dieses in seiner qualitativen Wirklichkeit anzuerkennen, ohne dass ihm eine Bewusstseinsrepräsentanz beigestellt wird.

Das Phänomen gründet seine Existenz auf seine Erscheinung in der Selbsterfahrung meines Leibes. Der das Phänomen konstituierende Leib wird nun bei

Merleau-Ponty weitergedacht hin zum *Fleisch*, da im Erscheinen des Phänomens die Welt, der *Andere*, der das Fremdleibliche *ist*, zum Eigenleiblichen in Verbindung tritt. Da Beide[s] an *ein und dasselbe Netz des Seins gebunden* sind [ist] wird die Kommunion dieses *zwischenleiblichen Seins* erst möglich.

Das Phänomenerleben im *Eigenleiblichen* ist die Bedingung, welche die Seinsweise des *Fleisches* anschlussfähig zur Welt, zum *Anderen* setzt. So wie der Leib diesen konstitutiven Selbstbezug (zu sich) unterhält, der den Zugang zum Phänomenerleben ermöglicht, so unterhält das *Fleisch* Merleau-Pontys einen ontologischen Zugang zu einer Wirklichkeit des Fremdleiblichen, die sich im „‚Element' des Seins" in eine Koexistenz zur Welt des Anderen erweitert und sich als „[…] fleischliches Verhaftetsein von Empfindendem und Empfundenem, von Empfundenem und Empfindendem versteht." (Merleau-Ponty 1986, S. 187)

5.11 Chiasmus und Intersubjektivität

Die Tiefe, als eine Dimension, die in der osteopathischen Tastwelt eine Wirklichkeit zur *Entfaltung* bringt entwickelte ich im Verlauf der Arbeit

> „[…] wenn der Leib sich selbst sieht und sich berührt, während er gerade dabei ist, die Dinge zu sehen und zu berühren, sodass er gleichzeitig als berührbarer zu ihnen hinabsteigt und sie ‚als' berührender alle beherrscht und diesen Bezug wie auch jenen Doppelbezug durch Aufklaffen oder Spaltung seiner eigenen Masse aus sich selbst hervorholt." (Merleau-Ponty 1986, S. 191)

oder dort, wo „*beide Blattseiten*" sich zeigen.

Der Leib bewirkt durch seine Koexistenz mit den Dingen, dass diese uns als Dinge zugänglich werden. Merleau-Ponty erklärt das leibphänomenologisch damit, dass der Leib ein

> „[…] Sein mit zwei Dimensionen ist, der uns zu den Dingen selbst zu führen vermag, die ihrerseits keine Flächenwesen sind, sondern Tiefenwesen, die einem überfliegenden Subjekt unzugänglich bleiben und sich, wenn überhaupt, nur dem öffnet, der in derselben Welt mit ihnen koexistiert." (Merleau-Ponty 1986, S. 179)

Die Bewegungsfigur ist die taktile Umlenkung von einer Ebene der Handführung in eine andere Ebene, hin in die räumliche Tiefe des Leibes. Diese Handlungsfigur soll als Überkreuzung, als Chiasmus zwischen dem *Selbst* und dem *Anderen* gesetzt werden. Dabei ist das Bewegungsmoment des Selbst zum/im Anderen von Bedeutung: Es überkreuzen sich hier zwei geführte Bewegungsimpulse gleichzeitig ineinander in einem mehrdimensionalen, gemeinsamen Feld, das sich in einem horizontalen (Oberfläche) und einem vertikalen (Tiefe) Verlauf fügt, als dem gemeinsamen leiblichen Kreuzungspunkt – beim Verlassen von einer Ebene in die andere. Sagen wir dasselbe noch einmal in technischer Sprache: Der Kraftvektor der Abweichung wird als palpabler Widerstand des fremdleiblichen (organischen) Gewebes des Anderen im Eigenleiblichen erfahren.

Das zweite Moment liegt in der Kreuzungsstelle, die durch das Vordringen in die Gewebstiefe entsteht. Dabei ist die Kreuzungsstelle der synergistische Punkt, wo das Eigene sich mit dem Fremden kreuzt und Letzteres als erfahrbares Phänomen erlebt werden kann. Es ist das Moment des Zwischenseins, wenn an diesem Punkt das „[…] wechselseitige Eingelassensein und Verflochtensein des einen ins Anderen" erlebbar wird (Merleau-Ponty 1986, S. 182).

> „[…] oder dieses Versprühen der Körpermasse unter die Dinge, was dazu führt, dass eine bestimmte Vibration meiner Haut zur Glatten oder Rauen wird, dass ich mit den Augen den Bewegungen und den Umrissen der Dinge selbst folge, diese magische Beziehung, dieses Bündnis zwischen den Dingen und mir, das darin besteht, dass ich ihnen meinen Leib leihe, damit sie sich in ihn einschreiben und mir ihre Ähnlichkeit vermitteln, diese Falte, diese zentrale Höhlung im Sichtbaren, die mein Sehen ausmacht, diese beiden spiegelbildlichen Reihen von Sehendem und Sichtbarem, von Berührendem und Berührtem bilden ein wohlverbundenes System, mit dem ich rechne […]" (Merleau-Ponty 1986, S. 191)

Ein Modus von gemeinsamer und wechselseitiger Resonanz tut sich auf. Hier erfährt die Resonanz beide Seiten im wohlverbundenen System. Eingangs, in Teil I, wurde von der Wahrnehmungsrelation einer vital erlebten Zwischenleiblichkeit von Personen gesprochen. Ferner war die Frage nach der immanenten Erfahrbarkeit dieser wechselseitigen Resonanz(en) inmitten einer osteopathisch-existierenden Tastwelt als einer erlebbaren Wirklichkeit innerhalb des therapeutischen Bündnisses. Im geweblich-erfahrbaren Widerstand des Tasterlebens, in der Tiefe des Leibes, entwickelt sich ein wahrnehmbares Beziehungssystem, mittels *„Versprühen der Körpermasse"*, so Merleau-Ponty, einer intersubjektiven Wirklichkeitserfahrung, die der Figur des Chiasmus zugeordnet wird. Dieser *„Einfühlungszusammenhang"* hat im therapeutischen Bündnis eine Perspektivität, die immer asymmetrisch zu sein scheint, da das *Selbst* die Handlung gegenüber dem Anderen eröffnet. Das Widerstandserlebnis ist jedoch für beide Seiten wahrnehmbar. Es ist ein Mit-wahrnehmen des Anderen, der nun reversibel den Anderen im eigenen Selbst wahrnimmt (*synaisthesis*). Das Selbst wird im Anderen und der Andere im Selbst erfahrbar.

Es ist synergistisch, ist eine Mit-tätigkeit. „Synergie im Handeln bedeutet ein Ineinandergreifen von eigenem und fremden Tun." So ist bei Waldenfels zu lesen (Waldenfels 2000, S. 289). Dieser Synergismus, der sich auftut, ist weitreichend und bedeutsam für die Osteopathie und soll die Erfahrbarkeit von *stummer Kommunikation* und deren wechselseitigen Charakter zum Ausdruck bringen. Das Genuine hierbei sind die wechselseitigen Bezüge *zwischen* beiden Leibern, die zueinander eine wahrnehmbare resonierende Zirkularität entwickeln. Dies entwickelt sich in Form eines zirkulierenden, stummen *Dialogs*, der sich immer im Ineinanwelcher der leiblich-fleischlichen Verflochtenheit beider Leiber im Sein *zur*-Welt sich gleichzeitig prozessual eröffnet.[139]

„Gleichzeitig" ist hierbei jedoch nicht temporal zu verstehen, sondern als eine Seinsdimension. Dieses Erleben ist nicht als eine Koinzidenz zu erfahren. Sie hat keine *„völlige Deckungsgleichheit"*. Merleau-Ponty meint:

> „[...] und es ist doch nur so, als ob mir das solide und unerschütterliche Scharnier zwischen beiden unwiderruflich verborgen bliebe. Aber dieser Hiatus [...] zwischen einem Augenblick meines taktilen Erlebens und dem nächsten ist keine ontologische Leere und kein Nicht-Sein: Er ist umspannt von der Gesamtheit meines Leibes und von der Gesamtheit der Welt, er ist der Drucknullpunkt zwischen zwei festen Körpern, der bewirkt, dass sie wechselseitig aneinander haften. Mein Fleisch und das der Welt sind also umgeben von Helligkeitszonen und von Lichtern, um die herum ihre Dunkelzonen kreisen; und die erste Sichtbarkeit, die des quale und der Dinge, ist nicht möglich ohne eine zweite Sichtbarkeit, nämlich die von Kraftlinien und Dimensionen; das massive Fleisch ist nicht möglich ohne ein subtiles Fleisch, der momentane Leib nicht ohne einen gloriosen Leib." (Merleau-Ponty 1986, S 194 f.)

Es ist die Konstitution der sinnlich palpierenden Handlung, die sich über die Wahrnehmung, nicht über das Denken gestaltet, und sich zu der Merleau-Pontyschen Wirklichkeit hin zum *Fleisch* steigert. Es ist die Figur vom *Leib* hin zum ontogenetisch zu verstehenden *„Fleisch der Welt"*, die dem Vollzug durch die Handlung und der daraus resultierenden Erfahrung innewohnt.

Dies wird hier als Eindringen in die ontologische Sphäre Merleau-Pontys gedacht, als Setzung zum sinnlich erfahrbaren Erlebnis:

> „[...] ich kann kein einziges Sinnliches setzen, ohne dass es meinem Fleisch entrissen, meinem Fleisch entnommen wäre; und mein Fleisch selbst ist ein Sinnliches von der Art, das sich alles andere Sinnliche in es einschreibt, es ist sinnlicher Angelpunkt, an dem alles andere Sinnliche teilhat, Schlüssel-Sinnliches, dimensionales Sinnliches." (Merleau-Ponty 1986, S. 327 f.)

Die räumliche Tiefe des Leibes, von der ich oben sprach, ist keine bloße Metapher, sondern beschreibt Merleau-Pontys Beitrag zur Überwindung der cartesianischen Intersubjektivitätstrennung. Die Tiefe ist als ein Modus zu denken, in dem die Ontologie Merleau-Pontys zusammenläuft.[140] Sie ist auch Ort eines sozialen Mo-

---

139 Siehe auch die Ausführung zur Textanalyse in 5.7.
140 Bedeutsam ist der Begriff Tiefe bei Merleau-Ponty, wenn er sie „Berühren der Sterne" und als „Berühren der Wahrheit" beschreibt. Siehe dazu die Fußnote (Kapust 1999, S. 236 Fn. 2).

dus, wo sich die intercorporéité, die *Zwischenleiblichkeit*, in der Zwischensphäre begegnet und in der für die Osteopathie erlebbaren stummen Kommunikation an Ausdruck gewinnt. Diese „*stumme Erfahrung*" ist an die philosophischen Haltepunkte von Chiasmus, Hiatus und Reversibilität gebunden. Jede dieser Figuren, die für Dynamik, Bewegung, Entwicklung und Kommunikation stehen, impliziert ein Verhalten und ein Verhältnis in das Leibliche hinein. Alle drei Begriffe beziehen sich auf die *Zwischenleiblichkeit*.

Die Kommunikation entsteht mittels meiner Erfahrung erst durch die Anwesenheit des Anderen, ist an den Anderen gebunden und entfaltet sich nur durch ihn.

Übertragen auf die osteopathische Tastwelt bedeutet jedes Phänomenerleben eine zwischenleibliche Kommunikation. Eine wechselseitig- kommunikationsrelationale Bindung, die durch den Anderen erst ermöglicht wird und in dem sich der Andere in mir konstituierend zeigt. Der Andere wird zum Erlebnis in mir. Es ist ein inneres Verhältnis wechselseitigen, konstitutiven Erlebens zwischen zwei Personen.

5.12 Konklusion und Ausblick

Wie ich zeigen konnte, lassen sich grundsätzlich philosophische Parallelen zwischen Merleau-Ponty und dem Praxis-Wissen von Osteopathen feststellen. Ich bin überzeugt, dass sich hieraus neue Impulse für die Reflexionstheorie der Osteopathie ergeben. Um dieser Überzeugung weiter nachgehen zu können, müssen wir auf der einen Seite die zeitgenössischen Osteopathen in ihrem professionellen Status quo und in ihrer pragmatistischen Sichtweise weiter verfolgen. Auf der anderen Seite müssen wir die Bezüge der gegenwärtigen Rezeption der Merleau-Pontyschen Philosophie weiter untersuchen und fruchtbar machen. Beiden Strängen wird im fünften Teil der Arbeit nachgegangen und sie sollen das *Zur-Welt-Sein* der Osteopathie neu bestimmen, über das physiko-chemische medizinische Modell hinaus. Auf dem Prüfstand steht dann, ob und in welcher Form für die Osteopathie eine *neue* Sprache gefunden werden kann, um die Osteopathie so weiter zu entwickeln und ihre inhärenten Bezüge zur Philosophie – denen in den Teilen zwei bis vier bisher nachgegangen wurde – neuerlich in kritisch-philosophischem Diskurs in die osteopathische Medizin zu tragen.

Wir stehen am Ende des vierten Teils meiner Arbeit. Dieser Teil war, um es noch einmal zu sagen, nicht getragen von einem objektiven Zugang zur leiblichen Existenz. Wir haben uns auch ferngehalten von einem perspektivischen Zugang von außerhalb eines Raumfelds, der die Trennung von Beobachter zu Beobachtetem vorausgesetzt hätte. Die lebensweltliche Verortung jeglichen Erfahrens war leiblich im – Selbstbezug – anzuerkennen. Es war die Perspektive vom Selbst her einzunehmen, in der allein sich das phänomenale Erleben konstituieren kann, als Wirklichkeit der eigenen Erfahrung im *Leiblichen*.

Die damit geförderten Erscheinungsweisen des *Leibes* zeigen sich auch nur in einer unauflöslichen Struktur des Verhaltens zwischen personengebundenem *Eigenleib* und dazugehörigem Körper im *Selbst*, der sinnhaft mit der Natur verbunden ist und sich nur in dieser konstituierenden Verbindung zum *Anderen* erklären lässt. Ich habe in diesem Teil wertvolle Annahmen einer Leib-Philosophie untersucht, die sich auf die Instanz der haptischen Wahrnehmung gründet. In dieser Welt öffnet sich das „[…] taktilen Erlebens […] umspannt von der Gesamtheit meines Leibes und von der Gesamtheit der Welt […]", als das mir eigene Erleben von qualitativen Phänomenen.

Diese Perspektive ist keine zur Verallgemeinerung geeignete Perspektive wie die, in der sich die Osteopathie als Lehre im gegenwärtigen Bildungs- und Forschungsfeld eingerichtet hat. Dort haben wir es bisher immer mit einer Perspektive der 3. Person zu tun, die eine objektivierende Sichtweise auf die Welt der Osteopathie bescheinigt. Kann, so bleibt zu fragen, darin das leiblich erfahrbare qualitative Phänomen überhaupt Gültigkeit erlangen, in seiner partikularperspektivischen Lebenswelt? Es gilt sich zu entscheiden, von welchem Ende aus die osteopathische Tastwelt sich zu erschließen hat und welche „Instrumentarien" dafür zur Verfügung gestellt werden.

Am Anfang des vierten Teils meiner Arbeit sprach ich vom *„Feld der natürlichen Erfahrung"*, in der sich die Osteopathie in einer prinzipiellen Vorordnung einer *actio palpationis* der Philosophie vorstellte. Die Natürlichkeit der Tastwelt beginnt in dieser philosophischen Betrachtung mit dem, was der Leib für Merleau-Ponty bedeutet, der „[…] durch seine ‚sensorischen Felder' und durch seine ganze Organisation […] als Bezugspunkt für die natürlichen Weltansichten bestimmt [ist]." Diese natürlichen Weltansichten, gegründet auf dem *Primat der Wahrnehmung* (Merleau-Ponty 1996), begegnen sich in der Tastwelt, die wir im vierten Teil meiner Arbeit mithilfe Merleau-Pontyscher Schlüsselbegriffe (*Zwischenleiblichkeit, Fleisch, Chiasmus*) aufgeschlossen haben. Es hat sich ergeben: Die Schlüsselqualifikation, das taktile und qualitative Erleben des Osteopathen, ist einem leiblichen *Selbst* geschuldet, das sich wechselseitig in zirkulierender Resonanz *zwischenleiblich* zeigt. Als eine stumme phänomenologische als auch eine verbale Kommunikation. Beide sind bestimmt von *zwischenleiblicher* Resonanz in wechselnden Perspektiven und Bezügen zueinander. Die Handlungen, die sich in der *Tastwelt* qualitativ zeigen, sind bestimmt im zirkulärem Wechsel von wechselseitigen Bezüglichkeiten zwischen *Selbst* und *Anderen*.

Ich habe bei der Rezeption Merleau-Pontys versucht, die sprachlichen Mängel des Subjekt-Objekt-Modells zu vermeiden und den Rest Kartesianismus aufzuheben, der sich in der Sprache Merleau-Pontys stellenweise immer noch zeigt.

Halten wir am Ende in fünf Punkten einige der Erträge dieses vierten Teils meiner Arbeit fest:

1. Es bedarf der Prämisse des Leibes in Setzung der Merleau-Pontyschen Wirklichkeit, um eine der Voraussetzungen zu schaffen, eine philosophisch-osteopathische Welt zu konstituieren.
2. Es bedarf der Prämisse der sich situierenden *Zwischenleiblichkeit* im *Zwischen*, in der sich das Erleben der Phänomene situiert. Diese werden in stummer Kommunikation im Selbst erfahren, und zwar als Eigenerlebnis im *Anderen*.
3. Das Erleben von wechselseitiger *Leiblichkeit* ist nur mittels verbaler Kommunikation überprüfbar. Um dies einzulösen und einen Zugang zum Patienten zu gewährleisten, wird vom Osteopathen hermeneutische Kompetenz der verbalen Explikation verlangt. Nur so wird auch der Erfolg der Therapie kontrollierbar gemacht.
4. Es bedarf der Prämisse eines anzuerkennenden Nexus – einer tätig (produktiven) Verbindung – dem beide Welten als das gemeinsame Verbindungsglied zugrunde liegt.
5. Es ist dies sinnbildlich die Umhüllung des Körpergewebes – in der die Sprachart Littlejohns: *„Einkörperung"*, bei Merleau-Ponty: *„Bindegewebe der äußeren und inneren Horizonte"* treffend umschrieben (Merleau-Ponty 1986, S. 173).

Insgesamt lassen sich diese fünf Einsichts-Punkte auf das Gewebe bzw. auf die dem *Gewebe* hinterlegten qualitative Inhärenz anwenden: Bei Littlejohn im „Gewebe" als Träger der psychophysiologischen Kommunikation zwischen Nervensystem und Bewusstsein. Bei Merleau-Ponty als Träger im Gewebe oder *Textur* als Kommunikationsverhältnis zwischen Leib und dem Sein zur Welt.

In der Ähnlichkeit von Gewebe und Textur begegnen sich die Tastwelt der Osteopathie und das phänomenale Feld. Sie bilden einen gemeinsamen Nexus im

> „[…] Versprühen der [jeweiligen] Körpermassen unter die Dinge." ferner als „[…] diese magische Beziehung, dieses Bündnis zwischen den Dingen und mir, das darin besteht, dass ich ihnen meinen Leib leihe, damit sie sich in ihn einschreiben und mir ihre Ähnlichkeit vermitteln […]" (Merleau-Ponty 1986, S. 191)

Das *Zwischen* beiden Seienden, der Hiatus und der Chiasmus, ist ein Topos der zwischenleiblichen Wirklichkeit des lebendigen Seins. Merleau-Ponty suchte dies Zwischen zu schließen, wenn er von *Tiefenwesen* spricht: „[…] die einem überfliegenden Subjekt unzugänglich bleiben und sich, wenn überhaupt, nur dem öffnen, der in derselben Welt mit ihnen koexistieren." (Merleau-Ponty 1986, S. 179)

Ich suche für die Osteopathie der Gegenwart nach dieser Welt und richte mein philosophische Stoßrichtung für eine Osteopathie der Zukunft hiernach aus.

Ansätze finden sich bereits in der heutigen Osteopathie. So wird etwa von einer Gap Junction[141] gesprochen. Ich setze begrifflich die Gap Junction in Beziehung zu Kommunikation. Ich denke dabei an ein philosophisch-osteopathisches Sinnbild – an eine wahrnehmbare „Phänomenhypothese". Die Fähigkeit zur wechselseitigen kommunikationsrelationalen Bindung ist die Grundlage der osteopathischen Gewebsbehandlung. Sie trägt den Akt zwischenleiblicher Palpation. Wo z. B. kein Medikament physiko-chemisch sich des Organismus bemächtigt, sondern die osteopathische Behandlung stattfindet. Dort treten diese beiden Gewebssysteme in eine gemeinsame Kommunikation und schaffen ein Milieu des Austauschs, ein vitalisierendes Gewebsräsonieren, das ein Angebot zur Heilung (im Patienten) einleitet.

Was kann am Ende dieses vierten Teils als philosophische Annahme, als Implikationsfaktoren der Merleau-Pontyschen Philosophie im Kontext der Philosophie der Gründungsväter als Ertrag für die Osteopathie angenommen werden?

5.13 Kurze Problembeschreibung

Es lohnt sich, in die Philosophie Merleau-Pontys zu investieren. Sie kommt der osteopathischen Praxis dort zugute, wo die Erlebniswelt des Osteopathen berufen ist, den *Anderen* in sich sprechen zu lassen.

---

141 Dabei handelt es sich substanziell um Ansammlungen (Plaques oder Cluster) die Zellmembranen zweier benachbarter Zellen durchquerender Zell-Zell-Kanäle. Sie verbinden das Zytoplasma benachbarter Zellen direkt miteinander. Dabei werden die Membranen der Zellen in einem Abstand von nur 2–4 Nanometer zueinander fixiert, lassen zwischen sich aber eine elektronenmikroskopisch erkennbare Lücke (Gap) frei (im Gegensatz zu den Tight Junctions). Die Kanäle der Gap junction werden aus zwei Halbkanälen (Hemichannels, Connexon) gebildet, von denen jede Zelle jeweils einen beisteuert. Jedes Connexon besteht aus Proteinkomplexen aus (in der Regel) sechs membrandurchspannenden Proteinen, die sich in einer sechseckigen Anordnung so zusammen lagern, dass in der Mitte zwischen ihnen eine Pore freibleibt. Zwei solche Proteinkomplexe der benachbarten Zellmembranen zweier Zellen lagern sich so zusammen, dass sie gemeinsam einen Kanal bilden. Aufgabe der Gap junctions ist die Kommunikation (Austausch von Signalen) zwischen benachbarten Zellen. (Revel, J.-P. und Karnovsky, M., 1967)

Allerdings sahen wir schon in Teil I, dass der Andere zwar in gegenwärtigen osteopathischen Behandlungen wahrgenommen wird, dies aber undeutlich und höchst mehrstimmig zum sprachlichen Ausdruck kommt.

Weiterhin erkannten wir in Teil II, dass im Kontext der Rezeption Swedenborgs durch Still von („geistigen") Informationsflüssen z. B. im Blut die Rede ist, welche durch Fehlstellungen der Gewebe behindert werden. Dieses wird durch osteopathische Palpation behoben.

Expliziter noch als Still unterstellt Littlejohn, dass die Organe und Körperteile miteinander kommunizieren, wobei die verschiedenen Aspekte der Nervensysteme eine bedeutende Rolle spielen. Ebenso vertritt Littlejohn, dass es bei jedem Organismus ein Selbstverhältnis gibt, das er in der Psychophysiologie für den Menschen untersucht. Zudem hat jeder Organismus und auch der Mensch ein Umweltverhältnis. Diese Verhältnisse sind jeweils als *Kommunikations*verhältnisse bestimmt. (vgl. 4.4)

Ich werde im fünften Teil die auf Kommunikation bezogenen, bisher nur en passant berührten Aspekte einer Philosophie der Osteopathie stärker thematisieren. Dabei bleibt die Leistung Merleau-Pontys zwar wesentlich, weil er der erste ist, der explizit Johann Jakob von Uexkülls Biosemiotik im Kontext seines Naturverständnisses reflektiert. Allerdings ist seine Betonung des Präreflexiven für die kommunikationsbezogenen Fragen, die eine Artikulation des Praxis-Wissens der Osteopathen aufwirft, eher hinderlich. Zwar ist es zutreffend, dass die zwischenleibliche Kommunikation zumeist unterhalb der Ebene der Proposition (bzw. des Dicizeichens, wie Peirce 1983, S. 67 ff., sagen wird) verläuft. Gleichwohl ist die *„Sprache der Wahrnehmung"*, wie Merleau-Ponty formuliert, mit anderen Zeichenarten ausgestattet. Wenn wir Zeichenarten in ihrer Unterschiedlichkeit begreifen wollen, müssen wir semiotische Theorien zu Rate ziehen. Eine schwierige, aber auch vielleicht beste Adresse ist hier die semiotische Philosophie von Charles Sanders Peirce. Peirce hat 1903 (1983) bahnbrechende zeichenphilosophische Unterscheidungen entwickelt.[142]

In Teil V möchte ich skizzieren, wie die in der *Zwischenleiblichkeit* erlebte Tastwelt eine *Kommunikation* zwischen *Selbst* und *Anderem* sein kann, die *stumm*, aber dennoch diskursiv verständlich ist und mitteilbar sein kann. Ich verwende hierzu den genuin triadischen Zeichenbegriff von Peirce ([„Zeichen", „Objekt", „Interpretant"] 1983, S. 64), der im Interpretanten stets eine *Selbstreferenz* ein-

---

142 Peirce hat 1903 diesen Syllabus verfasst, als Ergänzung zu seinen acht Vorlesungen mit dem Titel "*Some Topics of Logic Bearing on Questions Now Vexed*", die er im Lowell Institute gehalten hat.

schließt. Hierzu mache ich mir die Peircesche Taxonomie von zehn Zeichenklassen zu Nutze (1983, S. 133 u. ö.).

Damit wird für die Osteopathie ein Weg vorgeschlagen, der parallel zu den Überlegungen Thure von Uexkülls (2008) für die Psychosomatische Medizin steht. Dabei bleibt stets der Grundgedanke Stills erhalten, dass der Mensch in einem umweltoffenen Zustand im Universum lebt, der im Kern gesundheitsaffin ist. Durch negative Umwelteinflüsse u. a. entstehen im Gewebe des Menschen freilich Läsionen (gewebliche Störungen oder somatische Dysfunktionen), die durch die *actio palpationis* erfasst und möglichst auch therapiert werden sollen.

6 Teil V: Von einem aktualisierten Neuzugang zur Osteopathie für das 21. Jahrhundert

Die Teile I–IV haben verschiedene Erträge erbracht. Ideengeschichtlich wurde das historische osteopathische Schrifttum von Still und Littlejohn erfasst und präsentiert. Diese Schriften wurden als Zeugnisse der klassischen Osteopathie der ersten Stunde herangezogen und auf ihre philosophischen Grundmotive untersucht. Die Rekonstruktion der Texte bestätigte die Grundannahme dieser Arbeit, dass das primär osteopathische Denken stets im Kontext eines philosophischen Denkens entworfen wurde bzw. dass die Osteopathie sich erst hieraus begrifflich reichhaltig erschließen lässt. Rekapitulieren wir diesen Ertrag in einigen Punkten:

1. Die klassische Osteopathie ist im Kontext des Pragmatismus entstanden. Ein wichtiger Aspekt war, dass auch bei James und Peirce Swedenborgrezeptionen vorlagen.
2. Die pragmatische Maxime (3.3.6) ist daher für das Verständnis der Osteopathie sehr wichtig. Anders als die „heroische Medizin" der damaligen Zeit, und abgeschwächter auch die Medizin der Jahrhundertwende vom 19. zum 20. Jahrhundert, achtet die Osteopathie darauf, dass keine schädlichen Nebenwirkungen auftreten, da sie die pragmatische Maxime mit dem ärztlichen Ethos des *neminem laede* auflädt.
3. Osteopathie kontrolliert daher den *Outcome* ihrer Behandlungen und gewinnt so eine fallibilistische Sicherheit ihrer Praxis, die fortwährend überprüft und verbessert wird.
4. Sowohl in Stills Verbindung der *actio palpationis* mit den Schlussfolgerungsprozessen (3.3.5) als auch bei Littlejohns Verwendung des Kommunikationsbegriffs, wird ein elementarer semiotischer Zugang in der klassischen Osteopathie erkennbar.
5. Wir erkennen zudem einen relationalen Zugang zur Gegenstandswelt, der prozessual ausgelegt ist.
6. Diese Relationalität wird über ein Flüssigkeitskonzept begriffen.

Welche Konsequenzen lassen sich für die osteopathische Theorie und Praxis in der Gegenwart hieraus begründen?

Die Ergebnisse eines philosophisch kontextualisierten osteopathischen Denkens zeigen, dass die bisherigen Zeugnisse der klassischen Osteopathie für einige dynamisch-osteopathische Prozesse genutzt werden sollten. Ich denke hier in erster Linie an die – für Nicht-Osteopathen nicht leicht nachvollziehbare – erfahrbare leibliche Wirklichkeit, die auf ein reaktives Gewebe trifft. Es wurde im ersten Teil inmitten der Tastwelt herausgestellt, dass Osteopathen ihren Körper zu einem „phänomenalen Leib" ausbilden können. Dies ist ein professionell-privilegierter Zugang und Zustand des therapeutischen Selbst während der *actio palpationis* in der Tastwelt. Dieser „phänomenale Leib" entwickelt sich prozessual-relational zu einem „Denken" zum Anderen hin und auch im Anderen. Merleau-Pontys Rede vom Bewusstsein als Sein bei den Dingen durch das Mittel des Leibes, als der Ort zur Welt, findet nur dann seine praktische Einlösung in einer Handlungspraxis zur Welt, wenn wir ein passendes Konzept von Kommunikation und von den Lebensflüssigkeiten als Mittlerfunktionen im Leiblichen des Selbst zum Anderen konstruieren können. Beide (Kommunikation, Lebensflüssigkeiten) finden jedoch in der Materialität der Gewebe (Blut, Faszien) des Anderen ihren physischen Wirkungsort und werden vom Osteopathen als ein Angebot zur Heilung aufgegriffen. Dies im Selbst des Osteopathen zu erleben, immer wiederholt zu erfahren, um darüber zu berichten, war die ursprüngliche Intention zur Erstellung dieser Arbeit. Denn meine Leitfrage für die gesamte Arbeit ist, um es zu wiederholen, die Frage, welche philosophischen Argumente in Anschlag gebracht werden dürfen, um die Erfahrungsdimensionen des Selbst bestmöglich zu beschreiben und die Folgen, die sich aus dieser erlebten phänomenalen Wirklichkeit für den Osteopathen in seiner beruflichen Weltbezogenheit – als begehbares Phänomenerleben – ableiten lassen.

Für die hermeneutische Erschließung der phänomenologischen Lebenswelt habe ich mir das Leiberleben in den von Merleau-Ponty geprägten Begriffen verdeutlicht: als eine leib-situierte Bestimmung von qualitativ-different haptischen Wahrnehmungsformen, über welche die kompetenten Osteopathen Auskunft geben können. Den Erfahrungshintergrund (die Auskunft kompetenter Osteopathen) habe ich zum einen durch die Interviews eingespielt, zum anderen aus meiner eigenen professionellen Erfahrung genommen, die ich mir über viele Jahre in der Praxis erworben habe. Soweit das Konstrukt, der Verlauf und die Bestimmung der bisherigen Arbeit.

Wir kommen mit Teil V in der Gegenwart an. Der philosophische Hebel hierzu wird an zwei Themenfeldern angesetzt, die sich als Problemüberhänge der bisherigen Ausarbeitungen anführen lassen:.

1. die Lebenskraft im Kontext der osteopathischen Philosophie.
2. die biosemiotische Reflexion im Feld der Osteopathie. Darunter begreife ich die verschiedenen Zeichenarten des Verhältnisses von patientenzentriertem und osteopathischem Erleben – und hoffe so, die qualitativen Differenzen in diesem Kontext erarbeiten und ausdrücken zu können.

6.1 Die Lebenskraft im Feld der klassischen Osteopathie, des Pragmatismus und der Phänomenologie

Das psychophysiologische Konstrukt einer leiblichen Lebenskraft, deren Wirklichkeit von Still und Littlejohn angenommen wurde, und die mit der Lebenskraft untrennbar einhergehende Kommunikation im Leiblichen wurden im zweiten und dritten Teil bereits ideengeschichtlich beschrieben. Der Geist der Osteopathie wird erst im Kontext einer auf das Selbst- und Umweltverhältnis bezogenen kommunikativen Wirk-Macht in seiner Tiefe verständlich und wird sich dem Leser der historischen Texte nur dadurch erschließen.[143] Sie ist die conditio vitae, auf der sich die klassische Kunstlehre der Osteopathie gründet. Mich interessiert jetzt aber der Punkt, dass sich in Verbindung mit dem Flüssigkeitsdenken eine Systematik in der Osteopathie abzeichnet, die einerseits prozessphilosophisch, andererseits relationsontologisch bestimmt ist. Beide philosophischen Haltepunkte werden als philosophische Themen in diesem Kapitel im Kontext von Körper/Leib weiter untersucht. Um der relationsontologischen Bestimmung nachzugehen, folge ich der Devise: Dass dasjenige, was ist, dadurch so ist, wie es ist, weil es zu sich selbst und zu Anderem in Beziehung steht.

Die Natur der „[…] bestimmten Lebenskräfte[n], vitalisierten Flüssigkeiten und vitalisierende Prozesse sowie Aktivitäten […], die in harmonischem Einklang miteinander das Gleichgewicht des Körpermechanismus aufrechterhalten", kurz: die „beseelende flüssige Kraft" – sinnbildlich auch mit dem swedenborgschen Terminus von der Tremulation verbunden – bildeten ja den Auftakt der Littlejohnschen Psychophysiologie und seiner davon inspirierten Medizintheorie. Hierin konzeptualisiert sich sein medizinphilosophisches Programm, das in der klassischen Osteopathie zu Beginn der ASO zum akademischen Thema wurde. Es unterstellt, dass die von der Natur bereitgestellten Essenzen die Gesundheit und Heilung im Körper erst ermöglichen bzw. fördern. Konkret geschieht dies mittels dieser Lebenskräfte und einer damit in Verbindung stehenden inhärenten Kommunikationsbereitschaft von Organ zu Organ. Es behandelt somit sowohl ein Selbstverhältnis jedes Organismus als auch ein Umweltverhältnis im Sinne eines Modus von Anpassung zueinander. Dieses Verhältnis-System wurde als Relation von Kommunikation bzw. von wechselseitiger kommunikationsrelationaler Bindung herausgearbeitet. Es ist eine der zu würdigenden Prämissen der klassischen Osteopathie. Gesamt geht es um das Wissen und den achtsamen praktischen Umgang mit diesen gewebsimmanenten Aktivitäten. Es sind dies die

---

143 Ich folge hier in der Interpretation der Perspektive von Peirce 1983, S. 170.

Aktivitäten zur organismischen Anpassung sowie die geweblichen-resonierenden Beziehungen im leiblichen Organismus.

Ich möchte die Lebenskraft, von der die Klassiker der Osteopathie sprechen, als einen Modus von Selbstanpassung deuten. Ein gestörtes System – bzw. eine Störung im System – begründet ja die Behandlung und ermöglicht, *lege artis*, durch Stützung dieser Prämisse die Wiederherstellung der Gesundheit.

Die Deutung der Lebenskraft als ein Modus von Selbstanpassung macht zwei philosophische Überlegungen notwendig: Erstens, eine Überlegung zur Ursachenlehre des Aristoteles, die ihr Ziel darin festschreibt, Ordnungen zielgerichtet (wieder) herzustellen. Es wird die vierte Ursachenkategorie des Aristoteles angeführt, als die Kategorie einer *causa finalis*. Die zweite Überlegung enthält das sich selbst stützende Relationsverhalten im Inneren des Organismus, das ich als Anpassung werte.

Historisch ist anzumerken, dass die philosophische Forschung in Europa ab den sechziger Jahren des 19. Jahrhunderts mit der neueren Physiologie und besonders mit der Psychologischen Physiologie sich vom naturphilosophisch-romantischen Bild eines F. W. J. Schelling zunehmend verabschiedete. Der Geist der Zeit führte weg von den philosophischen Idealisten und Romantikern, hin z. B. zu Lotzes Überlegungen, dass physikalisch-organische Prozesse im Körper lückenlos als „*kausale Instrumentation*" zu untersuchen sind, die sich unter möglichst weitgehendem Verzicht auf finalisierende Interpretationen der kausalen Ursachenforschung widmen sollen.[144]

Wir wissen, dass Littlejohn die Werke sowohl von Lotze als auch die von Wundt kannte. Dennoch beschritt Littlejohn für sich 40 Jahre später einen anderen Weg für seine Wissenschaft, die sich jedoch mehr deckt mit den Vorstellungen der Wundtschen Psychologischen Physiologie, die neben kausalen auch noch finale, also auf wirksame Ziele bezogene Erklärungsweisen anerkennt. Burkhard Liebsch merkt dazu an:

> „An eine restlose Eliminierbarkeit der Teleologie aus dem Bereich der Physiologischen Psychologie bzw. der Physiologie und der Biologie hat Wundt wohl nie wirklich geglaubt. Seine diesbezüglichen Ideen, die auf eine Parallelisierung von (mechanischer) Kausalität und Teleologie hinauslaufen, bleiben in vielem Leibniz verwandt." (Liebsch 1992, S. 167, Fn. 118)

In einer neuzeitlichen Fassung dieser verschränkten Annahmen von Naturphilosophie kann ansatzweise für lebende Systeme vielleicht folgende moderne Naturvorstellung herhalten, die sich im „Umriss der modernen Naturauffassung" (Detel 2007) infolgender Sprache findet:

---

144 Sieh hierzu auch: Liebsch 1992, § 7 ff.

„Naturprozesse in sehr kleinen Bereichen (Quantenbereich) sind nicht-klassisch strukturiert (z. B. gibt es keine Individualität elementarer Bausteine der Natur, verschmieren Konturen, gibt es Prozesse außerhalb der Raum-Zeit, die holistisch organisiert sind, und ist Objektivität eingeschränkt)." (Detel 2007, S. 130)

Entscheidender ist aber der Versuch von Peirce, den vierten Ursachentyp des Aristoteles als finale bzw. semiotische Kausalität zu verteidigen (Pape 1989, S. 81 f. u. ö). Das werde ich im Kontext der Biosemiotik von Hoffmeyer 2008b genauer ausführen.

Der „Witz" beim Physiologen Littlejohn ist der, dass er nicht in einer schon etablierten biologischen, psychologischen oder medizinischen Wissenschaft seine Rede von der *beseelenden, flüssigen Kraft* vorbringt, sondern in der Osteopathie – eine bis dato wissenschaftliche terra incognita ohne damaligen akademischen Anschluss. Das, so meine ich, spricht für seine Persönlichkeit und Redlichkeit als innovativer Wissenschaftler und sein Vertrauen in die Osteopathie als Heilkunst

6.2 Die Causa finalis. Der Modus eines Angebots zur Heilung

Der aristotelischen Bestimmung folgend erfüllt die *„beseelende flüssige Kraft"*, als teleologische Potenz, die Kategorie des Zweckursachentyps einer *causa finalis*. Bei der Finalursache wird die Ursache eines Geschehens als der geplante Zweck (sofern es um Handelnde geht) oder (allgemeiner) als Ziel bestimmt. Deuten wir die beseelende flüssige Kraft nun mit dieser Kategorie, also als finale Ursache, dann meinen wir einen spezifischen Bereich von Zielen, nämlich die Ziele des Wachstums, des Erhalts von Leben und des physiologischen Erhalts der Gesundheit. Dieses komplexe Ziel ist dem Wesen nach mit den vitalisierten Flüssigkeiten und den vitalisierenden Prozessen verbunden, gleich einer sich semiotisch entfaltenden Tendenz, hier bestimmt als die Lebenskraft. Sie hat finale Qualität, insofern sie darauf ausgerichtet ist, ein Gleichgewicht des hoch komplexen Körpermechanismus hervorzurufen und aufrechtzuerhalten.

Verbunden damit ist ein aristotelischer Topos für die eigene Ordnungskraft der Natur angesprochen – eine unerschöpfliche Macht, die imstande ist, sich selbst zu erzeugen und zu erhalten.

Anstatt ein Geschehen allein nach Prinzipien von Wirkursachen zu denken, folge ich dieser aristotelischen Betrachtungsweise.[145] Denn nicht im Licht von afinaler, sondern nur im Licht von finaler Kausalität kann die *actio palpationis* auch als

---

145 Die *causa efficiens* wird hier abgelehnt, da sie sich auf kausale, linear anzunehmende Bedingungen, Ursachen stützt, denen ein zellbiologischer Fragmentismus zugrunde gelegt werden kann. Das wird in dieser Arbeit gerade abgelehnt.

zielgerichtete Handlung an Bedeutung gewinnen und mit Sinn und Bedeutung so eingesetzt werden, wie wir sie therapeutisch tatsächlich einsetzen. Dadurch, dass das in der osteopathischen Behandlung liegende Ziel die Herstellung von Gesundheit ist (= das übergeordnete Ziel), wird mittels der *actio palpationis* (=das untergeordnete Ziel) diese gleichermaßen als Grundlage der Behandlung mit einbezogen.

Machen wir einen gewagten Sprung von Aristoteles zur modernen Biosystemtheorie, dann können wir sagen: Systemtheoretisch können wir die finale Essenz als eine Wirk-Kraft aus Geistigem (Zeichenhaftem, Bedeutungshaftem) denken, welche die ohnehin und natürlich wirkende Gesunderhaltung im Leib stärkt. Es ist eine für die Osteopathie naheliegende Annahme, dass diese Wirk-Kraft aus Geistigem (Zeichenhaftem, Bedeutungshaftem) als semiotisches Wirklichkeitsprinzip im Leiblichen anerkannt werden sollte. Ferner erscheint mir die Annahme nicht unmotiviert, dass die Lebenskraft sich mittels der *actio palpationis* im Leib beeinflussen lässt (und, wo sie stockt, sich wieder entfalten kann). Dies entspräche sowohl der Stillschen als auch der Littlejohnschen Vorstellung für die leibliche Realität des Organismus von geistiger Inhärenz im Körper, die von der Natur bereitgestellt wird.

Dies angenommen, ist es für Littlejohn nur konsequent, die *actio palpationis*, ihrem Charakter nach als einen „*vitalisierenden Prozess*" zur Anpassung und Nutzung einer – Heilkraft der Natur (*vis medicatrix naturae*) gleichzusetzen. Als seine Schlüsselfigur setzt er hierfür die manuell mobilisierende Behandlung vornehmlich an der Wirbelsäule an. Infolge dieser manuellen Ausführung des zu behandelnden Gewebes wird die Anpassung in den Geweben – das *adjustment* – eingeleitet. Littlejohn führt hierzu aus: „Die Anpassung muss durch den Geist geschehen und der mentale Zustand muss zunächst an die Körperzustände vollkommener Gesundheit angepasst werden." (Littlejohn 2009b, S. 11) Wie wir gesehen haben, stellt er dies explizit in seiner Vorlesungsschrift *Psychophysiologie* heraus und meint damit, dass im Prozess der Anpassung sich das Prinzip der *causa finalis* für die osteopathische Praxis fruchtbar machen lässt.[146]

Vergleichbar konnte man dies schon bei Still erkennen, und zwar in der Rede von den „*Lebensflüssigkeiten im Körper*", die Still in Offenheit für ein pantheistisch verstandenes Universum annimmt (siehe Teil II). Da die Natur die Welt des

---

146   Ich betone, dass *adjustment* kontrastierend zum Begriff *Korrektur* zu verstehen ist. Im Falle der Korrektur wird nicht dem Geistigen der eigentliche Wirkmechanismus zugesprochen, sondern die Korrektur impliziert die Vorstellung einer kausal-mechanischen Antezedenzbedingung, die sich in der *causa efficiens* gründet. Ein Denken von logischer Ursache und Wirkung, in der angenommen wird, die Wirkung stütze sich auf die zellbiologische Physiko-Chemie.

Ursprünglichen verkörpert, ist die Hinwendung zu einer Heilkraft, die sich im Medium der Berührung konstituiert, ein Modus für eine organische Dynamik, Öffnung und ein entsprechender Antrieb in lebenden Organismen, der das Außen mit dem Innen des Organismus lebendig verbindet. Ich verweise auf Merleau-Ponty mit seiner Rede von den *zwei Blattseiten*.[147]

Der Osteopath arbeitet mit solch geistiger Inhärenz *im* Leiblichen, welche die strukturellen *Selbstorganisationsprozesse* fördert. Diese wird konkret als Mittel zum Zweck, als Antrieb zum Prozess der Heilung eingesetzt, einem *pharmakon* gleich, das der Osteopath in die Tastwelt einbringt und therapeutisch nutzt.

Ähnliche Überlegungen werden im Kontext von Natur und der Interkorporeität des Leibes verstanden, „[wenn] aus dem ‚pharmakon' der Natur selbst, das sich im unvorhersehbaren Umschlag (Metabole, Reversibilität) in eine Heilwirkung verwandelt." (Giuliani 2000, S. 261) Es ist ein Weltbezug, der die *Lebenskraft* der Leiblichkeit, des *osteopathischen Leibes,* zum *phänomenologischen Leib* hin ausleuchtet. Ich unterstelle, dass dieser im autopoietischen System zu finden ist. Ähnlich kann dies z. B. im Begriff des „Placebo-Effekts" als *"meaningful expectancy"* (McGovern 2003) gedacht werden.[148]

Die zeitgenössische osteopathische Praxis sollte sich in dieser Weise verständlicher mitteilen, wenn sie in ihrer Praxis von ihrem spezifischen *"mode of action"* spricht und damit die *beseelende, flüssige Kraft,* die Selbstanpassung als die Heilkraft der Natur anzeigt, wie wir dies extemporiert haben. Damit wird sogleich auf den dynamisierenden Prozess abgehoben, der sich im Selbst zum Anderen zeigt. Ich werde diesen philosophischen Erkenntnisstrang von wechselseitiger Leibwahrnehmung als Medium in den Kapiteln 6.4 und 6.5 weiter verfolgen, um zu den Dingen selbst zu gelangen. Dort wird diesem Hintergrund der erfahrbaren Berührung eine Sprache gegeben.

Die Sprache wird über die in der Tastwelt des Leibes wahrnehmbaren Zeichen hinaus kommunizierbar und somit hörbar und sichtbar. In der Folge handelt es sich um einen Prozess von intersubjektiver Wirklichkeit: von der *stummen Kommunikation* in der Tastwelt hin zur prozessualen sprachlichen und visuellen

---

147 Wenn bei Merleau-Ponty von der „Selbstorganisation einer Struktur" die Rede ist, die sich weder kausal noch substanziell in der Welt zeigt, (Merleau-Ponty 1973, S. 169) beschreibt er, so unterstelle ich, etwas Vergleichbares.

148 J. McGovern, selbst Physiker, in der Zeit von 1990 bis 2009 Präsident der A. T. Still University, entwickelt zusammen mit seiner Frau R. McGovern ein Modell von patientenzentrierter *„bedeutungsvollen Erwartung",* um den Heilaspekt mittels der *causa finalis* zu begründen. Teile der Rehabilitationsmedizin arbeiten neuerdings auch mit dieser Vorstellung.

Kommunikation, als Modus sprachlicher und intersubjektiv öffentlich darstellbarer Interkorporeität.

6.3 Die Reorganisation eines autopoietischen Systems

Ist in der Rede von der Lebenskraft als Modus von Selbstanpassung und Heilung die Selbst-organisation im (inter-)zellulären, organisch-leiblichen Gewebe impliziert? Biologisch ist der Organismus ein geschlossenes, auf sich selbst bezogenes System, das jedoch in einem umweltoffenen Zustand im Universum lebt. Selbstorganisation heißt Strukturbildung und Strukturregulierung innerhalb des Organismus aus sich selbst heraus. Der Organismus verfügt nach Littlejohn über einen spezifischen, sich selbsterhaltenden vitalisierenden Mechanismus, den die Natur für organismische Systeme bereitstellt. Diesem Mechanismus ist kein entsprechendes physikalisches oder chemisches Festkörpermodell – bzw. physikalisches Korrelat unterlegt.[149]

Diese zweite oben rezipierte philosophische Annahme behandelt den Menschen in seinem natürlichen Sein, befähigt sich gegenüber seiner Umgebung anzupassen. Anpassung unterstellt einen Bezug zu Etwas, verlangt ein Etwas oder einen Modus, an das oder dem es sich anpassen kann. Bei Littlejohn bezieht sich die Anpassung als Ordnungskraft auf sich selbst und auf die soziale und nichtsoziale Umgebung/Umwelt. Damit wird einmal ein Selbstverhältnis beschrieben, zweitens ein Fremdverhältnis gleich einem Umgebungsverhältnis angezeigt. Die Anpassungsvorgänge hierfür werden über die neuronal-somatische Gewebssteuerung hinaus auch durch den *Geist* betrieben. Da ohne die Herbeiführung eines mentalen Gleichgewichts keine Heilung entsteht, ist die Anpassung als Selbstregulation des Organismus, aus sich selbst heraus, zur Gesundheitserhaltung eine der wesentlichen Annahmen der Littlejohnschen Psychophysiologie, die mit physiologischem Reduktionismus und überhaupt mit einem positivistisch reduzierten Naturalismus unvereinbar ist.

Die Anpassung und Stabilisierung eines leiblichen Selbstverhältnisses wird dem Geist selbst zugesprochen, da mittels des Geistes „[…] der Körper an seine eigenen Teile und an seine Umgebungen befähigt ist, sich anzupassen." Dabei wird bei Littlejohn „Geist" nicht als irgendeine Substanz verstanden, sondern als kommunikativer relationaler Bezug von Selbst, Teilen und Ganzem sowie der Umwelt. Ich stellte dies textanalytisch oben bereits in Kapitel 4.40 dar.

Dies betrifft folgende Verhältnisse: 1. Das Verhältnis der organischen Teile des Leibes untereinander, ferner 2. das Verhältnis des Leibs gesamt zu seinen „Umge-

---

149 Wir sehen mit Hoffmeyer (2008b), wie er mit dem Modell der Semiosphäre hierfür einen modernen Erklärungsansatz leisten wird.

bungen"[150] und 3. das Selbstverhältnis des Menschen zu sich, das durch die verschiedenen (neuronalen) Automatismen als Verhältnis mit belebendem Geist versehen ist. Diese Gliederung zeigt Littlejohns relationales Verständnis: Dass dasjenige, was ist, so ist, wie es ist, weil es in Beziehung zu anderem und zu sich selbst steht. Dies ist ein klassischer, ontologisch-relationaler Beziehungsmodus von Verhältnissen, die im Kontext der *actio palpationis* als offen im Sein des Leiblichen (intern) und gleichermaßen offen im Sein zur Umwelt (extern) anzuerkennen ist.[151]

In der osteopathischen Übersetzung bedeutet dies die Konstruktion eines ausgeglichenen Ordnungsprinzips, das sich durch den Geist belebende Prozesse im Körper konstituiert.

1. Die verschiedensten Zellen bilden Zellverbände. Sie gemeinsam bilden die Organe. Sie sind mit ihren membranösen, umhüllenden Membranen (Faszien) und dem Bioplasma (Matrix) in wechselseitiger Verbindung untereinander und zur wechselseitigen Kommunikation fähig.
2. Die Organe bilden in der Summe den menschlichen Organismus und stehen in wechselseitiger, lebendiger, offener Verbindung zu ihrer Umwelt.
3. Das Selbstverhältnis ist dem Menschen zunächst leiblich gegeben. Es entwickelt sich aus der Gesamtheit der Körpergewebe und zeigt sich in den vitalen Formen des Körperhabens und des Leibseins. Dieses Verhältnis seines Selbst steht ferner in einem dauernden Wechselverhältnis von eins zu zwei und bildet sowohl die Relationen zwischen Umwelt zum Selbst als auch innerhalb seines Selbst. Der Mensch ist ein selbstreflektierendes Wesen, das in seinen mentalen Zuständen und Aktivitäten sich selbst fühlt, wahrnimmt und sich sinnstiftend erlebt. Die Stiftung von Sinn ist das eigentlich und ursprünglich Geistige, so wie es heute von enaktivistischen Kognitionswissenschaftlern wie z. B. Evan Thompson aufgefasst wird (Thompson 2007).[152]

---

150 Ab hier wird *Umgebung* mit *Umwelt*, gleichgesetzt. Dies entspricht der anthropologischen Sichtweise auf das Verhalten von Organismen zu ihrer Umwelt wie bei J. von Uexküll. Die *Umwelt* einer hinterlegten Ontologie, wie vormals hermeneutisch bei Merleau-Pontys Naturbegriff entwickelt.

151 Dies findet eine Entsprechung im Selbst des Berührenden, der im Erfahrungsfeld der Berührung selbst leibliche Korrelationen erforscht. Wiesing deutet damit auf ein „universelles Korrelationsapriori" hin, wie er in der klassischen Phänomenologie für den Inhalt von Erfahrungsgegenstand und Gegebenheitsbewusstsein durch Husserl beschrieben wurde (Giuliani 2000, S. 265).

152 Neuerlich erweitert und interdiszplinär beforscht in der „Verkörperung als Paradigma einer evolutionären Kulturanthropologie" (Etzelmüller *et. al.*, 2017).

Somit verhält sich der Mensch als ein relational-kommunikatives Wesen, das in Wechselbezügen zwischen physischem Körperbezug, Umweltbezug und Selbstbezug sein Leben eingerichtet weiß – ein relationales Konstrukt der klassisch osteopathischen Philosophie.

Historisch soll hier nochmals an die *Tremulation* erinnert werden, Swedenborgs entscheidender Beitrag, als einer der Vorlagen der philosophischen Entwürfe zur klassischen Osteopathie. Bei Still in der Essentia eines *Lebensmechanismus*, bei Littlejohn als *Kraft des Fließens* in der Essentia *vitalisierender Flüssigkeiten*.

„Es scheint, als bestünde die ganze Natur der Tremulation aus dem Versuch, bei einer Sache sein Gleichgewicht, das es zu verlieren drohte, wieder herzustellen." So die Sprache von Swedenborg. Und er fährt fort:

> „Tremulatorische Bewegungen haben an sich nichts mit räumlicher Bewegung zu tun. […] Lebenskraft ist Bewegung und Leben besteht aus kleinen Bewegungen und da die allerfeinsten Bewegungen innerhalb der Natur Kontremiszenzen entsprechen, folgt daraus: Was auch immer in uns ‚lebt', besteht aus Kontremiszenzen also höchst subtilen Bewegungen. Es ist unsere Überzeugung, was auch immer in uns lebendig ist, entspricht Tremulation innerhalb unserer feinsten Nerven, filigransten Membranen, einzelner Knochen und innerhalb des gesamten Nerven- und Skelettsystems." (Swedenborg 2013, S. 12 f.)

Wenn Swedenborg so schreibt, soll damit der immanente Wechselbezug der Lebenskraft von Natur und Leib, die *„in uns lebt"* bzw. die *„in uns lebendig ist"*, als kommunizierendes Verhältnis zweier sich begegnender Modi des Seins verstanden werden. Ferner ist es die Essenz, die zur Selbstregulation zu sich als auch zur Anpassung an eine Umwelt befähigt. Dies kann verstanden werden in der Annahme eines selbstgenerierenden und selbstregulierenden Leibmechanismus, somit einer systematischen, zielgerichteten Organisation, deren Zugang sich nur dem erschließt, der von der Organizität des Organismus – eines Leibes als Gesamtheit bis hin zum Bioplasma – überzeugt ist.

Das impliziert ein Orientiertsein an der Causa finalis. Wenn Swedenborg die innerleibliche Bewegung der *Tremulation* von der räumlichen Bewegung absetzt, dann impliziert dies die Kontrastierung einer Bewegung im Leiblichen gegen den Raum, die sich durch den Körper erst konstituiert, ihn als Leib jedoch durchdringt. Der Mechanismus der Lebenskraft schafft somit einen privilegierten Modus für den Leib nach zweierlei Richtungen: als *Selbst-Organisation* und als System von umweltlicher Anpassung.

6.4 Das Autopoiesisdenken heute

Ich habe den historischen Bezug einer osteopathischen Lehre vergegenwärtigt, die am Ende des 19. Jahrhunderts das Konzept von Autopoiese in ihrer damaligen Aktualität beschrieb. Dabei stellt sich Littlejohn eine intrinsische Teleologie der Gewebe vor, die das Lebendige als prozessuales Verhalten zwischen Mensch und Natur annimmt, die für den Menschen identitätsstiftend ist. Für die Gegenwart folgen wir Maturana und Varela (1980), welche die Selbstregulation für organisch-biologische Systeme beschreiben. Selbstorganisation liegt dann vor, wenn eine Ordnung nicht von außen auf die Zelle bzw. auf den Körper einwirkt, sondern der Körper insgesamt seine Ordnung aus sich heraus erschaffen und erhalten kann. Selbstorganisation ist ein Phänomen, das erst in der Mitte des 20. Jahrhunderts zum naturwissenschaftlichen Forschungsgegenstand für biologische Systemtheoretiker wurde.[153] Sie lässt nicht-deterministische, unvorhersehbare Ereignisse zu, die aus der Dynamik des Systems selbst gesteuert wird, und nicht von einer Umgebung deterministisch vorgegeben wird. Lebewesen zeigen eine reale oder intrinsische Teleologie: Sie streben ihre unbedingte Erhaltung und Entfaltung an. Das Lebendige lässt sich somit als ein Prozess von Herstellungsaktivitäten seiner Identität definieren.

6.5 Die Umwelt in der Bedeutungslehre von Uexküll

> „Umweltlehre ist eine Art nach außen verlegter Seelenkunde, die vom Standpunkt des Beobachters aus betrieben wird."[154]

Die Umwelt und das in und mit ihr lebende Organische sind im modernen Autopoiesisdenken keine unabhängigen Größen, die sich disparat gegenüberstehen, noch sind sie als biologisch-separate Systeme anzunehmen, die an der Zellmembran oder der Haut ihre räumliche Wirkungs- bzw. Bedeutungsgrenzen finden. Wie lebende Systeme sich als autopoietische Prozesse ihrer selbst in Teilen und/oder die Teile zum Ganzen erklärbar sind, so gestalten organische Individuen als selbstlebende Systeme „eine Einheit aus Organismus und der von ihr konstruierten Umwelt". Dies geschieht im Akt prozessualer Konstruktion durch die Fähigkeit der „Verhaltens-Anpassung" an die den Organismus umgebende Umwelt. Beide zusammen erst bilden ein Ganzes, eine „Einheit zum Überleben" (v. Uexküll 2003, S. 8).

---

153 Bertalanffy 1973.
154 J. von Uexküll, 1936, S. 25.

Gesundheit wäre in diesem Licht zu begreifen als der Zustand, worin Bedürfnis und Bedürfnisbefriedigung einen Zustand von „Passung" erreicht haben. Ist dies nicht der Fall, spricht man von einem *„Passungsverlust"* als Ausdruck von Krankheit (v. Uexküll 2003, S. 8).

So gedacht, kann ein neuer Aspekt sowohl von Relationen zwischen Leib und Umwelt als auch Umwelt und Leib aufgezeigt werden. Lassen wir für einen Moment wieder Littlejohn 1899 sprechen:

> „Während andere Teile des Organismus vitale Funktionen besitzen, ist es die Funktion der Gehirnzellen, molekulare Modifikationen hervorzubringen, die notwendig sind, um den Körper an seine eigenen Teile und an seine Umgebungen anzupassen. Diese Anpassung geschieht zumeist unwillkürlich und unbewusst, weil die unwillkürlichen Zentren des Vegetativen Systems und die willkürlichen Zentren des Rückenmarks und des unteren Gehirns fähig sind, reflektorisch und – zumindest im Rückenmark und in den unteren Gehirnzentren – aufgrund von Gewohnheit und Übung automatisch zu funktionieren." (Littlejohn 2009b, S. 178)

Mit diesem Zitat ist ein Verhaltensprogramm von *reflektorischer* Anpassung beschrieben, das von einem relationalen Modell bestimmt ist. Wir sehen darin entsprechende Überlegungen, wie sie zeitlich später bei Jakob von Uexküll in seinem biosemiotischen *Funktionskreis* entwickelt wurden. Ich folge diesem Modell und tauche mit meiner Vorstellung der *Tastwelt* ein in eine Wechselseitigkeit der Uexküllschen Biosemiotik, einer zugrunde liegenden neuronal-perzeptiven „Merkwelt" und „Wirkwelt" (J. v. Uexküll 1956, S. 27).[155]

Jakob von Uexküll entwickelt in den zwanziger Jahren des letzten Jahrhunderts mit seinem proprioz eptiven „Funktionskreis" ein modernes, relational-systemtheoretisches Konstrukt von Umwelt und lebendem Organismus, das für Tiere wie Menschen gleichermaßen gilt. Das Konstrukt konstruiert den Organismus zu seiner Umwelt hin offen in seinem Verhalten. Zudem ist das Konstrukt finalistisch. B. Liebsch bringt das auf den Punkt:

> „[So] wird die regressive Analyse stillschweigend in eine progressive Teleologie verwandelt, nach der, wie in der ‚Planmäßigkeit' v. Uexkülls, alle ontogenetischen Prozesse im latenten Orientiertsein auf ein finales Ziel hin zusammenfinden." (Liebsch 1992, S. 176)

---

155 Mir ist nicht bekannt, ob Littlejohn die Ausführungen J. von Uexkülls kannte. Da Littlejohn 1899 seine Psychophysiologie erstmals verfasste und von Uexküll 1909 mit „*Umwelt und Innenwelt der Tiere*" seine Publikationstätigkeit zu diesem Thema begann, ist dies nicht anzunehmen. Siehe hierzu J. von Uexküll, „*Streifzüge durch die Umwelten von Tieren und Menschen*", (1956, S. 170). Dies Buch erschien erstmals 1934 in Berlin. Merleau-Ponty zitiert aus *Umwelt und Innenwelt der Tiere* 1909 und *Streifzüge durch die Umwelten von Tieren und Menschen* aus dem Jahr 1934.

Wir finden dies auch bei Littlejohn vor, wie oben erklärt, und nehmen für v. Uexküll an, es gehe um eine Lebens- bzw. Ganzheits-Energie im Organismus der Lebewesen, wenn v. Uexküll schreibt:

> „Das Subjekt ist also sowohl im Funktionskreis wie auch als Träger einer spezifischen Lebens- oder Ganzheits-Energie, wie auch als offenes System nur über seine Eigenaktivität in der Lage, Umgebungsreize zu empfangen. Darauf beruht seine Fähigkeit, Einwirkungen der Umgebung nicht kausal sondern nach einem spezifischen eigenen Code als Zeichen – das heißt in ihrer Bedeutung für die eigenen Bedürfnisse – zu beantworten. (T. v. Uexküll 1980, S. 50)

Abbildung zwei: Funktionskreis nach J. v. Uexküll (1956)

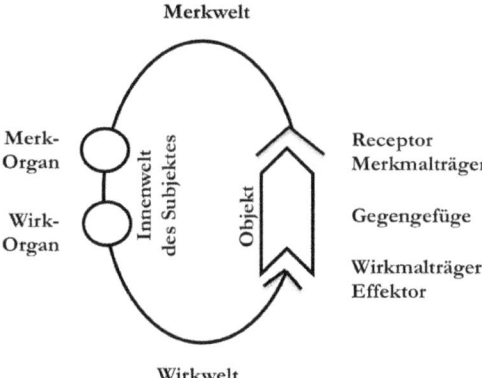

J. von Uexküll weicht mit seinem biologischen Umweltkonzept von der Vorstellung ab, Organismen seien geschlossene Maschinen, die getrennt von ihrer Umwelt und darüber hinaus rein kausalen physiko-chemischen Einflüssen unterworfen wären. Bei v. Uexküll erschafft der Organismus gerade seine eigene Umwelt nach Vorgabe seiner für diesen Organismus spezifischen Sinnesorgane und lässt die Umwelt den Organismus individuell erleben. Es entsteht eine individuelle Wirklichkeit: Organismen sind biologische Individuen.

J. von Uexküll geht davon aus, dass die Organismen „auf die biologische Bedeutung antwortet, welche die Umgebung für den Organismus hat." (T. v. Uexküll 1980, S. 20) Die Bedeutung liegt im zu interpretierenden Phänomen wie es sich als ein Zeichenprozess präsentiert (Biosemiose). Es bedeutet ein Vorgang im Zeichenempfänger, gleich einer Interpretation, die der Organismus – durch von Uexküll problematisch „Interpretant" genannt (vgl. 6.7) – als „repräsentiertes Objekt" für sich einzuordnen versteht.

J. v. Uexküll entwickelte dafür eine Zeichenlehre, eine Semiotik der Biologie. Sein Sohn Thure von Uexküll (2003) passte diese Semiotik der Biologie systematisch an die Zeichentheorie von C. S. Peirce an und kann den Regel-, Funktions- und Situationskreis differenziert sowohl mit biologischen als auch philosophischen Bedeutungsdimensionen der Peirceschen Zeichentheorie belegen.[156] Es entsteht für die verschiedenen Integrationsebenen ein Modell von vegetativer, animalischer und humaner *individueller* Wirklichkeit, die sich organismusspezifisch zeigt, als Beziehungs- und Bedeutungsgeflecht zwischen Organismen und Umgebungen.[157]

Beziehungen sind hierbei an Entsprechungen geknüpft, als Definition und Ergänzung eines Organismus zu einer passenden Umwelt. Von Uexküll besteht auf dem Umweltgedanken als einer resonierenden Außenwelt, die nicht dem Lebewesen als ein Gegenüber erscheint, sondern an welche die Lebewesen befähigt sind, sich anzupassen. „Der lebende Körper [wird] als Einheit aus Organismus und Umwelt" verstanden. (T. v. Uexküll 2003, S. 8) Damit geht er einen Weg in der organischen Naturwissenschaft, der nicht einem biologisch-philosophisch Reduktionismus folgt.

> „Um die Verknüpfung von Tiersubjekt und Umwelt als planvolles Bezugsganzes zu verstehen, dürfen wir dieses Umfeld nicht in physikalische Kräfte und chemische Stoffe aufspalten, sondern müssen es nach biologischen Bedeutungsträgern organisch gliedern."

So das Programm bei J. v. Uexküll (1980, S. 136).

Zwischen den referierten Überlegungen Uexkülls und Littlejohns Erklärungen bestehen erstaunliche Korrespondenzen, wenn Letzterer schreibt:

> „Während andere Teile des Organismus vitale Funktionen besitzen, ist [es] die Funktion der Gehirnzellen, [...] notwendig [...], um den Körper an seine eigenen Teile und an seine Umgebungen anzupassen. Diese Anpassung geschieht zumeist unwillkürlich und unbewusst [...] reflektorisch und – zumindest im Rückenmark und in den unteren Gehirnzentren – aufgrund von Gewohnheit und Übung automatisch zu funktionieren." (Littlejohn 2009b, S. 178)

---

156 Das Konstrukt der Peirceschen Zeichentheorie, Hintergrund und Folgen wird im folgenden Kapitel separat behandelt, da damit verbunden das osteopathische Kommunikationsproblem behandelt wird.

157 *Organismus* steht hier gleichbedeutend sowohl für den tierischen Organismus als auch für den menschlichen Organismus. Da J. von Uexküll als Zoologe und Biologe schreibt, übernehmen ich die Formulierung Organismus und schließen den Menschen mit ein.

Im Mittelpunkt steht auch bei Littlejohn der Prozess der *Anpassung*, der als ein relationaler Prozess gesetzt, zwischen Mensch und seiner Umgebung sich erst entwickelt. In solch einem Denken drückt sich die „Wiederentdeckung der Biologie in der Erkenntnistheorie" aus (T. v. Uexküll 2003, S. 20).

Ich beziehe mich auf die Überlegungen Thure von Uexkülls, des Sohns und Schülers Jakob von Uexkülls, wie Ersterer den Umweltbegriff für die *Psychosomatische Medizin* (2003) entwickelt hat. So untersuche ich im vorliegenden Abschnitt das Feld von Umwelt(en) und frage nach den Bedeutungen, welche die Umwelt – nicht die Natur – für die Osteopathie bereitstellen kann. Wird nicht nur bei Littlejohn, sondern auch schon bei Still die Stellung des Menschen in einem umweltoffenen Zustand im Universum anerkannt, so finden sich in den beiden medizinischen Systemen Parallelen, die ich weiter verfolgen will.

Der Umweltbegriff der von Uexkülls (Vater und Sohn) kann als Arbeitsbegriff, der wechselseitig perspektivische Abhängigkeiten schafft, verstanden werden. Er erklärt, dass sich die *Umwelt* dann zu einer *subjektiven Welt* im Sinne einer individuellen Wirklichkeit deuten lässt, wenn die perzeptiven Sinnesorgane des Lebewesens zu Organen von beziehungsbildenden Verhaltensweisen werden.[158] Es ist das spezifische Konstrukt des Lebewesens selbst, das aufgrund

„[…] seiner artspezifischen Organisation, seiner biologischen Bedürfnisse und Verhaltensdispositionen als Zeichen ‚konstruiert', die seine Rezeptoren oder Sinnesorgane empfangen. Wenn Wahrnehmung nicht als Abbilden, sondern vielmehr mit Konstruieren gleichzusetzen ist, wird der lebende Körper Teil eines dynamischen Systems. Das erlaubt uns die Beziehung zwischen dem Körper und seiner Umwelt als Beziehungen zwischen den Komponenten eines Ganzen zu sehen, die nicht durch Ursache und Wirkung oder Reiz und Reaktion, sondern durch Vorgänge verbunden sind, die sich als ‚Zeichenprozesse' beschreiben lassen. Das gleiche gilt für intraorganismische Zustände."[159] (T. v. Uexküll 2003, S. 8)

In der Weise sind biologische Bedürfnisse und Verhaltensdispositionen als Phänomene (Zeichen) anzuerkennen, die dem autopoietischen Sein seine zelluläre Stabilität als „Einheit des Überlebens" sichert. V. Uexküll bedient sich des konstruktivistischen Begriffs des „Bedürfnisses", den Piaget (1969) in die Psychologie des Konstruktivismus eingeführt hatte.[160]

---

158 Siehe Fn. 114.
159 Es soll hier auf die *intraorganismischen Zustände* der osteopathische Membran/Faszie hingewiesen werden (vgl. 6.3).
160 Ich verfolge den Einfluss des psychologischen Konstruktivismus Piagets auf die Biosemiotik bzw. auf die Psychosomatische Medizin nur insofern, als sie unverzichtbarer Bestandteil für die Beschreibung der Umwelt der Lesart Thure v. Uexkülls

Der „*Funktionskreis*", den J. v. Uexküll (1928) als Biologe entwarf, fußt auf dem perzeptorischen Regelkreis, wie er in den Biowissenschaften für lebende Organismen zu dieser Zeit angenommen wurde. V. Uexküll entwickelt den Regelkreis so weiter, dass eine subjektiv-perzeptiv erfahrbare Umwelt innerhalb eines jeden Organismus gedacht werden kann. Diesem perzeptiven Kreismodell liegt die Annahme zugrunde, dass qualitative Veränderungen der Sinnesorgane als Beziehungsantwort auf die Umwelt von Organismen als „*Merkzeichen*" für „*Merkmale*" interpretiert werden, wenn sie auf eine „*Merkwelt*" treffen, die eine Veränderung (Reizbeantwortung) zu ihrer bisherigen Umwelt darstellen. Die „*Merkwelt*" entspricht der organismischen Wirklichkeit, welche die Organismen mit ihren spezifischen Bewegungsorganen „*Wirkzeichen*" hervorbringen. Bei einer passenden Deutung werden die Merkzeichen gelöscht und damit das Kreisgeschehen beendet (T. v. Uexküll 2003, S. 13; 62).

Die Bedeutung des physiologischen Konstrukts liegt in seiner Stabilität von wechselseitigen Bezügen und der Bedeutung zu sich einstellenden Wirklichkeiten zwischen Organismen und ihrer(n) spezifischen Umwelt(en), die hier freilich erweitert und modifiziert zum *Umgebungs*bild Littlejohns steht. Mit Thure von Uexküll erfährt der *Funktionskreis* infolge eine Modifikation hin zum *Situationskreis* mit bio-psycho-sozialem Flair (T. v. Uexküll 2003, S. 31). Thure von Uexküll entwickelt den *Funktionskreis* anthropozentrisch und eröffnet für die Medizinwelt ein neues Modell, besser das eines erweiterten Feldes, im Zugang zur personalen Wirklichkeit zwischen Patienten und Therapeuten. Dies Feld löst sich nicht im partikulär Trennenden von differenten Welten zwischen Subjekt und Objekt auf. Vielmehr erklärt das Feld, wie die individuellen psychosozialen Situationen zum therapeutischen Prozess gehören, der sich zwischen Patient, Therapeut und einer geschaffenen Umwelt von Krankheit als Einheit erkennen lässt. Es ist die Schaffung eines therapeutischen „Mensch-zu-Mensch-und-Umgebung"-Modells, in dessen Mitte sich eine patientenzentrierte, medizinisch-soziale Wissenschaftsmethode hervorgetan hat (T. v. Uexküll 2003, Einleitung). Im Mittelpunkt des Modells entsteht eine gemeinsame Wirklichkeit zwischen Therapeut und Patient, die sich auf die Realitätsprinzipien medizinischer Handlungen und der Kommunikation stützen (T. v. Uexküll 2003, S. 12). In das Modell geht die Zeichentheorie von C. S. Peirce ein (T. v. Uexküll 2003, S. 10 ff.).

---

unverzichtbar ist. Prozessontologisch hebt diese Arbeit sich von philosophischen Annahmen des französischen Konstruktivismus gesamt ab und erscheint mir nicht notwendig ihn hier auszuführen.

Ich kehre für einen Moment zu meiner Leitfrage zurück: Wie also kann das Erleben des Osteopathen angemessen philosophisch beschrieben werden? Oder wie können osteopathische Wahrnehmungserlebnisse, die mittels der Finger generiert werden, im Zugang einer biosemiotischen Relationstheorie erfasst werden? Zunächst: Die Vorgänge, die sich im „Bauch" präsentieren, sind wichtig und sind von dort aus zu beschreiben. Eine Beschreibung, wie diese sich in meinem Bewusstsein darstellt, wenn dieses in einem Teil des *Cortex cerebri* lokalisiert gedacht wird, würde aber zu kurz greifen.

Wie werden diese Vorgänge transparent gemacht? Hier verhilft die Biosemiotik zumindest zu einer Teilantwort.

Die biosemiotische Reflexion – der Osteopathie zugewandt – untersucht die Zeichenprozesse zwischen *Merkwelt* und *Wirkwelt* im Kontext des Peirceschen Pragmatismus. Im Kapitel 6.90 wird verdeutlicht, wie wichtig es ist, der stummen Kommunikation eine systematisch ausgearbeitete Darstellung zu verleihen.

6.6 Eine neue Sprache für die Osteopathie im 21. Jahrhundert

Die Semiotik des Tastens, deren Ursprung der Osteopath in seinen Fingern ansetzt, muss sich auch außerhalb der stummen Erlebniswelt von Zeichen im „Bauch" des Osteopathen beweisen, und zwar in Form von sprachlich mitteilbaren Äußerungen. Die Erlebnisse der Finger müssen kommunizierbar aufbereitet werden, im Gespräch mit dem Patienten in der therapeutischen Situation und im theoretischen Kontext der biosemiotischen Reflexion. Denn bisher wurden in der osteopathischen Gemeinschaft die osteopathischen Erlebnisse immer mit empirisch beweisbaren Fakten therapeutischer Wirksamkeit aufgezeigt, die losgelöst von der Tastwelt selbst außerhalb dieser betrachtet wurden.

Ich gehe hier einen neuen, notwendigen Weg. Ich bleibe in der Tastwelt, als realem Feld des osteopathischen Erlebens, um hieraus darzustellen, wie die Wirklichkeit des Tastens sich philosophisch mit Denkmitteln der Biosemiotik begründen lässt.

Es geht um die Ausarbeitung und Fruchtbarmachung von sinnlichen Zeichen des Bewusstseins, die durch die *actio palpationis* einerseits als Wahrnehmungserfahrungen im phänomenalen Feld sich darstellen, andererseits geht es um die Erlebnisphänomene, die pragmatistisch zur Sprache gebracht wurden.

Ich untersuche weiter das Erleben des Osteopathen und analysiere dies philosophisch mit dem Instrumentarium seiner *allgemeinen Zeichenlehre*.

6.7 Die Semiotik Peirce' als Anregung für Osteopathie und Phänomenologie

Peirce mühsam errungener Einsicht zufolge haben alle Zeichenprozesse eine genuin triadische Struktur. „Genuin triadisch" besagt, dass die Relation nicht weiter in ein- oder zweistellige (monadische oder dyadische) Relationen zerlegt werden kann (Peirce 1983, S. 121 ff.).

Für die allgemeine Zeichenrelation formuliert er folgende Regel:

> „Ein *Zeichen* oder *Repräsentamen* ist alles, was in einer solchen Beziehung zu einem Zweiten steht, das sein *Objekt* genannt wird, dass es fähig ist ein Drittes, das sein *Interpretant* genannt wird, dahingehend zu bestimmen, in derselben triadischen Relation zu jener Relation auf das Objekt zu stehen, in der es selbst steht. Dies bedeutet, dass der Interpretant selbst ein Zeichen ist, das ein Zeichen desselben Objekts bestimmt und so fort ohne Ende." (Peirce 1983, S. 64)

Dabei ist zunächst festzuhalten, dass „Interpretanten" keine interpretierenden Personen bzw. Interpreten sein müssen, sondern wie Peirce sagt: *Zeichen*. Jedes Zeichen steht also in einer solchen Relation zu einem Objekt, dass es fähig ist, einen Interpretanten zu bestimmen, der wieder als ein Zeichen fungiert usw. Es lässt sich also sagen, dass der Interpretant die Selbstreferenz der Bezeichnungsrelation ist – und dieser Prozess in der Zeit Peirce zufolge unabschließbar ist.

Wir halten fest, dass Bezeichnungsrelationen drei Relata besitzen:

- Zeichen (ein wahrnehmbarer Zeichenträger oder Signifikant wie ein Ton, Buchstabe, Druck, Wärme, Farbe, Geschmack, Geruch usf.), das stets *materiell* ist bzw. materielle Eigenschaften hat.
- Objekt (das Bezeichnete, kann materiell oder ideell sein).
- Interpretant als Selbstreferenz des Zeichenprozesses bzw. der Bezeichnungsrelation, der den Bezeichungsprozess fortsetzt, indem er sich wieder auf das Objekt bezieht – usf.

Peirce' Ansatz ist streng relational, daher sind die Relata stets auf die anderen Relata durch die Relation bezogen: Pöttner (2010) hat das in folgender Grafik dargestellt:

Abbildung drei: Peirce' Zeichenbegriff

Dreistellig-triadische Bezeichnungsrelation

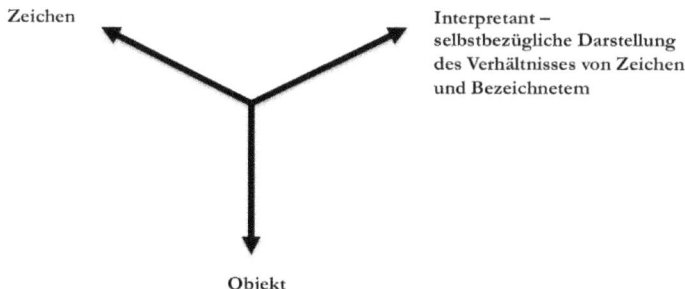

Die Grafik versucht, den Selbstreferenzaspekt der genuin triadischen Bezeichnungsrelation darzustellen. Wenn etwas ein Zeichen ist, dann ist es ein Zeichen eines Objektes oder eines Bezeichneten, das in einer solchen Relation zu diesem Objekt steht, dass es fähig ist, einen Interpretanten dazu zu bestimmen, in derselben Relation zum bezeichneten Objekt zu stehen – usf. D. h., für Peirce sind Zeichen zuerst auf Objekte bezogen, die sie darstellen sollen. Das geht aber nur so, dass ein ausgelöst wird, der pragmatisch abgebrochen werden kann, aber im Idealfall zur immer genaueren Bestimmung des Objektes führen sollte.

Die medizinische Diagnose ist schon seit der Antike an diesem Phänomen interessiert gewesen. Das Objekt, das bezeichnet wird, ist hier die Krankheit. Das *Zeichen* sind die Symptome der Krankheit – und es ist so fähig, einen Interpretanten zu bestimmen, der von Ratlosigkeit bis hin zur Erkenntnis der Krankheit führen kann. Der nächste Interpretationsprozess führt dann zur Therapie. Es ist ein wichtiger Aspekt der Selbstreferenz des Interpretanten, dass weitere Interpretationen möglich werden.

Es erscheint sinnvoll, die osteopathische Diagnose hieran anzupassen. Allerdings stellt Stills Pointe eine andere Perspektive in den Vordergrund der osteopathischen Aufmerksamkeit:

„Gesundheit zu finden sollte die Aufgabe des Arztes sein." (Still 2005, III, S. 44)

Ich habe mich in dieser Arbeit in Teilen bislang kritisch sowohl zu Tendenzen in der Schulmedizin als auch mit ihr verwandten Strömungen in der Osteopathie geäußert und entschieden für die wesentliche Akzeptanz und Beachtung qualitativer Wahrnehmungen und Erfahrungen plädiert. Mit Peirce' Modell lässt sich die gemeinte Differenz verdeutlichen. Die an der klassischen Osteopathie orientierten gegenwärtigen Osteopathen suchen nach einem anderen Objekt: nämlich nach der Gesundheit. Sie übersehen keineswegs die Symptome von Krankheiten, aber es gilt andere Zeichen wahrzunehmen: eben (auch) die Zeichen der Gesundheit.

Abbildung vier: Das osteopathische Modell semiotisch betrachtet (eigene Darstellung)

Das osteopathische Modell

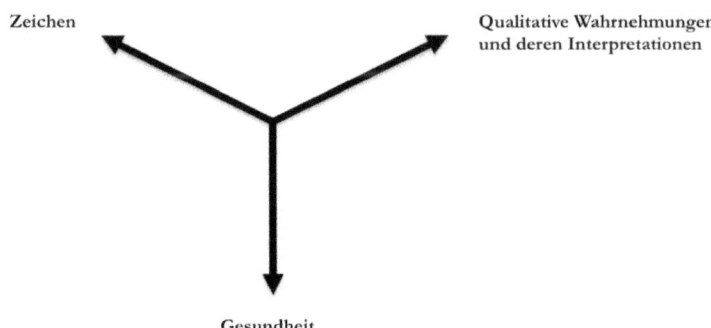

Die Grafik stellt einen Versuch dar, klärend für den osteopathischen Diskurs zu wirken – insbesondere dann, wenn der Anspruch der klassischen Osteopathie aufrechterhalten wird.

Ich habe Vorbehalte gegenüber Merleau-Pontys Rede von der „präreflexiven Wahrnehmung", auch wenn solche Wahrnehmungsformen nach Auskunft von Osteopathen eine große Rolle spielen (wie die Analyse der Interviews gezeigt habt). Mit Peirce lässt sich das Phänomen genauer begreifen als mit Merleau-Ponty. Versuchen wir eine Analyse dieses Bereichs, der unterhalb der propositionalen Ebene angesiedelt ist. Dazu ist der Pericesche Begriff des „*Phaneron*" geeignet. Dieser Begriff gehört zu Peirce' Lehre von den verschiedenen Zeichenklassen:

> „In der Gesamtheit alles dessen, was sich in unserm Geist befindet – diese Gesamtheit nenne ich das *Phaneron* und dies ist notwendigerweise und mit Absicht ein vager Terminus –, können wir eine Vielfalt von Bestandteilen erkennen, und wir stellen auch fest, dass sie von ganz unterschiedlicher Natur sind." (Peirce 1983, S. 51)

Peirce wählt einen griechischen Begriff: φανερόν (*phaneron* [dasjenige, was offen steht]), um dasjenige philosophisch zu bezeichnen und zu reflektieren, was in unserem Alltagsbewusstsein vorliegt. Peirce zufolge lassen sich darin die kategorialen Strukturen aller Sachverhalte erfassen. Noch allgemeiner ist in seinem Wissenschaftssystem die mathematische Logik, welche beschreibt, „was oder was nicht logisch möglich ist, ohne sich für dessen Existenz zu verbürgen." (Peirce 1983, S. 39) Die so bestimmte Phänomenologie dient in seinem Wissenschaftssystem als philosophische Disziplin zur Bestimmung der Kategorien (vgl. Peirce 1983, S. 39 ff.).

Ich folge Peirce einige Schritte, um transparent zu machen, dass hierin eine Chance für die Beschreibung der qualitativen Wahrnehmungen der Osteopathie liegt.

Peirce stellt exemplarisch dar, was sich „in den letzten Minuten in seinem Geist vollzogen" hat. (Peirce 1983, S. 51):

> „Da er [sc. der Verfasser] ein wenig seiner üblichen Gesundheit entbehrte, war er sich bestimmter Empfindungen im Rumpf seines Körpers bewusst. Doch die köstlich kühle Wärme des Junivormittags, der taumelnde Sonnenschein, der mit den Schatten des grünen Buschwerks vor seinem Fenster spielte, die absolute Stille seines Arbeitszimmers, riefen in ihm Gefühle der Freude und Dankbarkeit hervor." (Peirce 1983, S. 51).

Peirce beschreibt zuerst seine körperlichen Empfindungen, die von Temperaturwahrnehmungen und farbintensiven visuellen Eindrücken begleitet werden. Daraus entwickeln sich emotionale Reaktionen: Freude und Dankbarkeit.

Es geht aber weiter in Peirce' Geist:

> „Dann kam ihm die Idee, dass Alle dies zu eigennützig und zu müßig sei. Zweifellos machte er eine intensive Anstrengung, diese Sätze zu bilden und niederzuschreiben – keine so leichte Aufgabe wie man vielleicht annimmt. Er konnte nicht sagen, dass er sich unmittelbar dieser Anstrengung bewusst war, so wie er sich jener Gefühle bewusst war. Ein Gefühl zu haben und sich seiner nicht bewusst zu sein würde heißen, gleichzeitig zu fühlen und nicht zu fühlen. Das ergibt nur Unsinn. Aber es ist in jeder Hinsicht möglich, eine intensive Anstrengung aufzubringen, ohne sich ihrer überhaupt bewusst zu sein; eine solche Anstrengung ist besonders wirksam. Nicht, dass dann überhaupt nichts im Geist geschieht, insbesondere, wenn es sich um geistige Anstrengung handelt. Was ist nun die besondere Qualität des Bewusstseins von Anstrengung? Es entsteht eine Art von Überlagerung der Vorstellung des Zustands, den man herbeiführen will, über die Wahrnehmung des Zustands, den man beseitigen möchte." (Peirce 1983, S. 51)

Peirce beschreibt, wie es im Kontext seines Arbeitszimmers angesichts der angenehmen Gefühle zur Rückkehr zum geschäftigen Tun kommt, das bei Peirce ganz wesentlich im Schreiben des Buches liegt, dass dann in Deutschland zuerst 1983 in deutscher Übersetzung von Helmut Pape erschienen ist – und aus dessen zweiter Auflage ich hier zitiere. Der Hinweis auf das wenig Nützliche dieser Empfindungen und Emotionen markiert gesellschaftliche Zwänge und Anforderungen, die zu *Anstrengungen* führen. Mit der Idee der „Überlagerung" von wahrgenommenen Zuständen durch die Vorstellung angestrebter Zustände versucht er den Übergang von Empfindungen und Gefühlen zum Bewusstsein zielgerichteter Aktivität zu erfassen, die Anstrengung erfordert.

Weiterhin findet Peirce in seinem Phaneron ein drittes Element:

> „Doch die Gedanken des Verfassers wanderten weiter, zu einem der folgenden Teile dieses Buchs, der, so schien es ihm, nicht im richtigen Zusammenhang und ohne harmonische Verbindung mit dem Rest stand. Er versuchte darüber nachzudenken, was er dagegen unternehmen könnte. Doch nachdem er die Angelegenheit einige wenige Momente bedacht hatte, wurde ihm klar, dass gerade die besondere Eigenheit des Teils, von dem er gedacht hatte, dass er den Zusammenhang stören würde, ganz im Gegenteil dem Ganzen eine weitaus stärkere Konsistenz verleihen würde, wenn man sie nur auf bestimmte Weise entwickelte. Daraufhin fasste er den Entschluss, diese Eigenheit so zu entwickeln, und er bemühte sich, dieses Ziel in seinen Plan einzubauen." (Peirce 1983, S. 52)

Dieses Element bezeichnet Peirce als „Gewohnheit". Das Schreiben eines Buches folgt regelmäßigen Verhaltensweisen. Zeigen sich störende Wahrnehmungen bzw. Empfindungen kann das zu „Gewohnheitsänderungen" führen. Der zuletzt zitierte Textteil belegt, dass Peirce im Phaneron die Wahrnehmung einer dynamischen und prozessualen Realität feststellt. Philosophiegeschichtlich handelt es sich um eine Aufnahme des ἔχειν (*echein*) bzw. der ἕξις (*hexis*) bei Aristoteles (vgl. Peirce 1983, 53). Für Peirce ist aber entscheidend, dass dieses Element im Phaneron auftaucht – und einer aufmerksamen Analyse offensteht. Lateinisch wird dieses Element als *habitus* bezeichnet. Es geht um regelmäßiges Verhalten, das Veränderungen unterliegen kann.

Peirce hat also drei Typen von Bestandteilen im Phaneron gefunden:

- „Gefühle"
- „Zwänge oder Anstrengungen"
- „Gewohnheiten oder Gewohnheitsänderungen." (Peirce 1983, S. 52)

Das wird kategorial als Erstheit, Zweitheit und Drittheit gefasst. Wenn man jetzt ein bestimmtes Phänomen wie die Zeichen untersucht, muss man Peirce zufolge sehen, dass diese drei Kategorien in den Zeichen wieder auftauchen. Besonnene Analyse erfasst das Zeichen als solches, den Objektbezug des Zeichens und die Darstellung im Interpretanten.

Daraus ergeben sich folgende Zeichenklassen:

Abbildung fünf: Zehn Zeichenklassen Peirce' (Peirce 1983, S. 133)

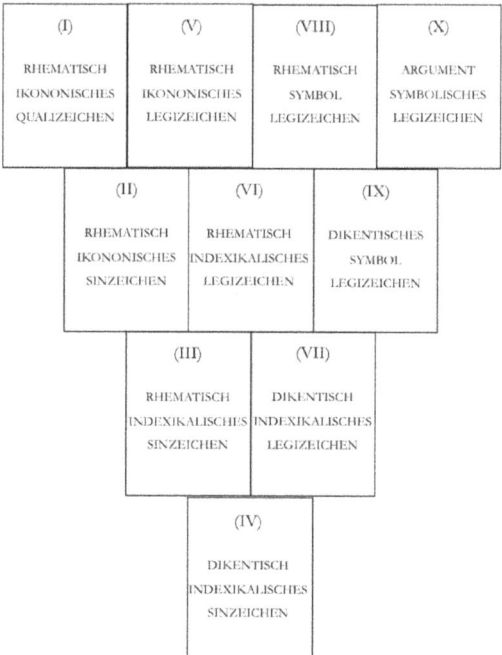

Dies wird im Folgenden erläutert.

6.7.1 Die zehn Zeichenklassen bei Peirce

Peirce war ein Erfinder von Begriffen, wobei diese exakt sein sollten – und wenn sie eingeführt worden waren, von der *scientific community* bei Brauchbarkeit als gültig akzeptiert werden sollten (Peirce 1983, S. 45 ff.). Da er die erste breit angelegte semiotische Terminologie entworfen hat, hoffte er, dass sich dieser Durchbruch auch im Wissenschaftssystem niederschlagen würde.

Dies ist jedoch nicht erfolgt. Jakob von Uexküll und Ferdinand de Saussure nahmen ihn m. W. nicht wahr. Bei Roman Jakobson 1992 gibt es Rezeptionen, aber ernsthaft beginnt die Auseinandersetzung mit ihm bei Umberto Eco 1987a und b. Letzterer hat vor allem die relationenlogische Fundierung der Semiotik bei Peirce verstanden. Konkret zeigte Eco insbesondere, dass die de Saussuresche Differenz von Signifikant und Signifikat durch Peirce' *Zeichen* und *Interpretant* interpretiert werden können, während in der strukturalen Debatte das Peircesche *Objekt* fehlt.

Als Osteopathen haben wir aber die Gesundheit der Patienten *zum* Objekt. Wir befassen uns mit ihren Leibern und haben dabei eigenleibliche Erlebnisse, Wahrnehmungen und Erfahrungen, sodass der Peircesche Ansatz angemessen scheint. Sieht man auf neuere Zusammenfassungen des semiotischen Diskurses (Nöth 2000), dann erscheint mir der Ansatz Peirce' weder überholt noch eingeholt, sondern aktuell rezipierbar – obgleich die Abbildung fünf einen begriffshuberischen Eindruck erweckt.

Die grafisch dargestellte Terminologie ist bestens durchdacht. Die „Phänomen und Logik der Zeichen" zugrunde liegenden Manuskripte stammen aus dem Jahr 1903 (Pape 1983, S. 31 ff.), d.h. aus einer entwickelten Phase der Peirceschen Philosophie, in der die drei Kategorien Erstheit, Zweitheit und Drittheit sowohl relationenlogisch als auch modallogisch reflektiert waren. Das schlägt sich in der Befremdlichkeit der Terminologie nieder.[161]

Sehr abgekürzt besagt das, dass Peirce' zufolge unsere Begriffswelt, mittels derer wir unsere Erfahrungen ordnen, aus einstelligen *(monadischen),* zweistelligen *(dyadischen)* und dreistelligen *(triadischen)* Prädikaten besteht. Alle mehr als triadischen Prädikate lassen sich als Addition dieser drei grundlegenden Arten von Prädikaten verstehen. Prädikate sind mithin kombinierbar. Vor allem aber besitzen diese Prädikate „offene Stellen", in die Einzelnes „eingesetzt" werden kann, z.B. Namen. Das monadische Prädikat „Pferd sein" kann also in Sätzen wie „Pegasus ist ein Pferd" auftauchen.

Den monadischen Prädikaten spricht Peirce den modallogischen Charakter der Möglichkeit zu *(„kann sein").* Dyadische Prädikate tendieren zur Aktualität *(„ist")* und triadische Prädikate tendieren zur Regelmäßigkeit, Gewohnheit bzw. zum Gesetz *(„wird"* bzw. *„würde sein").* Diese Aspekte wurden schon bei der Analyse des „Phaneron" wahrgenommen (S. 226 ff.), wobei der dyadische Aspekt mit Zwang und Anstrengung kombiniert und der erste Aspekt auf sinnliche Wahrnehmungen, Empfindungen und Gefühle bezogen war.

Die zehnte Zeichenklasse, das vernunftbezogene *Argument*, dessen Objektbezug *symbolisch* ist und dessen Zeichenform als *Legizeichen* real ist (siehe Abbildung fünf), haben wir schon kennengelernt, als ich im Anschluss an Pöttner 2005 die Schlussfolgerungsprozesse von Deduktion, Induktion und Abduktion im Blick auf die osteopathischen Finger und Hände bei der *actio palpationis* analysiert habe. Das ermutigt dazu, auch diese schwierige Begrifflichkeit zu verstehen

---

161 Die m.E. überzeugendste Interpretation findet sich in Pape 1989, 1983 und 1993. Für meine Intention erweist es sich als entgegenkommend, dass Pape den phänomenologischen Charakter der Semiotik Peirce' betont und dies relationenlogisch und modallogisch erläutert.

und zu schauen, ob auch die qualitativen osteopathischen Wahrnehmungen und Erfahrungen im Kontext des Patienten, die man im Anschluss an Merleau-Ponty als „präreflexiv" bezeichnen kann, so zu begreifen sind.

Peirce erläutert das Prinzip, demzufolge in Abbildung fünf die Zeichenklassen stets in Dreierkombinationen bestimmt sind, folgendermaßen:

„Zeichen sind durch drei Trichotomien aufteilbar;"

- „[…] erstens unter dem Gesichtspunkt, ob das Zeichen selbst eine bloße Qualität, ein aktual Existierendes oder ein allgemeines Gesetz ist;"
- „[…] zweitens danach, ob die Relation des Zeichens zu seinem Objekt darin besteht, dass das Zeichen an sich selbst eine bestimmte Beschaffenheit hat oder ob sie in einer existenziellen Relation des Zeichens zu jenem Objekt besteht oder in seiner Relation zu einem Interpretanten;"
- „[…] drittens danach, ob sein Interpretant es als ein Zeichen der Möglichkeit oder als ein Zeichen des Tatsächlichen oder als ein Zeichen der Vernunft darstellt." (Peirce 1983, S. 123) (Einschübe A. K.)

Der erste Aspekt nimmt das Zeichen selbst in den Blick und versucht es kategorial zu bestimmen. Daher gibt es drei Möglichkeiten.

Der zweite Aspekt bezieht sich auf das *Verhältnis des Zeichens zu seinem Objekt* – und auch hier gibt es drei Möglichkeiten. Vor allem dieses Verhältnis darf man nicht als dyadische Relation auffassen.

Der dritte Aspekt beobachtet, ob der *Interpretant* des Zeichens dieses selbst als Zeichen der Möglichkeit, der Tatsächlichkeit oder der Vernunft *darstellt*.

Es erscheint mir plausibel, dass diese Perspektiven unterschieden sind und daher in der Kombination eine differenzierte Betrachtung der Welt der Zeichen ermöglichen. Daraus ergeben sich nicht 3^3 Klassen, sondern wegen einiger Ausschlüsse nur zehn Klassen.

In der Folge werden die Begriffe durch Peirce erläutert. Die erste Dreiteilung bezieht sich innerhalb der triadischen Relation auf das Relat Zeichen selbst und unterscheidet *„Qualizeichen"*, *„Sinzeichen"* und *„Legizeichen"*:

- „Ein *Qualizeichen* ist eine Qualität, die ein Zeichen ist. Es kann nicht wirklich als Zeichen fungieren, ehe es nicht verkörpert ist, doch die Verkörperung hat mit seinem Zeichencharakter nichts zu tun.
- Ein *Sinzeichen* (wobei die Silbe *sin* in der Bedeutung von ‚nur einmal vorkommen' aufgefasst wird, wie in singulär, simpel, Lateinisch: semel usw.) ist ein aktual existierendes Ding oder Ereignis, das ein Zeichen ist. Es kann nur durch seine Qualitäten auf diese Weise sein, sodass es ein Qualizeichen oder vielmehr mehrere Qualizeichen einschließt. Doch diese Qualizeichen sind von

besonderer Art und bilden nur dadurch ein Zeichen, dass sie aktual verkörpert sind.
- Ein *Legizeichen* ist ein Gesetz, das ein Zeichen ist. Ein solches Gesetz ist normalerweise von Menschen aufgestellt. Jedes konventionelle Zeichen ist ein Legizeichen (aber nicht umgekehrt)." (Peirce 1983, S. 123 f.) *(Einschübe A. K.)*

Der Verkörperungsaspekt beim Qualizeichen stellt sicher, dass stets sinnliche bzw. materielle Sujets vorhanden sein müssen. Der Aspekt des Sinzeichens stellt die Aktualität von Zeichenprozessen sicher, zwischen Quali- und Sinzeichen besteht mithin ein wichtiger Zusammenhang. Das plötzliche Blitzen eines roten Lichts kann ein Beispiel sein, ebenfalls eine kurzfristige Zunahme an Temperatur im Bauch eines Patienten. Legizeichen wie „Albrecht Konrad Kaiser" sind konventionell, weil meine Eltern mich „Albrecht Konrad" genannt haben – und ich seitdem so identifiziert werden kann.

Die zweite Dreiteilung bezieht sich auf die Beziehung des Zeichens zum Objekt – und ist die am weitesten bekannt gewordene. Sie unterscheidet „Ikon", „Index" und „Symbol":

„Ein *Ikon* ist ein Zeichen, das sich auf das von ihm denotierte Objekt lediglich aufgrund von Eigenschaften bezieht, die es selbst besitzt, gleichgültig, ob ein entsprechendes Objekt wirklich existiert oder nicht. Es ist richtig, dass, wenn nicht wirklich ein solches Objekt existiert, das Ikon nicht als ein Zeichen fungiert, doch dies hat nichts mit dem ikonischen Charakter solcher Zeichen zu tun. Jede beliebige Entität – Qualität, existierendes Individuum oder Gesetz – ist ein Ikon von was auch immer, wenn es diesem ähnelt und als Zeichen für es verwendet wird.
Ein *Index* ist ein Zeichen, das sich auf das von ihm denotierte Objekt bezieht, indem dieses Objekt faktisch auf es einwirkt. Es kann deshalb kein Qualizeichen sein, weil Qualitäten sind, was sie sind, unabhängig von irgendetwas anderem. Insoweit als der Index von dem Objekt beeinflusst wird, hat er notwendig irgendeine Qualität mit dem Objekt gemeinsam, und im Hinblick auf diese Qualität bezieht er sich auf das Objekt. Es schließt deshalb so etwas wie ein Ikon ein, obwohl es sich um ein Ikon einer besonderen Art handelt; und es ist nicht einmal in diesen Aspekten bloß die Ähnlichkeit mit seinem Objekt, die es zum Zeichen macht, sondern sein tatsächliches Verändertwerden (modification) durch das Objekt.
Ein *Symbol* ist ein Zeichen, das sich auf das von ihm denotierte Objekt aufgrund eines Gesetzes bezieht, das gewöhnlich in einer Verbindung allgemeiner Vorstellungen besteht, die dadurch in Kraft tritt, dass sie bewirkt, dass das Symbol als sich auf jenes Objekt beziehend interpretiert wird. Es ist also selbst ein allgemeiner Typus oder ein Gesetz, das heißt, es ist ein Legizeichen." (Peirce 1983, S. 124 f.)

Das Ikon bezeichnet über gemeinsame Eigenschaften mit dem Objekt. Eine Landkarte kann als Beispiel dienen.

Der auch in der Osteopathie bekannteste Index ist ein Krankheitssymptom – oder eines der Gesundheit. Dabei nimmt Peirce eine Einwirkung des Objektes auf das Zeichen an. Das ist nicht in jedem Fall so: Namen und Personalpronomina besitzen auf jeden Fall eine indexikalische Qualität. Aber sie werden schwerlich durch das bezeichnete Objekt beeinflusst.

Das Symbol stellt die Bezeichnungsweise eines Objektes durch den Inhalt von Begriffen, Propositionen, Argumenten usf. dar. Ein Beispiel wäre eine konventionell verwendete Farbe, z. B. Schwarz für die CDU, sodass die Phrase *"Black is beautiful"* früher als Werbeslogan für die Junge Union verwendet werden konnte – und dies verständlich war. Diese Belegung des Wortes „Symbol" bei Peirce unterscheidet sich beispielsweise von denen in Politologie oder Psychoanalyse.

Die dritte und letzte Dreiteilung unterscheidet die Ebene, wie wir unser „Denken" kommunizieren. Gemeint ist, wie ein Zeichen aus der Perspektive des Interpretanten betrachtet wird: Rheme, Dikent-Zeichen (Dicizeichen) und Argument:

> „Ein *Rheme* ist ein Zeichen, das für seinen Interpretanten ein Zeichen der qualitativen Möglichkeit ist, das heißt, es wird so verstanden, dass es die und die Art eines möglichen Objekts repräsentiert. Vielleicht kann jedes Rheme etwas an Information vermitteln, doch wird es nicht in dieser Weise interpretiert.
> Ein *Dikent-Zeichen* oder Dicizeichen ist ein Zeichen, das für seinen Interpretanten ein Zeichen der aktualen Existenz ist. Es kann deshalb kein Ikon sein, das für eine Interpretation, die sich auf aktuale Existenz bezieht, keinen Anhaltspunkt liefert. Ein Dicizeichen schließt notwendig als einen seiner Teile ein Rheme ein, indem dieses die Tatsache beschreibt, die zu indizieren das Dicizeichen interpretiert wird. Doch ist dies eine besondere Art von Rheme, und obzwar es für das Dicizeichen wesentlich ist, konstituiert es dies keinesfalls.
> Ein *Argument* ist ein Zeichen, das für seinen Interpretanten das Zeichen eines Gesetzes ist. Oder wir können auch sagen, dass ein Rheme ein Zeichen ist, das so verstanden wird, dass es sein Objekt ausschließlich in seinen Eigenschaften repräsentiert; dass ein Dicizeichen ein Zeichen ist, das so verstanden wird, dass es sein Objekt in Beziehung auf aktuale Existenz repräsentiert; und dass ein Argument ein Zeichen ist, das so verstanden wird, dass es sein Objekt in seiner Eigenschaft als Zeichen repräsentiert." (Peirce 1983, S. 125 f.)

Ich kann der Peirceschen Zeichentaxonomie im Rahmen dieser Arbeit nicht weiter folgen. Es sollte aber deutlich geworden sein, dass sich hier ein Feld von Differenzierungen auftut, das Merleau-Pontys Rede von „präreflexiver" Wahrnehmung einzuholen und analytisch zu überholen gestatten sollte.

Peirce markiert das innerhalb der genuin triadischen Bezeichnungsrelation so, dass er den Selbstreferenzcharakter des Interpretanten markiert. Innerhalb dieser Relation wird für den Interpretanten dargestellt, ob es sich um ein Zeichen der Möglichkeit (Rheme, Begriff), der aktualen Existenz (Dicizeichen, Proposition) oder ein Argument handelt (Schlussfolgerungsprozesse Abduktion, Induktion, Deduktion). Dies Peirce' Bemerkung, ein Argument repräsentiere sein Objekt in dessen inferenzieller Natur.

Bevor ich in Kapitel 6.9 semiotische Übersetzungsbemühungen vorstelle, werfe ich im folgenden Kapitel 6.8 einen erneuten Blick auf die Beiträge Thure von Uexkülls und Jesper Hoffmeyers, nun aber innerhalb eines Peirceschen Referenzrahmens.

6.8 Die biosemiotische Erweiterung (Thure von Uexküll, Jesper Hoffmeyer)

Ich habe die Nähe des Konzepts Johann Jakob von Uexküll und desjenigen von John Martin Littlejohn dargestellt. Parallelen gibt es auch zum Ansatz Maurice Merleau-Pontys und dann auch zu Fuchs (2013). Wichtig erschien mir, den Prozess sowohl der Anpassung als auch der Selbstorganisation (vgl. 6.3) mit den Grundverhältnissen zusammenzubringen, in denen Littlejohn zufolge ein Mensch lebt und potenziell alle Organismen leben. Dabei ist, um mit J. v. Uexküll zu sprechen, die Unterscheidung von Merkwelt und Wirkwelt und die damit verbundene dynamische Umweltauffassung ausschlaggebend. Sie ist pragmatistisch-semiotisch interpretierbar und wurde zudem mit dem Autopoiesis-Konzept verbunden. Diese Erwägungen werden bei Thure von Uexküll (2003) in folgender Grafik dargestellt:

Abbildung sechs: Das semiotisch vermittelte Umweltverhältnis (Uexküll 2003, S. 9)

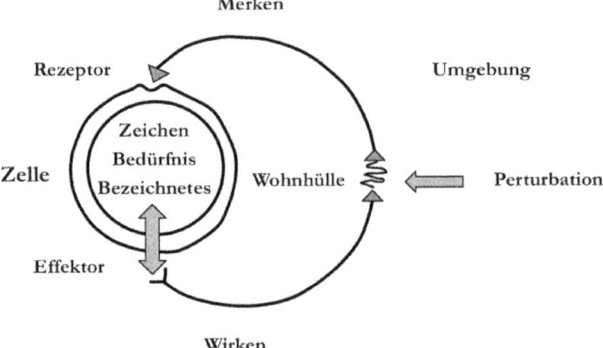

Die Grafik stellt eine Modifikation und Weiterentwicklung der Grafik seines Vaters Johann Jakob von Uexkülls in Abbildung zwei dar. Auch hier ist der Organismus im Blick, der sich in einer *„Wohnhülle"* befindet, die in einer *„Umgebung"* lokalisiert ist. Aus ihr ergeben sich Störungen (*„Perturbationen"*), auf welche die

Unterscheidung von „*Merken*" und „*Wirken*" reagiert. Deutlicher als beim Vater wird aber beim Sohn dieser Gegensatz, der mit „*Rezeptor*" und „*Effektor*" zusammenhängt, semiotisch interpretiert. Angesichts eines Bedürfnisses, das mindestens die Selbsterhaltung impliziert, werden die Perturbationen als *Zeichen* interpretiert. Dies führt zu einem „*Bezeichneten*", das in „*Wirken*" und damit für die Umweltgestaltung umgesetzt wird.

Der zweite Unterschied in den Abbildungen betont, dass der Gegensatz von Rezeptor und Effektor auf der Ebene der Zelle angesiedelt ist.

Damit ist ein einigermaßen zeitgemäßes Niveau von Neurologie, Immunologie und Endokrinologie, aber auch der Auffassungen des Genoms bezeichnet. Wenn diese „naturwissenschaftlichen" Disziplinen biosemiotisch verstanden werden, dann sind die Positivismen auflösbar, die eine philosophisch angemessene Artikulation meines osteopathischen Praxis-Wissens blockieren.

Betrachten wir den Beitrag von Hoffmeyer 2003, der mit seinem Denken am Problem der Vererbung ansetzt.

Grundlegend interpretiert er *Vererbung* als ein *semiotisches Phänomen*:

> „Da lebende Systeme sterblich sind, muss ihr Überleben eher durch semiotische als durch physikalische Mittel sichergestellt werden. Vererbung ist semiotisches Überleben, d.h. Überleben durch eine *Botschaft*, die im Genom einer winzigen Zelle enthalten ist, dem befruchteten Ei sich geschlechtlich reproduzierender Spezies." (Hoffmeyer 2003, S. 97; [H. v. A. K.])

Vergleichen wir zudem die Position von Bauer (2008):

> „Die […] semiotische Überlebensweise, die für lebende Systeme charakteristisch ist, ist jedoch nur halb verlässlich. In jeder Generation werden die Musterketten aufgespalten zu neuen Mustern und rekombiniert und durch Kreuzreaktion […] bei der meiotischen Teilung oder durch andere Veränderungen wie Mutationen umgebaut. So weist jede Generation einen einzigartigen Pool von Genotypen auf. Ebenso müssen die befruchteten Eier (oder die Gewebe der wachsenden Embryonen) in jeder Generation die Vorgaben des Genoms in richtiger Weise interpretieren, damit sich die Individuen normal entwickeln. Und dieser Prozess ist auch nicht sicher. Deshalb schließt Überleben durch Semiose eine in der vorbiotischen Zeit unbekannte dynamische Kreativität ein." (ebd.)

Wir beobachten hier eine Übertragung semiotischer Einsichten von Peirce u. a. auf die biotischen Prozesse der Vererbung. Übertragen wird eine Botschaft, welche aus unterschiedlichen Gründen der *Veränderung* und der *Interpretation* unterliegt. Insofern sind diese Übertragungsprozesse nicht „sicher", wie Hoffmeyer schreibt. (Ich unterstelle, dass Hoffmeyer den Peirceschen genuin triadischen Zeichenbegriff verwendet.)

Gibt es keine Bemühung des Interpretierens, dann tendieren Kommunikationsprozesse eher zur Entropie. Hoffmeyer kann dieser Drift einiges abgewinnen. Er hält gerade wegen dieser Drift in biotischen Prozessen, speziell der Vererbung, eine „dynamische Kreativität" für möglich, weil abweichende Interpretantenbildungen zu anderen Rezeptionen der „Botschaft" führen.

Im Anschluss an von Uexküll 1928 sieht Hoffmeyer im Laufe der Evolution eine Tendenz zu Lebewesen, die komplexere und bessere Umwelten ausbilden. Diese „besitzen" bestimmte semiotische Freiheiten:

> „Das Wichtigste ist wohl die Fähigkeit zur Antizipation, die Möglichkeit aktuelle Ereignisse vorauszusehen, sich vor ihnen zu schützen oder auch Vorteile aus ihnen zu ziehen. [...] Es besteht kaum Zweifel, dass eine wesentliche Tendenz der Evolution die Entwicklung von Tieren mit zunehmend komplexeren Umwelten war. Durch sie hat das horizontale oder ökologische Netzwerk eine wachsende Autonomie gegenüber dem genetischen semiotischen System gewonnen. D. h. die Autorität, Entscheidungen zu treffen, ging allmählich von den genomischen Systemen auf die Organismen selbst über. [...] So umhüllte allmählich ein semiotisches Netzwerk die Erdoberfläche, wie eine Gesamtheit ‚kontrapunktischer Duette' (Jakob von Uexküll 1928). Wir können das als die Entstehung einer autonomen Kommunikationssphäre, einer Semiosphäre, bezeichnen. [...] Die Semiosphäre ist eine Sphäre wie die Atmosphäre, die Hydrosphäre oder die Biosphäre. Sie durchdringt diese Sphären und besteht aus Kommunikation, Geräuschen, Gerüchen, Bewegungen, Farben, elektrischen Feldern, Wellen jeder Art, chemischen Signalen, Berührung usw." (Hoffmeyer 2003, S. 98)

Mit v. Uexküll (1928) wird also den Organismen ein zeichenhaftes Selbstverhältnis im Kontext ihrer Umwelt zugeschrieben. Für Hoffmeyer ist es mithin kein Zufall, dass die Organismen DNA „Informationsmoleküle" enthalten (ebd.).

Das semiotische Selbstverhältnis gilt diesen Autoren zufolge nicht nur für das Bewusstsein, sondern viel weiter gehender für alle inneren Prozesse. Hoffmeyer weist weiter auf das Immunsystem und natürlich auch auf das Genom hin. Die inneren Zeichenprozesse verlaufen so, dass die verschiedenen Zeichenarten von bestimmten Rezeptoren verstanden werden:

> „Der Rezeptor ist der Schlüssel zum semiotischen Netz, das sich in den Organismen entfaltet. Er kann ein traditioneller Sinnesrezeptor – wie z. B. die Haarzelle im Innenohr das Körpergleichgewicht reguliert – oder er kann ein ‚molekularer Rezeptor' sein. In beiden Fällen ist der Rezeptor ein Werkzeug, um Signale von außen aufzufangen und sie zu beantworten. Die Signale werden durch eine Barriere geleitet (Haut, Zellmembran). In beiden Fällen wird das Signal in eine Form übersetzt, die für das System innerhalb der Barriere Sinn macht." (Hoffmeyer 2003, S. 99)

Hoffmeyer zufolge sind Zellen von Millionen derartiger Rezeptoren bedeckt, diese empfangen Signalmoleküle an entsprechenden Stellen ihrer Oberfläche. Sofern dies geschehe, ergebe sich am anderen Ende des Rezeptormoleküls eine räumliche Veränderung, fachspezifisch ausgedrückt: eine *sterische Veränderung*. Entscheidend ist nun, dass nicht nur Nervenzellen derartige Rezeptoren aufweisen, sondern auch Zellen des Immunsystems solche Rezeptoren besitzen, sodass eine starke Interaktion von Nervenzellen und Immunzellen bestehe. Letztere besäßen Rezeptoren, die für Hormone, sogenannte *Neuropeptide*, empfänglich seien, die im zentralen Nervensystem produziert würden. Mithin sind demzufolge wesentliche Teile des Menschen auch auf inter- und intrazellulärer Beschreibungsebene als semiotisch vernetzt zu beschreiben:

> „Neuropeptide und ihre Rezeptoren verbinden […] das Gehirn, die Drüsen und das Immunsystem in einem Netzwerk von Kommunikation zwischen Gehirn und Körper und stellen wahrscheinlich das biochemische Substrat von Gefühl dar." (Hoffmeyer 2003, S. 102)

Insoweit ist klar, dass große Teile des inneren Systems des menschlichen Organismus semiotisch beschrieben werden können. Wie aber hängt der innere Kosmos aus Zellen zu einem Organismus zusammen?

Hoffmeyer spricht hierzu von einem „sich selbst organisierenden Chaos" (S. 102 f.) und von „Schwarm-Intelligenz" (S. 103 f.). Zum ersten Thema schließt er sich der Theorie des „sozialen Gehirns" an, der zufolge

> „[…] das Gehirn in Hunderten oder vielleicht sogar Tausenden modular-arbeitenden Systemen organisiert (ist). Sie können sich meist nur durch wirkliche Aktion, nicht durch verbale Kommunikation ausdrücken. Die meisten dieser Systeme, die denen von Tieren nicht unähnlich sind, können sich an Ereignisse erinnern, affektive Reaktionen auf diese Vorgänge speichern und auf Reize, die mit einer bestimmten Erinnerung verbunden sind, antworten." (Hoffmeyer 2003, S. 102)

Dass es überhaupt zu einem einheitlichen Funktionieren komme, erkläre sich nur, indem man die wirkliche Geschichte des sich selbst organisierenden Chaos aufzeichne, „d.h. die Erfindungen und Siege auf den Stufen früherer Lebensformen bis zurück zu den Anfängen des vielzelligen Lebens auf der Erde verfolgt." (Hoffmeyer 2003, S. 103).

Ich halte Hoffmeyers (2003) Vorschlag einer *"Bottom-up"*-Strategie, um das Leben zu verstehen, für überaus plausibel. Hoffmeyer meint, es spreche sehr viel für die „Idee von Leben und Intelligenz als einer wesentlich von unten nach oben organisierten Weise" (Hoffmeyer 2003, S. 103). Gewiss, das ist empirisch noch genauer zu untersuchen.

Hoffmeyer meint auch, die Organisation des Lebens sei mit einer „Schwarm-Intelligenz" vergleichbar, wo das einzelne Lebewesen über veränderte Stimuli seine Umwelt rekursiv anpasst, eine Ansicht, die man bereits auf Uexküll 1928 zurückführen kann.

Die Pointe besteht darin, dass die rekursive Struktur von „Merken" und „Wirken" durch eine semiotische Struktur bei jedem Lebewesen stark mitbestimmt ist (siehe Abbildung sechs). Was der Rezeptor empfängt, wird auch unter Berücksichtigung des Bedürfnisses des Lebewesens interpretiert, darauf reagiert der Effektor, sozusagen ein handelndes Organ, die Wirklichkeit und Umwelt des Lebewesens wird verändert, neu vom Rezeptor wahrgenommen usf. Darüber werde semiotisch eine Anpassung des gesamten Schwarms erzeugt. Beispiel sind die Termiten.

> „Jeden Augenblick bearbeiten Tausende unserer Gehirnmodule Millionen und Millionen von Sinnesdaten, linguistische und nicht-linguistische, innerhalb oder außerhalb unseres Körpers. Gleichzeitig findet ein intensiver Austausch aller Arten von Zeichen zwischen den Gehirnmodulen und Muskeln, Geweben und Drüsen im Körper statt, während hochorganisierte Gruppen von Zeichen aus Gedankenreihen entnommen oder in ihnen gespeichert werden, die selbst in semiotischen ‚*Feedback Loops*' (Schleifen) mit Muskeln und Drüsen des Körpers verbunden sind. Deshalb fühlen wir es oft schon im Bauch, wenn wir eine gute oder eine schlechte Nachricht bekommen, bevor uns die Nachricht bewusst wird." (Hoffmeyer 2003, S. 103)

Freilich setzt es ein Spüren im Bauch voraus, dass dies bewusst wird. Hoffmeyer nimmt an, dass das Lebewesen semiotisch integriert ist.

Mit der neueren Forschung unterstellt auch Hoffmeyer, dass es „keine direkte Einwirkung von DNA auf die Zelle oder den Organismus" gebe. Hoffmeyer glaubt, dass die DNA rein willkürlich auf Basenbasis kodiert sei, während die innere Semiosphäre ansonsten eher räumliche und elektrostatische Zeichensysteme benutze. Mit Peirce gesprochen ist der Bezug zum Objekt bei der DNA überwiegend symbolisch, die innere Semiosphäre weise demgegenüber überwiegend einen indexikalisch bzw. ikonisch strukturierten Objektbezug auf, weshalb „Translationen" im Sinne von *Übersetzungen* stattfänden. Grundlegend unterstellt Hoffmeyer jedenfalls, dass es ein semiotisches Kontinuum von innerer Semiosphäre und Genom gibt, das freilich keine fehlerlose Übersetzung garantiere:

> „Die Schrift des Genoms ist hermetisch. Sie enthält zweifellos spezifische Angaben, auf welche Weise das eindimensionale Rückgrat (Grundmuster) aller wesentlichen Komponenten der Zelle zusammengesetzt ist. Um aber diese spezifischen Anleitungen herauszuholen, muss zuerst eine komplizierte Reihe von Bedingungen erfüllt sein. Diese Bedingungen betreffen die An- oder Abwesenheit vieler spezifischer Proteine, die selbst nur gebildet werden, wenn auch für sie die notwendigen Bedingungen erfüllt sind. So kommt es zu einer fortlaufenden Rückkehr: Die Evolution der DNA hat fast zwei Milliarden Jahre gebraucht, um die Voraussetzungen für die Existenz einer eukaryotischen

Zelle zu schaffen. Deshalb sollten wir nicht sagen, dass das Genom die Zelle spezifiziert. Es spezifiziert nicht einmal die Proteine. Vielmehr weiß die Zelle, wie sie das Genom interpretiert, und indem sie das tut, kann sie funktionelle Muster von Proteinen aufbauen." (Hoffmeyer 2003, S. 105)

Hoffmeyer zufolge besitzt der „ontogenetische Prozess", also die Entwicklung des einzelnen Lebewesens von der befruchteten Eizelle zum erwachsenen Lebewesen, „keine zentrale Führung, vielmehr eine Anzahl von kleinen, sich selbst lenkenden Zellregionen" (ebd.). Daher ist dieser Prozess nicht eindeutig determiniert, es gibt sehr verschiedene Entwicklungsmöglichkeiten. Hoffmeyer führt die heute weithin akzeptierten Auffassungen zur Ausbildung des Gehirns über die Stimulierung durch Erfahrung an, wobei er diesen Prozess entschieden als *Geschichte* versteht. In der oft wesentlichen Frage von „Erbe" und „Umwelt" positioniert er sich entsprechend so:

„Aus der in diesem Kapitel dargestellten Analyse könnte man schließen, dass die genomische Bestimmung der menschlichen Persönlichkeit wahrscheinlich nicht sehr streng sein kann. Die Semiosphäre (die kulturelle Umgebung) dringt in den Körper ein und nimmt durch den mütterlichen Organismus an der Dynamik des ontogenetischen Aufbaus vom allerersten Beginn des menschlichen Lebens an teil. Die Wechselwirkung zwischen Erbe und Umweltfaktoren setzt sich das ganze Leben lang fort und kann in keiner sinnvollen Weise auf lineare oder additive Modelle reduziert werden. Vielmehr erschaffen sich beide Teile gegenseitig, wie in einer Ehe, in einem fortlaufenden dynamischen Prozess. Menschliche Kultur und menschliche Genome sind untrennbare Ganzheiten. Einen zum Sklaven des anderen zu machen, zerstört beide." (Hoffmeyer 2003, S. 106)

Zwar ist Hoffmeyer darin skeptisch, dass jene *Geschichte* langfristig in die Keimbahn übergeht, während Bauer 2008 dies zumindest ernsthaft erwägt – mithin also zur Lamarckschen Position innerhalb der Evolutionstheorien teilweise zurück zu tendieren scheint. Klar aber ist, dass die Anteile von Genom und Erfahrung an demjenigen, wie wir tatsächlich sind, relativ günstig in Richtung „Erfahrung" gewichtet sind.

Der Gedanke, dass das Lebewesen seine Umwelt und damit sich selbst rekursiv umgestalten kann, ist ein Erbe Jakob von Uexküll 1928. Hier zeigt sich auch, welche Bedeutung die Unterstellung einer inneren Semiosphäre hat. Das medizinische Potenzial dieser Unterstellung dürfte groß sein. Für die Osteopathie ist es das jedenfalls. Für die Evolutionstheorie insgesamt wird dadurch aber die aktive Gestaltungsmöglichkeit des einzelnen Lebewesens und darin der einzelnen Zelle über die Idee der „Schwarm-Intelligenz" sichergestellt. Sollten die Lebewesen sich also von „unten nach oben" autopoietisch selbst organisieren, würde der Zusammenhang über differenzierte Weisen des Zeichenaustausches gewährleistet.

Die Umwelt wäre explizit nicht als stabil gedacht, sondern wird im Wechselprozess von Lebewesen und Umwelt ständig verändert, was zu fortwährenden Anpassungsprozessen führt.

Die hilfreichen und belehrenden Auffassungen Hoffmeyers lassen es für die Zwecke der Osteopathie als nicht ausreichend erscheinen, die Peirce-Rezeption auf den Bezug des Zeichens zum Objekt von Gesundheit einzuschränken. Der Bezug von Zeichen auf das Objekt Gesundheit ist sicher wichtig, genügt aber nicht, um die qualitativen Wahrnehmungen und Erfahrungen der *actio palpationis* zu beschreiben. Ermutigend ist aber an seinem Ansatz, dass der Mensch überhaupt als ein sich entwickelndes Wesen verstanden wird, dessen Selbstverhältnis ständig neu entsteht – und, um es als Bonmot auszudrücken, dass er auch den Bauch dabei nicht vergisst.

6.9 Semiotische Übersetzung osteopathischer Sprechweisen

Ich orientiere mich an Hoffmeyers Hinweis, dass es um eine „Translation", also um eine Übersetzung geht (Hoffmeyer 2003, S. 105). Er schreibt dies im Kontext der Transkription von DNA zur RNA. Aber dies ist auch eine gute Metapher, um die qualitativen Wahrnehmungen und Erfahrungen im osteopathischen Erleben im Kontext des Patienten zu beschreiben.

Wir haben schon im Teil I der Arbeit die Annahme der osteopathischen Wahrnehmungspraxis als ein (auch) „präreflexives", vorpropositionales leibliches Erleben herausgearbeitet. In ihr findet die osteopathische Leibwirklichkeit ihre Tiefe. Dies konnte als eigenleibliches Erleben des Osteopathen mittels der Interviews identifiziert werden. Der Osteopath geht somit nicht gespickt mit philosophischen Grundannahmen an sein Tagewerk, die er einem hypothetischen Modell unterwirft. Er gilt als nicht philosophisch geschult im Einsatz seines Leibes, den er systematisch in seine Tastwelt ein*berührend* und nicht als ein*denkend* einbringt. Dennoch können seine Palpationserlebnisse als inkarniert-leiblicher Weltbezug verstanden werden – als etwas, das „gespürt" werden muss, um es hernach zu „verstehen". Es ist dies eine „präreflexiv"-leibliche Verfasstheit zum Anderen *im Wahrnehmungserleben selbst* und im *„Einfühlungszusammenhang"* (um mit Merleau-Ponty zu reden).

Entsprechend benennen die Interviewten einen speziellen Seinsmodus während ihrer Handlungserlebnisse ohne eine propositionale Struktur – zu verstehen im Modus eines vorsprachlichen Zustands – der hernach erst zu rekonstruieren ist als ein doppeltes Dialogfeld. Auch das ist ein Stück Kunstlehre des Osteopathen. Dieses Erspüren, von leiblich trainierten Mit-Wahrnehmungserlebnissen, auf die der Osteopath sich verlässt, sind seinem Leiblichkeitsverständnis geschuldet, das besonders auf das leibliche Erleben des Patienten zielt.

Ich sprach vom Modus eines „osteopathischen Bewusstseins."[162] Dieser Modus erst öffnet den osteopathischen Wahrnehmungszugang für Erlebnisqualitäten, die aus dem Fremdleiblichen bezogen werden und sich für den Osteopathen gewissermaßen als begehbare Phänomene anbieten.

Um den osteopathischen Standpunkt im therapeutischen Modell zu konturieren, sei idealtypisch folgende Präzisierung vorgenommen.[163] Ich unterstelle hierfür idealtypisch den Auftrag des Patienten an den Osteopathen, nach der Gesundheit im Patienten zu suchen:

Ich werde im Folgenden vier Protokolle aufführen mit idealtypischen Interpretationshinweisen, die vom palpierenden Phänomenerleben in der Tastwelt berichten.

I. Protokoll meiner osteopathischen Behandlung in phänomenologischer Sprechweise:

1. Mein leiblicher Zugang zum Patienten fungiert nicht (nur) für die Ableitung von „sinnlichen" Daten meines Körperbewusstseins unter der Eliminierung meines Leibseins. Das ist meine intendierte Ausgangsposition zur Einstimmung auf die Handlungsabsicht in der Tastwelt. Ich bringe mich in einen Zustand von *osteopathischer Leiblichkeit*[164], der die Wahrnehmungsregie übernimmt bzw. dem ich mich in der Tastwelt überlasse.

---

162 Es sei darauf hingewiesen, dass Sutherland von einem Zustand der Transmutation, auch *Stillness* genannt, spricht als eine „[...] Veränderung in eine andere Natur, Substanz, Form oder in einen anderen Zustand." (Sutherland 2004, II S. 254) Ich stütze hier nicht den Ansatz von Sutherland, stelle es aber zur weiteren Diskussion ob heim.

163 Das hier dargestellte Erleben *meiner* osteopathischen Tastwelt ist beispielhaft als kommentiertes Protokoll diskursiv zur Verfügung gestellt. Es beruht auf meiner Wahrnehmung und Erfahrung von 25 jähriger osteopathischer Tätigkeit.

164 Mit dem *osteopathischen Leib* wird eine neue Begrifflichkeit eingeführt, die ein Ergebnis der Arbeit ausdrückt. Es definiert einen Zustand von Leiblichkeitsverständnis des Osteopathen – eine konkret leibliche Daseinsweise – während der therapeutischen Arbeit, das leiblich kommunizierend in der Lage ist Wahrnehmungserlebnisse des Selbst vom Anderen in den jeweiligen leiblichen Dimensionen getrennt zu erleben. Dieses leibtheoretische Verständnis ist die Bedingung, für die der Osteopath sein „Gegenüber" in der Tastwelt einsetzt. Es wird hiermit das Konstrukt einer prozessualen Selbstreferenz angeboten, die sich in einer dynamisch-veränderlichen Selbstkonzeption zu behaupten hat. Nota bene: Bei versuchsweiser Ausführung mit einem

2. Dieser osteopathische Leib, der ich (auch) bin, ist der Eintritt in die Tastwelt, in der ich in meinem Leib (in mir) bereit bin für das Empfangen von qualitativen Erlebnissen *aus dem* Leib des Patienten. Die Erlebnisphänomene vom Anderen tauchen in mir auf. Sie werden qualitativ sowohl stark als auch schwach in mir wahrgenommen und werden als bedeutsam anerkannt.
3. Dies erlebe ich als ein eigenleibliches Erlebnis in mir, das ich jedoch vom fremdleiblichen Erleben, welches der Patient mir anbietet, unterscheiden kann. Die Leibintelligenz meines osteopathischen Leibes ist imstande, dies zu unterscheiden. Dies zu differenzieren ist seit Langem eingeübt. Es konstituiert sich nur dadurch eine vitale therapeutisch-wahrnehmbare Zwischenleiblichkeit, eine resonanzbildende leibliche Erfahrung (vgl. 5.5), die in der *actio palpationis* sich im Modus palpatorisch-stummer Kommunikation als Leiblichkeitsverständnis zum Anderen vollzieht.

Dabei kommuniziert mein osteopathischer Leib mit dem Leib des Anderen. Das Medium, in dem diese Kommunikation stattfindet, sind die qualitativ-wahrnehmbaren Gewebe des Körpers als Differenzerleben zwischen den unterschiedlichsten Gewebsmodi – konkret als erlebte Abweichung von dem, was als Ausdruck von Gesundsein für den Patienten angenommen wird (vgl. 3.3 und 4.5)

Dieses Medium des Gewebes wird mit Peirce 1993 (vgl. Pape 1983, S. 24) semiotisch verstanden. Dadurch wird die Verständlichkeit und weitere Kommunizierbarkeit des begehbaren Phänomenerlebens im osteopathischen Kontext sicherzustellen versucht. Somit ist es das qualitative Erleben von Symptomen – als palpables Erlebnis von z. B. Veränderung der Gewebskonsistenzen, ferner der physiologischen Gelenksbeweglichkeit (Läsion), das wichtige *Botschaften* erschließt.

Am besten lässt sich dies mit dem umherschweifenden, diagnostischen Blick auf dem Röntgenbild vergleichen, bei dem das Kriterium der Beurteilung auf der Abweichung von einer definierten Norm als Referenz veranschlagt wird, und die damit verbundene leibliche Einfühlung des Röntgenologen zum Gesehenen – nicht der Diagnose, die er hernach stellen wird.

4. Das weitere prozessuale Erleben des Anderen in mir wird durch Formen von Responsivität auf meine Handlung ermöglicht, als geteilte Aufmerksamkeit reflexiver Leiblichkeit und als affektives Betroffensein im pathischen Erleben. Während meine Hände an der osteopathischen Läsion arbeiten, warte ich so-

---

menschlichen Kadaver blieben diese Kommunikationserlebnisse aus. Bei Patienten während einer chemotherapeutischen Behandlung sind sie teilweise sehr reduziert.

dann auf das Erfahren von „Gewebsantworten", die ich – wenn sie mir denn gewahr werden – als Antworten in meinem Leib an unterschiedlichen Orten mit unterschiedlichen Qualitäten erlebe.

Es ist dies das Erfahrungsmoment einer stummen Kommunikation, die der Andere mit mir eingeht. Ein beginnender kommunikativer Wahrnehmungsprozess von Zirkularität, der sich zwischen Selbst und Anderem, Anderem und Selbst entwickelt. Der Prozess wird in Teilen zu meinem *osteopathischen Bewusstsein*, einem gemeinsamen organischen Raum in mir, auf der Suche nach der Gesundheit im Anderen.

Topographisch erlebe ich diesen organischen Raum sehr unterschiedlich. Wenn sich diese Zirkularität zentriert, zu einem „Wirbel" entwickelt – bis hin zu einer Überkreuzung verdichtet – erlebe ich einen Zustand von Chiasmus – eine Deckungsgleichheit zwischen (mir) Selbst zum Anderen. Ich kann dann nicht mehr unterscheiden, was Meines und was Seines ist. Dieser Zustand ist in der therapeutischen Tastwelt (allerdings nicht von jedem Osteopathen) erwünscht.

Solch leibliches Erleben ist eine gegenwärtige leibliche Daseinsweise, in deren Modus ich mich hineinbegebe, mich sodann darin befinde, solange die Tastwelt besteht. Die Rede einer konkreten leiblichen Praxis – so wie Fuchs dies entwickelt hat – beschreibt den Zustand im Selbst treffend (Fuchs 2013, S. 40).

Wie die Osteopathie daraus Erkenntnisse gewinnt, erläutere ich gleich an einem semiotisch interpretierten Beispiel aus meiner Praxis, das ich in der ersten Person Singular formuliere ist und dabei dennoch den Patienten wahrzunehmen glaube, der sich seinerseits auch mit der ersten Person Singular indiziert.

Erst nachdem sich die Tastwelt aufgelöst hat, erlebe ich mein Erleben in Distanz zum leiblich Gespürten und versuche die Erlebnisse sprachlich so zu rekonstruieren und zu sortieren.

II. Protokollarische Konkretisierung meiner osteopathischen Behandlung in der Praxis:[165]

Beispielhaft hierfür sei eine Fallbeschreibung meiner leiblichen Wahrnehmung, wie kürzlich in der Praxis erfahren:

Ich untersuche und behandele – nach erfolgter Anamnese – M. erstmals in seinem Bauchraum:[166]

---

165 Vgl. oben 1.3.1.
166 Die Zeilenzählung (Z), mit der das Protokoll versehen ist, dient der leserfreundlichen Nachvollziehbarkeit ihrer Analyse.

Ein Protokoll meiner osteopathischen Tastwelt

1 *Meine Hände berühren die Bauchoberfläche von M. Mit dieser Berührung lasse ich mich ein in die Tiefe seines*
2 *Gewebes und falle in seine Bauchhöhle, werde mehr da hineingezogen – in diesen Raum – wie ein Stein, der auf*
3 *den Grund eines Sees langsam hinabgleitet. Ich fühle auf dem Weg dorthin Dunkelheit und pulsierende*
4 *Bewegung, dabei wird mir kalt in den Armen. Die Kälte lass ich nicht zu. Sie gehört nicht zu mir – kommt von*
5 *M. und ich gebe sie wieder zurück. Später, (das weiß ich aus meiner Erfahrung) wird die Kälte sich auflösen –*
6 *weg sein, wenn ich das Gebiet behandelt habe – falls ich es behandeln werde. Die pulsierenden Bewegungen, die*
7 *teils schnell, teils langsam sich anfühlen, verwirren mich etwas. Ich bleibe an diesem Ort und erlebe langsam eine*
8 *Beruhigung, – dauert Minuten – die sich zu einem gleichmäßig rhythmischen Pulsieren entwickelt. Das berührte*
9 *„Gebiet" beginnt heller zu werden, farblich sich zu verändern. Orange trifft den Farbton wohl am besten. Dabei*
10 *nehme ich jedoch keine räumlich-gegenständlichen Konturen im Gewebe wahr. Ich verweile weiter dort – habe das*
11 *Gefühl, dass meine Finger sich zu einem Punkt hinbewegen, den es zu „drücken" gilt – bzw. leicht zu berühren.*
12 *Das tue ich auch. Während ich in die Tiefe des Gewebes „drücke", mich hinein begebe, nehme ich einen*
13 *Widerstand von dort aus der Tiefe wahr – ein Widerstand – so als stellte sich mir M. „lokal" entgegen. Es ist*
14 *nicht das oft erlebte reflektorische Zusammenziehen von Gewebe. Es ist mehr wie eine Art von Antworten oder*
15 *eine Art von Echo von innen, von M. heraus, das ich aber nicht akustisch höre, dennoch wahrnehme in mir – als*
16 *eine Antwort auf meine Intervention. Mein Arm wird müde oder schwer. Ich antworte auf das Echo darauf wie*
17 *im Dialogischen – beginne das Gewebe zu verschieben nach rechts und links und fühle, dass es nach rechts besser*
18 *verschiebbar ist. Dort – rechts – halte ich es zart mit meinen Fingern fest, fixiere es achtsam – warte auf seine*
19 *Antwort – und spüre ein beginnendes Pulsieren was ich nur unter Konzentration Ms' Gewebe zuordnen kann.*
20 *Ich war mir unsicher, ob es von meinen Händen ausging. Das ist nicht der Fall und ich atme ruhig zu meiner*
21 *Entspannung in mich hinein. Ordne mich – bewege mich auf der Stelle – um mich sicher (nur) auf sein*
22 *Pulsieren zu konzentrieren. Das Pulsieren fühlt sich nicht gesund, nicht normal an. Es gehört da nicht hin – ist*
23 *nicht intelligent, ist energieschwach – und ist begleitet von einer Abgrenzung, Abweichung, die ich weich und*
24 *gestaut fühle, wie ein Wasserkissen – in seiner Konsistenz nachgebend. Nein, einen Knoten oder eine Verhärtung*
25 *kann ich ausschließen. In mir taucht – höre das aber nicht – der Begriff des ‚obliquen Modus' auf, verfolge den*
26 *Begriff aber nicht weiter, da ich „weiß", ich werde sonst von dem, was da gerade geschieht, abgezogen, werde*
27 *gestört in meiner Wahrnehmung – bin sonst raus aus der Tiefe des Feldes. Mit dem Pulsieren erlebe ich wie M.*
28 *eine Unruhe entwickelt, eine Unruhe in mir auch gewahr werde. Ich weiß aus Erfahrung: die Unruhe, die ich in*
29 *jetzt erlebe, ist nicht von mir, sondern eine Art von resonierendem Erleben, das nur M. betrifft, da diese von ihm*
30 *ausgeht. Ist das wirklich so? Ich spüre das in mir nach und fühle das so „bestätigt". „Es hat nichts mit meinem*
31 *Leib zu tun", sage ich mir. Ich löse ein wenig die Fixierung, nehme die Finger etwas zurück und verschiebe*
32 *vorsichtig die Gewebsschicht gegenüber dieser Umgebung. Dieses Manöver tut mir gut. Erlebe ich dadurch doch*
33 *eine Entspannung meiner Arme, Hände und Finger, die jetzt flächiger in das Gewebe reingezogen werden, so als*
34 *würde das Gewebe von M. der „Bestimmer" der Bewegung sein, der mit meinen Fingern „spricht", diese anweist*
35 *bzw. diese führend dirigiert. Ich lasse mich drauf ein – treibe und erfahre ein größeres Areal in Ms' Bauch, das*
36 *mich „aufsaugt". Dabei erlebe ich mich leicht und sicher. Dies ist ein Gefühl, wie wenn ein zusammengedrückter,*
37 *nasser Schwamm sich ganz langsam ausbreitet, während man die Hand leicht geschlossen um den Schwamm gelegt*
38 *hält. „Kein Widerstand leisten jetzt!", das weiß ich – dies wäre nicht gut für den Prozess. Vielmehr der*
39 *Intelligenz der Leib-Gewebe vertrauen, sie weiter verfolgen – so wie fast immer. Darauf ist Verlass – sowohl of*
40 *meinen wie der von M. Ich warte ab und lasse alle minimalen Fingerwindungen in der Tiefe von M.s*
41 *Gewebedirigat zu. Irgendwann kommt es zur Bewegungsstille", nicht Stillstand. Die Unruhe – der ich*
42 *nachspüren will – ist nicht mehr zu kontaktieren. Ich kann sie nicht nachspüren noch erscheint sie in mir. Ich*
43 *nehme keine Resonanz von M. in mir oder ich in ihm für diese spezielle Qualität wahr. Sie scheint sich aufgelöst*
44 *zu haben. Ich konzentriere mich wieder auf das Pulsieren. Ich mache einen Vorstoß mit den Fingern das*
45 *Pulsieren aufzuspüren. „Scanne" kleinflächig in der Umgebung den Bauchraum ab. Erlebe in dem Areal aber*
46 *im Vergleich zu vorher, wo ich jetzt wieder gegenwärtig bin, eine qualitativ andere Situation vor. Ich meine*
47 *festzustellen, dass es sich jetzt um eine „entspanntere" Bewegung oder intime Rhythmik zu handeln scheint. Da*
48 *ist der Raum, der die Farbe nicht verloren hat – im Gegenteil – der Raum füllt sich zunehmend mit Helligkeit in*

49 verschiedenen Farbtönen. Ich erlebe dies als etwas Gleichmäßiges, Aufgeräumtes, Beruhigtes, Zufriedeneres, so wie
50 wenn man ein Messinstrument kalibriert hätte, auf das Verlass ist, dem man vertrauen kann in seiner präzisen
51 Arbeitsweise. Meine Hände spüren dem Raum noch eine kurze Weile nach. Ich spüre achtsam in Ms' Gewebe
52 noch etwas hinein, erlebe jedoch keine erneute Änderung der letztlich wahrgenommenen Leibsituation weder in M.
53 noch in mir.
54 Meine Hände bewegen sich in eine andere Region des Bauchraums neuerlich auf der Suche, dort wo Gesundheit
55 fehlt.

Dieser Bericht von leiblicher Wahrnehmung aus der Perspektive des palpatorischen Symptomerlebens heraus wird rekonstruiert im Kontext der Littlejohnschen Redeweise als eine dem Stil nach sensorische Zustandsbeschreibung. Dabei sind die von ihm formulierte individuumsbezogenen und die rein physikalischen Methoden hier das leitende Motiv der Berichterstattung über die Behandlung einer osteopathischen Läsion, die freilich nur wenige Aspekte der actio palpationis wiedergibt. Hier ist das Weichteilgewebe im Kontext einer gesamten Behandlung beispielhaft.[167] Auf die eigentliche Korrelation („direkt irritierende Läsion" an der Wirbelsäule) als vertebro-viszeralen Verbindung wird bei dieser Darstellung nicht eingegangen. Es sei der Vollständigkeit halber auf Teil III dieser Arbeit verwiesen.

Ich habe bewusst das Manöver einer lokalen Manipulation ausgewählt – beispielsweise des Organs „Colon viszerale" –, so wie Littlejohn dies für die Behandlung bei der Darmkolik als „viszeromotorische Erkrankung" beschreibt. Für die Behandlung derselben gibt Littlejohn u. a. an: „Es handelt sich um eine verstärkte Peristaltik". Dazu empfiehlt er u. a. „Manipulieren sie lokal am Abdomen, um den Druck auf die mesenterische Blutzirkulation zu erleichtern und die normale Peristaltik zu unterstützen." (Littlejohn 2011, S. 551 f.)

III. Übersetzung des Textes in eine Littlejohnsche sensorische Auslegung:

Für die Littlejohnsche Lesart ist es wichtig, in diesem Behandlungsprotokoll auf folgende Punkte einzugehen: Beispielhaft wird hierfür eine Auswahl von Textstellen angeboten.

1. Zustandsbefund:

A. K: pulsierende Bewegung (Z 3); Widerstand von dort aus der Tiefe gewahr (Z 5); – ein Widerstand – so als stellte sich mir M. „lokal" entgegen (Z 13); reflektorische Zusammenziehen von Gewebe (Z 14); Das Pulsieren fühlt sich nicht

---

167 Diese werden von Littlejohn klassifiziert als (1) *Korrelation der Gewebe zueinander,* [Anm. A. K.], (2) *Die Beweglichkeit – funktionelle Aktivität,* (3) *die strukturelle Integrität der Gewebe,* (4) *im sensorischen Bereich die Termini des Nervensystems* (Littlejohn 2011, S. 29).

gesund, nicht normal an. Es gehört da nicht hin (Z 22); begleitet von einer Abgrenzung, Abweichung, die ich weich und gestaut fühle (Z 23); Mit dem Pulsieren erlebe ich, wie M. eine Unruhe entwickelt (Z 28).

2. Behandlung:

A. K.: beginne das Gewebe zu verschieben nach rechts und links und fühle, dass es nach rechts besser verschiebbar ist (Z 17); halte ich es zart mit meinen Fingern fest, fixiere es achtsam – warte auf seine Antwort – und spüre ein beginnendes Pulsieren (Z 18); Ich löse ein wenig die Fixierung, nehme die Finger etwas zurück und verschiebe vorsichtig die Gewebsschicht gegenüber dieser Umgebung (Z 31); Ich mache einen Vorstoß mit den Fingern das Pulsieren aufzuspüren. „Scanne" kleinflächig in der Umgebung den Bauchraum ab (Z 44).

3. Anpassung, *adjustment*:

A. K.: Irgendwann kommt es zur Bewegungs„stille" nicht Stillstand. Die Unruhe – der ich nachspüren will – ist nicht mehr zu kontaktieren. Ich kann sie nicht nachspüren noch erscheint sie in mir (Z 41); Erlebe in dem Areal aber im Vergleich zu vorher, wo ich jetzt wieder gegenwärtig bin, eine qualitativ andere Situation vor (Z 45); jetzt um ein „entspanntere" Bewegung oder intime Rhythmik zu handeln scheint (Z 47); Ich erlebe dies als etwas Gleichmäßiges, Aufgeräumtes, Beruhigtes, Zufriedeneres (Z 49); Ich spüre achtsam in Ms' Gewebe noch etwas hinein, erlebe jedoch keine erneute Änderung der letztlich wahrgenommenen Leibsituation (Z 52).

4. Prozedere:

A. K.: Meine Hände bewegen sich in eine andere Region des Bauchraums neuerlich auf der Suche, dort wo Gesundheit fehlt (Z 54).

Die actio palpationis ist hier lediglich als „Gewebe zu verschieben", „halte ich es zart" „ fixiere es achtsam", „löse ein wenig die Fixierung", „nehme die Finger zurück", „verschiebe Gewebsschicht gegenüber dieser Umgebung", „Pulsieren aufzuspüren.", ‚Scanne' kleinflächig".

Aus dem Protokoll erschließt sich die technische Seite des *adjustment* selbst nicht. Es ist ein lebensweltliches Protokoll, das aus dem klinischen Alltag entwickelt wurde. Hingegen kann die *Lebenskraft als Schwingungsphänomen* („*entspanntere Bewegung oder intime Rhythmik*") und deren therapeutische Herleitung verdeutlicht werden. Ferner ist der zirkuläre Prozess von Befunden zur Behandlung bzw. von der Behandlung zum Befund im selben Gewebsabschnitt als prozessual-sensomotorische Handlung ablesbar.

Das Protokoll zeigt, dass bei der *actio palpationis* verschiedene Formen von Wahrnehmungen in der Tastwelt auftreten. Dabei fällt mir im Kontext des Wiederlesens bei der Erstellung der Dissertation auf, dass meine beschreibende Terminologie durchaus schon philosophisch begrifflich geprägt ist:

- Farbwahrnehmungen: „Dunkelheit", „Helligkeit", „Orange" (vgl. Z. 3; 6; 9; 47 f.);
- Raumwahrnehmungen: „Tiefe" (vgl. Z. 1;13 f.; 28; 40), „Bauchoberfläche", „Bauchhöhle" (vgl. Z. 1 f.);
- Wahrnehmungen des Patienten „M.": „Widerstand", „Echo" (vgl. Z. 13 f. 39; 16 f.);
- Temperaturwahrnehmungen: „Kälte", stammt von „M." (vgl. Z. 5 f.);
- Selbstwahrnehmung: „Lasse ich mich ein", „falle in seine Bauchhöhle", werde da eher hineingezogen" (vgl. Z. 1 f.);
- Erinnerungen an die eigene Praxis: „wissen" (vgl. Z. 6; 27); Begriff „obliquer Modus" (vgl. Z. 26), der freilich nicht innerlich ausgesprochen wird; „Erfahrung" (vgl. Z. 6), Gewohnheiten (vgl. Z. 6 f.);
- Bewegungswahrnehmungen: (Rhythmisches) „Pulsieren" (gesund vs. normal) (vgl. Z. 3; 8; 9; 20; 23-25); „Bewegungsstille'" (vgl. Z. 42), Geschwindigkeitsdifferenzen (vgl. Z. 8); „(nicht)intelligent, energieschwach" (vgl. Z. 24; 39);
- Charakterisierung von Geweben: „weich" und „gestaut", „Wasserkissen" (vgl. Z. 24 f.);
- „Abgrenzung", „Abweichung" (vgl. Z. 24);
- Wahrnehmung von Einzelnem: „Punkt" (vgl. Z. 7);
- verschiedene Bewegungsformen: „drücken", „Arm wird müde" (vgl. Z. 12; 17), „Spannung" vs. „Entspannung" (vgl. Z. 2; 31 f.; 48);
- methodologische Bemerkungen; „Suche nach Gesundheit"; „Kriterien derselben" (vgl. Z. 48–55).

IV. Übersetzung des Textes in das Semiotikkonzept von Peirce:

Dass alle drei Aspekte im Protokoll auftauchen, die auch Peirce im *Phaneron* thematisierte, nämlich Gefühle, Empfindungen, Anstrengungen, Gewohnheiten bzw. Gewohnheitsänderungen, sollte den Lesern deutlich geworden sein:

- Gefühle, Empfindungen: Raum-, Temperatur-, Farbwahrnehmungen, Wahrnehmungen von Bewegungen, Charakterisierung von Geweben;
- Anstrengungen: „Widerstand und Echo", die teilweise sich aufdrängenden Wahrnehmungen des Anderen, „M." als Selbst; Selbstwahrnehmungen, die auffallend passiv formuliert sind; Wahrnehmungen von Abgrenzung und Abweichung;

– Gewohnheiten und Änderung von Gewohnheiten: Thematisierung des eigenen „Wissens", das aber niemals die aktuelle Wahrnehmung dominieren darf und diese ist erst dann als stabil erkannt, wenn sie sich über eine gewisse Zeit bestätigt (vgl. Z. 30).

Betreten wir mit der (Peirceschen) Semiotik einen aussichtsreichen Weg? Für den Weg hin zur Semiotik ist die Osteopathie jedenfalls seit Still immer bereit gewesen. Und das gilt auch und gerade für Stills metaphorisch anmutende Äußerungen zu Geweben und Blut, dem er in seinem Flüssigkeitskonzept „Intelligenz" und „Wissen" zuschrieb (Still 2005, I, S. 87). Dass ich selbst bei „M." zwischen „nicht intelligenten" und „intelligenten" Geweben unterscheide, ist mithin durch die klassische Osteopathie, die ich kennegelernt habe, bedingt. Dabei beschreibt die Formulierung Stills die Grundüberzeugung, dass Osteopathen der entsprechend komplex verstandenen Natur vertrauen. Der Geist ist also seit der Swedenborgrezeption im Amerikanischen Transzendentalismus in den entsprechenden Naturkonzeptionen präsent – und das Semiotikkonzept Peirce' ist hiervon inspiriert. Es erscheint einleuchtend, dass die qualitativen Wahrnehmungen und Erfahrungen von Osteopathen Bedeutungen erfassen, die den berührten Geweben zu eigen sind. Mit der Semiotik Peirce' ist die Osteopathie davon überzeugt, dass die Natur zugänglich und verständlich ist – und dies macht den Charme der ersteren aus, der sie in aktuellen biosemiotischen Versuchen präsent sein lässt (Hoffmeyer 2008a; Romanini/Fernández 2014).

Für die Osteopathie ist es natürlich ganz wesentlich, dass die Wahrnehmungen unterhalb der Proposition, des dikentischen Symbols bzw. einer entsprechenden schließenden Kombination von Propositionen, den Argumenten, deren Objektbezug symbolisch ist, eben die für mich so wesentlichen qualitativen Erfahrungen und Wahrnehmungen verständlich und zugänglich sind (zur Begrifflichkeit siehe oben Abbildung fünf und deren Erläuterung). Denn von der Sensibilität, die ins Propositionale transponiert werden kann, aber vom Propostionalen nicht determiniert ist, lebt ja die osteopathische Praxis.

Bei den Farb-, Temperatur-, Raumwahrnehmungen, auch den Bewegungswahrnehmungen handelt es sich zunächst um Qualizeichen, die im Objektbezug ikonisch sind. Ihr Interpretant weist sie als rhematisch aus. Sind sie beständig, dann werden sie zu rhematisch ikonischen Legizeichen. In meinem Protokoll sind sie besonders gut an meinen metaphorischen Visualisierungen von Berührungswahrnehmungen von Geweben zu erkennen, die ich so empfinde.

Die Wahrnehmung des „Widerstands" bzw. „Echo(s)" ist ein gutes Beispiel für ein rhematisch indexikalisches Sinzeichen, das auftritt. Da ich allmählich zu der Auffassung komme, dass es sich um „M." (= Patient) handeln könnte, handelt es sich um ein rhematisch indexikalisches Legizeichen. Das ist besonders wichtig, weil sich der Patient hier von einem flüchtigen Eindruck aus als anderes Selbst aufzudrängen scheint, er scheint zu reagieren und als etwas Eigenes dazustehen.

Ein wichtiger Punkt des Peirceschen Modells besteht darin, dass es prozessual und relational gedacht ist. Mein Behandlungsprotokoll beschreibt ja ebenfalls einen Prozess, in dem es eine wichtige Relation zwischen „M." und mir gibt bzw. diese sich entwickelt. Ebenso entwickelt sich meine Einsicht in den Zustand seiner Gewebe – und wie darin Gesundheit gefunden werden kann.

Dass es intelligentere Gewebe gibt, die in ihrer Intelligenz vielleicht behindert werden, versuche ich zu beseitigen; mein Gefühl am Ende des berichteten Abschnitts ist gut. Es handelt sich um ein rhematisch ikonisches Legizeichen. Dies verweist nicht zuletzt auf die Fortsetzung der Lebensgeschichte von „M.".

Gibt es viele solcher Fälle, bei denen die Behandlung erfolgreich ist, kann dies vorsichtig vor dem Hintergrund des gesamten Prozesses als rhematisch symbolisches Legizeichen verstanden werden, in Propositionen formuliert – und in der Ausbildung verwendet werden. Ich hoffe aber gezeigt zu haben, dass diese qualitative Methode tatsächlich am Einzelfall ansetzt – und dies auch mit Peirce' Modell erläutert werden kann.

Der in dieser Arbeit häufig verwendete Begriff der „stummen Kommunikation" bleibt unbefriedigend, weil er nur als Abgrenzung innerhalb der Differenz „nichtsprachlich vs. sprachlich" funktional ausreicht. Darin ist aber treffend festgehalten, dass es sich eben um *Kommunikation* handelt, die im *Medium* der Gewebe geschieht. Und ein solches Medium begreift Peirce als einen semiotischen Bereich. Dadurch fühlte ich mich ermutigt, mein Protokoll zu übersetzen. Es bleibt hierzu noch anzumerken, dass die Ideen von Merleau-Ponty und Thomas Fuchs (2013) berücksichtigt werden. Jedoch wird mit der Semiotik Peirce' gezeigt, dass die Natur im osteopathischen Bereich der Tastwelt mittels der *actio palpationis* tatsächlich verständlich ist.

6.10 Rekapitulation des Begriffrahmens für die Neuverortung der Osteopathie

In diesem Abschnitt fasse ich die Arbeitsergebnisse im Blick auf Merleau-Ponty zusammen. Dann gebe ich einen Ausblick, was Osteopathie in ihrer theoretischen Selbstauslegung leisten könnte, wenn die an Peirce gewonnenen Einsichten in ihr Denken einbezogen würden.

Machen wir uns an einem Zitat noch einmal klar, wie Merleau-Ponty die Idee des Chiasmus erklärt: „jede Beziehung zum Sein ist gleichzeitig Ergreifen und Ergriffenwerden, der Zugriff ist ergriffen, er ist eingeschrieben und eingeschrieben in dasselbe Sein, das er aufgreift." (Merleau-Ponty 1986, S. 334 f.)

Merleau-Pontys „Chiasmus" habe ich im Licht der osteopathischen Erfahrung interpretiert als Resonanz *zwischen dem Selbst und dem Anderen* in wechselseitiger und *gleichzeitiger Erfahrung* einer gemeinsam geteilten Welt. Das *„gleichzeitig Ergreifen und Ergriffenwerden",* dem ich in der Tastwelt sehr konkret nachging, interpretiere ich als eine therapeutisch-gedoppelte Resonanz, die vom Gewebe ausgeht und gleichsam wie ein Echo zum Gewebe zurückkehrt – eine Resonanz im Dialogfeld der Tastwelt. Was meine ich mit „Dialogfeld"? Von Dialogen spricht man buchstäblich nur als von einem verbalen Austausch zwischen Personen. Die osteopathische Erfahrung legt hier aber eine Ausweitung des Sinns des Ausdrucks „Dialog" nahe, nämlich auf eine dem Körpergewebe inhärentes kommunikationsartiges Geschehen. So verstanden, kann man sagen, Gewebe kommuniziere mit Gewebe. Wir haben das Gewebe mit Peirce (1993) als ein semiotisches Medium bestimmt. In diesem Gewebe wird das *leibliche* Verhalten der stummen Kommunikation erlebt. Wenn wir Peirces eigenwillige aber sachlich begründete Taxonomie von Zeichenarten ernstnehmen, können wir sagen: Die stumme Kommunikation (von Gewebe zu Gewebe innerhalb der osteopathischen Erfahrung) vollzieht sich vorwiegend als rhematisch-ikonisches Qualizeichen, rhematisch-ikonisches Legizeichen, rhematisch-indexikalisches Sinzeichen bzw. rhematisch-indexikalisches Legizeichen. Damit nicht genug: Es gibt auch rhematisch-ikonische Legizeichen, die dann ebenfalls in rhematisch-symbolische Legizeichen übergehen und kommuniziert werden können. Daraus lassen sich symbolische Legizeichen bilden, die von Peirce als dikentisch und propositional bezeichnet werden. Sie können im Prozess der Lehre der osteopathischen Heilkunst und der *Outcome*-Kontrolle osteopathischer Behandlungen sprachlich oder bildlich-visuell kommuniziert werden. Dabei ist stets zu fragen, ob das zeichenhaft explizierte Erlebnis das jeweils ursprüngliche Erlebnis tatsächlich repräsentiert. Die Versprachlichung und/oder bildlich-visuelle Darstellung – die Arbeit an und mit der Sprache und an entsprechenden bildlich-visuell dargestellten symbolischen Legizeichen – ist dafür elementar. Sie klärt die gemachte Erfahrung in der Differenziertheit des hierfür bereitgestellten Vokabulars. Dies wird mit Peirce und seiner Zeichenlehre dargestellt.

Die gemeinsame Tastwelt ist ein räsonierendes, zirkulierendes therapeutisches Feld, das im Verhalten der wahrnehmenden Erfahrung des ausgebildeten Osteopathen diesem sich erschließt (vgl. 4.5) Dem Osteopathen zeigen sich bzw. er erlebt Formen von Resonanz, Formen von wechselseitigen leiblichen Befunden bzw. Befundetwerden mit dem parallel dazu verlaufenden Behandeln bzw. Behandeltwerden. Diese Erfahrungsweise innerhalb des therapeutischen Handelns von Osteopathen (die ja gleichsam in der Tastwelt leben, während sie behandeln) ist mit der von Merleau-Ponty entlehnten Denkfigur des *Zugriffs als Ergriffensein* – einer leiblichen Gewebeperspektive – treffend beschrieben.

Ergreifen (d. h. ein Handeln) und Ergriffenwerden (d. h. eine in diesem Handeln erlebte Erfahrung), so wäre – mit Merleau-Pontys Denkhilfe – die Grundoperation der osteopathischen Behandlungskunst zu bestimmen, genauer: Ein Ergreifen und Ergriffenwerden, das vom Gewebe des Osteopathen ausgeht und zum Gewebe zu ihm zurückkehrt. Von dieser Konzeptualisierung her gedacht eröffnet sich ein philosophisch gangbarer Weg zu den besonderen Erlebnisqualitäten der handelnden Osteopathen.

Die Lebendigkeit (von Gewebe) in der Handlung des Tastens (von fremdem Gewebe mithilfe seines eigenen Gewebes) erschließt sich nur dann dem Osteopathen, wenn der dieser sich der berührenden Erfahrung im Gewebe und der vielfältigen vitalen Gewebsqualitäten bewusst wird und sie mit der größten ihm möglichen Achtsamkeit registriert. Dies erfolgt nicht (nur) auf der Merleau-Pontyschen sinnlichen Kehrseite eines Körperobjekts, sondern auch *zwischen* dem Ergreifen und Ergriffenwerden. Alles bisher gesagte lässt sich als der Versuch zusammenfassen, einen (unter Osteopathen, aber eben gerade nicht *nur* unter diesen, sondern auch gegenüber „Außenstehenden") überzeugenden, „haptisch-phänomenologischen" Zugang zur Osteopathie zu beschreiben. „Haptisch", sofern Osteopathen anfassen (tasten, antasten, betasten). „Phänomenologisch", sofern sie auf die Lebensprozesse achten, wie diese im Medium von lebendigem Gewebe in der sinnlichen Erfahrung erscheinen.

Ich komme nun zu einem zentralen Denkmotiv meiner Arbeit zurück, das ich eingangs so formulierte: „Der Osteopath gilt als Leibwesen, das *wahrnehmend ist* in partizipialer Präsens-Form – als *homo percipiens* in der osteopathischen Behandlung der *actio palpationis* – und wird infolge dieser Annahme *nicht* als ein Subjekt dessen gedacht, *das Wahrnehmungen hat."* Dieses Denkmotiv hat nun eine präzise Bedeutung gewonnen: Ein wahrnehmendes Leibwesen verhält sich nicht distanzierend so, dass es sich bestimmte Wahrnehmungen zuschreibt und sich damit als ein Subjekt, das diese hat, denkt. Ein wahrnehmendes Leibwesen geht vielmehr im Vollzug der Wahrnehmung auf und wird eins mit diesem Vollzug. Das wahrnehmende Subjekt ist in seiner Wahrnehmung (vgl. 5.5).

Die genannten zwei komplementären Begriffe (*homo percipiens, action palpationis*) erschöpfen aber noch nicht den Begriffsapparat, der sich zusammengenommen als aufschlussreich erwiesen hat. Zu diesem Begriffsapparat gehören auch, wie wir gesehen haben, Begriffe der organismischen Geweben und deren inhärenten „*bestimmten Lebenskräften,*" „*vitalisierenden Lebensflüssigkeiten*" sowie den damit verbundenen „*vitalisierenden Prozesse*". Alle diese Begriffe gehören zu der Begriffskonstellation, die ich empfehlen, nahelegen und plausibilisieren möchte, als die Begriffskonstellation, die zur Zwischenleiblichkeit gehört.

Modellhaft können wir Zwischenleiblichkeit so schreiben:

$$[\text{Leib} \, {}^{\text{Gewebe}}_{\text{zwischen}} \, X \, {}^{\text{zwischen}}_{\text{Gewebe}} \, \text{Leib}].$$

Hier steht das X für den Nexus eines *Zwischen*, für eine verbindende (nicht trennende) Mitte.

Wieder hat Merleau-Ponty den entscheidenden Fingerzeig gegeben: Wir haben dies in einer Notiz Merleau-Pontys schon gesehen, wo es heißt: (vgl. 5.11)

Chiasmus Ich-die Welt
Ich-Anderer

Einmal mehr mit Vokabeln von Peirce gesprochen, ist mit dem modellhaften Zeichen oben die Eigenleiblichkeit, Fremdleiblichkeit und die sich so konstituierende (leibliche) Zwischenleiblichkeit mittels eines dikentischen, symbolischen Legizeichens dargestellt.

Im therapeutischen Setting wird diese Komplementarität lebendig, wenn dem Körper mittels der *actio palpationis* die Steuerungsfunktion des *Lebensmechanismus* und die Funktion der *Lebensflüssigkeiten* angeboten werden, um infolge die Gewebe „[…] in harmonischem Einklang miteinander das Gleichgewicht des Körpermechanismus aufrechterhalten […]" zu können, wie wir es oben bei Littlejohn formuliert fanden.[168]

Und noch ein weiterer Begriff, den wir uns von Merleau-Ponty zu eigen gemacht haben, gehört zu jener begrifflichen Konstellation, die ich empfehlen, nahelegen ferner plausibilisieren möchte, um die Osteopathie an die Theorie heranzuführen, die sie nicht hat, aber braucht, Merleau-Pontys Begriff der *stummen Erfahrung*. Gemeint ist die wechselseitige leibliche Kommunikation, die vorpropositional ist und im therapeutischen Erleben kurzzeitig auch zu einem „Verstummen" führen kann, wenn die Zirkularität (der Leiberlebnisse) sich so weit „einrollt", um sie zu einem gemeinsamen Punkt im Sinne einer Synchronizität verschmelzen zu lassen.[169] Der Chiasmus erkläre sich dann als Reversibilität, in der folglich „[…]

---

168 Littlejohn 2009a, S. 75 f., wie für dieser Arbeit bereits zitiert.
169 Vgl. auch Kapust (1999, S 94 ff.). Dort die Auffassung: „[…] dass derselbe als selbig weder aus einer homogenen Identität noch aus einer Kontrastierung mit einem Anderen hervorgeht. Vielmehr bewirkt eine spiralförmige und chiasmatische Doub-

jede gewebliche Wahrnehmung durch eine Gegenwahrnehmung verdoppelt wird." (Merleau-Ponty 1986, S. 328) Es entsteht ein semiotisch generierter *einziger Bewusstseinsraum*, dem beide in die actio palpationis einbezogenen Personen gleichermaßen angehören (vgl. 5.6). Das Gewebe, die Faszie ist für die Osteopathie die gewebliche Inkarnation zur Situierung dieses Bewusstseinsraums, in dessen Mitte sich der Chiasmus einrichten kann.

Die Verbesserung der begrifflichen Rahmung der osteopatischen Erfahrung, die ich mit der vorliegenden Arbeit anstrebe, bliebe unvollständig, wenn wir nicht auch noch die osteopathische Vorstellung von Heilung mitbedenken würden, als die von der Natur bereitgestellten Essenzen, die Gesundheit und Heilung im Körper erst ermöglichen. Ich verwebe hier zwei Lebenswelten mit der Figur des Chiasmus: die des Merleau-Pontyschen *Seins von Geweben* mit der osteopathischen Vorstellung der *intrinsischen Teleologie der Gewebe* als Angebot eben zur Heilung im Organismus. Damit erscheint die osteopathische Annahme von Heilung mit dem *Einfühlungszusammenhang* als ein reaktives Heilangebot *im* Patienten.

Idealtypisch ist dieser Chiasmus für den wahrnehmenden Osteopathen als Stillstand der inhärenten Gewebsbewegung, der Gewebsrhythmik im Leibe tastbar bzw. erlebbar. Dies Phänomen wird beschrieben, als ein kurzzeitiges Innehalten, Verstummen der Lebenskräfte im Leiblichen des Patienten, um dann neuerlich sich für eine wieder einsetzende Gewebsvitalität bzw. Gewebsrhythmik zu formieren.[170] Die Gewebsvitalitäten beider Personen, die das Feld (Feld der Wahrnehmung) konstituieren, stimmen sich zu einer resonierenden Wechselseitigkeit ein – und diese höchst individuell von Person zu Person.

Wir haben das mit der „Wirklichkeit einer „beseelenden flüssigen Kraft", die vitalisierend auf den Körper wirkt im Körper auszugehen hat und in der Folge auf diese in seiner Behandlung auch vermögend ist einzuwirken [...]" schon bei Still

---

lierung die Veränderung des Selbst durch den Anderen, der seine Risse einschreibt, denn der Selbe ist „das Andere gegenüber dem Anderen" (IV 318; SU S. 332) Hier liegt keine einfache Differenz, keine einstellige Abweichung zwischen zwei Gliedern vor, sondern die Verdrehung, die eine „Dreistelligkeit" umkreist, denn keine der beiden Kategorien „Selbst und Anderer" ist in sich abgeschlossen und begrenzt, sondern jede wird durch eine unsichtbare Potenz von Andersheit geprägt, ist Differenz der Differenz. Auf diese Weise ergibt sich eine unendlich und diskontinuierliche fortschreitende Öffnung und Brechung, die sich in die Tiefe erschreckt und die Transzendenz ist."(IV S. 313; SU S. 326)

170 Dieser Zustand wird von einigen Osteopathen als Still-Point beschrieben. Er wird von den Osteopathen oft als Wahrnehmungserlebnis beschrieben.

beschrieben. Hier kommt nun der perspektivische Zugang von *Eigenleiblichkeit, Fremdleiblichkeit* und deren *intersubjektive Wirklichkeit* in Anschlag. Teile der Arbeit finden darin ihre Erklärung – dann, wenn es sich um die Bedeutung von intersubjektiv-erfahrbaren Phänomenen handelt. Im leiblichen Erleben tauchten diese *leibgebundenen historischen Dimensionen* auf, die an die *Tastweltler* gebunden, und speziell in diesem „typischen" relationalen Milieu von berührter Intersubjektivität erlebbar sind[171] – und nur da.

Es wird der Tastwelt selbst eine Tiefendimension beigemessen, die hinter dem eigentlichen Phänomenerleben in Erscheinung tritt – eine Erfahrungsdimension, die der phänomenalen Arbeit eine historische Dimension beimisst und sich in der Wahrnehmungserfahrung des Osteopathen zeigt.[172]

Ich fasse zusammen, wie Osteopathen über das Gewebe des Leibes denken oder (idealiter) denken sollten, wenn sie sich die Perspektiven von Still und Littlejohn kritisch zu eigen machen wollten:

1. Das organische Gewebe ist (auch) *die* leibliche Materie der Wahrnehmung für den Mensch. So wie das Gewebe des Menschen nur als ein geschlossener Zellverband physiologisch wirken kann, erscheint die Wahrnehmung selbst auch nur als ein geschlossenes Erleben.[173]
2. Das organische Gewebe ist für den Osteopathen sowohl der materielle Schlüssel als auch das semiotische Medium, um das Pharmakon der „Lebensflüssigkeiten" und der „Lebenskräfte" im Leib zu transportieren und so regulativ im Organismus tätig zu werden.

---

171 Mit *leibgebundener historischer Dimension* wird nur andeutungsweise erwähnt, dass der Osteopath die im Gewebe manifestierte „Geschichte" des Patienten in seinen Händen hält, die er im Phänomenerleben erfahren kann. Das Phänomenerleben selbst birgt damit eine Tiefendimension, die qualitativ erfahrbar ist – sich aber nicht jedem Osteopathen gleichermaßen erschließt.

172 Ich gehe auf die historischen Dimensionen hier nicht gesondert ein. Es sei hingewiesen, dass viele Beispiele Erlebnisse in der Reflexion der Interviews der Experten beispielhaft für die Wahrnehmungserlebnisse geäußert wurden. Ich hatte in 2003 zu einer vergleichbaren Frage eine osteopathische Interventionsstudie durchgeführt, in der dieser Frage deduktiv nachgegangen wurde. Schwerla, F., Kaiser, A., Gietz, R., Kastner, R., (2013)

173 „Entgegen der oft geäußerten Behauptung stellen wir zugleich fest, dass es unmöglich ist, eine Wahrnehmung zu zerlegen (dècomposer), aus ihr eine Anordnung von Teilen oder Empfindungen zu machen, da in ihr das Ganze den Teilen vorausgeht und weil dieses Ganze kein ideales Ganzes ist." (Merleau-Ponty 2003a, S. 32)

3. Das organische Gewebe ermöglicht den resonanzbildenden Dialog *im* Selbst und *im* Anderen hin zu einer zwischenleiblich wahrnehmbaren Welt, die in der stofflichen Verwobenheit von vorpropositional bzw. propositional dargestelltem Erleben des Osteopath abgerufen werden kann.
4. Bearbeitete Materie-Mensch=Chiasmus: Die Eigen- die Fremdleiblichkeit als ein erlebbares Zwischen von intersubjektiver Wirklichkeit kann durch die leibgebundene Wahrnehmung erklärt werden. Dann, wenn dem Chiasmus Gedanken Merleau-Pontys eine gewebliche Dimension an Verflechtung zugrunde liegt.

Die Punkte 1–4 zusammen ergeben den philosophischen Anfangspunkt einer guten klinischen Praxis, der für zukünftige Osteopathen ein besser überprüfbares Feld ihrer therapeutischen Arbeit und ihrer klinischen Forschung eröffnet.

7 Fazit

7.1 Zwei Empfehlungen für die osteopathische Profession

In diesem Abschnitt möchte ich ein Fazit ziehen: Welche Empfehlungen können auf der Basis der vorliegenden Arbeit für den beruflichen Weltbezug der Osteopathen begründet werden?

Die Osteopathie kann es sich nicht länger leisten, ihre Wurzeln zu ignorieren. Im Gegenteil: Osteopathen auf der Höhe der Zeit sollten sich selbstkritisch, systematisch und kontinuierlich mit unabweisbaren philosophischen Fragen, welche die Osteopathie aufwirft, auseinandersetzen. Diese Arbeit kann eine Grundlage dafür bilden. Sie ist ein Angebot an den kunstvoll reflektiert-therapeutisch Handelnden.

Der Anspruch dieser Arbeit geht drüber hinaus. Mit ihr sollte nicht nur ein Angebot zur tätigen Auseinandersetzung über die Herkunft und Philosophie der Osteopathie erarbeitet werden. Mir geht es um deutlich mehr, als die Osteopathie nur für die medizinische Diskussion anschlussfähig zu machen. Wichtig ist es mir, der Gemeinschaft der Osteopathen in einem ersten Schritt eine gemeinsame Sprache zu geben, die es ihr ermöglichen soll mittel-, aber vor allem langfristig einen gemeinsamen Anspruch zu entwickeln und zu erfüllen.

Die Faszination der Osteopathie besteht auch und gerade darin, das ersehnte (und dringend notwendige) *missing link* zwischen immer durchschaubareren natürlichen Körper-Prozessen einerseits und einer immer perfekteren, immer schnelleren medizinischen Diagnostik und Therapie andererseits sein zu können.

Die vorliegende Arbeit ist demzufolge ein Angebot, das für die osteopathische ebenso, wie für die philosophische und medizinische Kommunikationsgemeinschaft anschlussfähig sein sollte. Sie bildet keinen Abschluss, sondern stellt eine Grundlage bereit, an die von interessierter Seite anzuknüpfen wünschenswert ist. Im Verlauf der Arbeit wurde gezeigt, dass die Phänomenologie auf der Linie Merleau-Pontys (Fuchs und Etzelmüller) sicher, und die Biosemiotik auf der Linie von Peirce (und Hoffmeyer) vielleicht günstige Ausgangspositionen für die fällige praxisorientierte Theorie der osteopathischen Profession bieten.

Eine zweite begründete Empfehlung ergibt sich aus dem Befund, dass auch die medizinische Forschungsentwicklung im Umfeld der Osteopathie die philosophische Reflexion der Osteopathie stützen kann. Empfehlenswert ist es folglich, zwischen der körpermedizinischen- und der osteopathischen Therapie- und

Theoriewelt eher nach Komplementaritäten, also Ergänzungsverhältnissen, Ausschau zu halten, als von zwei getrennten oder sogar feindlichen Welten auszugehen, auch wenn solche Abgrenzungsmanöver bequem sind und eine scheinbare Sicherheit für jede Seite gewährleisten. Dass die Osteopathie gegenüber der sich naturwissenschaftlich auslegenden Schulmedizin an Profil gewinnt, wenn sie über ihre in der *actio palpationis* fundierte Erlebniswelt, ihre Konzeptionen von Krankheit und Gesundheit und ihr Heilhandeln philosophisch durchdacht Auskunft geben kann, versteht sich von selbst. Fachhochschul- und anderen Einrichtungen, die osteopathische Ausbildung durchführen, sollten ihre Curricula entsprechend erweitern.

7.2 Der theoretische Ertrag

Im vorigen Abschnitt wurden Empfehlungen begründet. Blicken wir nun, ganz am Ende, noch einmal zurück, um den theoretischen Ertrag der vorliegenden Arbeit nach seinen Hauptpunkten zusammenzufassen.

(1) Interprofessionelle Kommunikation. Auf der akademischen Ebene einer Dissertation ist bislang noch nie zuvor versucht worden, die in der *actio palpationis* entspringenden Wahrnehmungsleistungen begrifflich zu präzisieren, um ihre aktor-relativ evident erlebten Gehalte auch intersubjektiv nachvollziehbar zur Sprache zu bringen. Dabei erwies sich der geöffnete Leib als die vermittelnde Erfahrungsfigur für die Osteopathie. Den Nachweis der Möglichkeit einer weitgehenden Versprachlichung der hochsubjektiven Erlebnisse-im-Tasthandeln habe ich mit denjenigen Mitteln geführt, die sich in meiner eigenen professionellen Erfahrung als besonders hilfreich erwiesen haben: sprachlich-begriffliche Mittel der französischen Phänomenologie, die sich für mich während und nach den Behandlungen in der Summe mit meinen Patienten als angemessen, als phänomenal gesättigt, als stimmig herausstellten und die ich in der Vorbereitungsphase der vorliegenden Arbeit über eine lange Zeit protokollierte.

Die erste These der vorliegenden Arbeit, die erhärtet werden konnte, ist also die These, dass die vermeintlich inkommunikablen, weil hochsubjektiven Erlebnisse-im-Tasthandeln, gar nicht inkommunikabel sind.

(2) Interorganismische Kommunikation. Stärker als die Kommunizierbarkeitsthese ist eine zweite These, die in der vorliegenden Arbeit zumindest als eine plausible, für weitere Forschung lohnende Hypothese begründet werden konnte. Sie besagt, dass die Erlebnisse-im-Tasthandeln sich in verschiedenen

Zeichenarten verkörpern, die von und in verschiedenen Organen wahrgenommen werden können.

(3) Medizinhistorische Rekonstruktion. Ein medizingeschichtlicher Ertrag der vorliegenden Arbeit ist der Nachweis (siehe Teil II), dass der pragmatistisch-philosophische Ansatz genuin mit der Osteopathie eines ihrer Gründerväter, nämlich A. T. Stills, verwoben ist. Die Verwandtschaft ist eine innere, nicht lediglich eine historische Gleichzeitigkeit. Mit Littlejohn sehen wir konkret (siehe Teil III, 4.4), dass er mit seiner *Psychophysiologie* einen entscheidenden Beitrag zum Wirklichkeitsverständnis der Osteopathie liefert. Diese verleiht der *actio palpationis* einen Sinn, der die mechanistische Handlung in eine mentale Ebene überführt.

(4) Zukunft der Profession. Der Osteopath, im 21. Jahrhundert angekommen, ist im Anschluss an Still aufgerufen, dasjenige zu verkörpern, was Still bereits im 19. Jahrhundert für die Osteopathen-Profession als hochgemute Losung ausgab:

„Mein Ziel ist es, den Osteopathen zum Philosophen zu machen und ihn auf den Felsen des vernünftigen Schließens zu stellen."

Ich habe in der vorliegenden Arbeit den Geist von Stills Losung in den Anspruch übersetzt, dem Osteopathen ein erlebbares *Selbst* zu verleihen, das dem *osteopathischen Bewusstsein* in seinem Wirklichkeitserleben gerecht wird.

Wie in der vorliegenden Arbeit gezeigt, ist Stills Losung heute erfüllbarer, als sie es zu Stills und Littlejohns Zeiten war. Sie verlangt, mittels der *actio palpationis* einen einzuübenden sprachlich-begrifflichen Neuzugang in eine eigensinnige, qualitative, klinische Wirklichkeit, die sich dem geübten Osteopathen schon immer erschlossen hat. Es kommt alles darauf an, Übergänge von dieser Wirklichkeit, die zunächst an die Erlebnisperspektive der ersten Person Singular gebunden ist, in die Erlebnisperspektiven der zweiten Person und dann in die der ersten Person Plural zu schaffen. Mehr als je zuvor braucht die Profession der Osteopathen die Kommunikationsgemeinschaft.

Für diese Kommunikationsgemeinschaft habe ich mich mit meinem Thema auf die Suche gemacht, um das osteopathische Therapieerlebnis aus seiner Sprachlosigkeit zu befreien. Wenn das Wahrnehmen und Denken klar ist, das meinem Handeln zugrunde liegt, dann ist es auch möglich, Begriffe für eine gemeinsame Sprache zu liefern. Die gemeinsame Sprache ist unverzichtbare Voraussetzung für eine osteopathische Welt, die alle Gaben von gemeinsamem Denken, Wissen und Handeln zu einer Auffassung von Mensch, Kultur und Natur zu verknüpfen weiß.

Ich suche mit dieser Arbeit für die Osteopathie des 21. Jahrhunderts nach dieser Welt.

8 Literaturverzeichnis

Alloa et. al. 2012: Emmanuel Alloa, *Leiblichkeit. Geschichte und Aktualität eines Konzepts*, Tübingen

Aristoteles 2017: Aristoteles, *Über die Seele. De anima*, Hamburg

Antonovsky 1997: Aaron Antonovsky, *Salutogenese. Zur Entmystifizierung der Gesundheit*, Tübingen

BAO 2012: *Berufsbild Osteopath*, BAO – Bundesarbeitsgemeinschaft Osteopathie e. V. in der Fassung vom 07.05.2012, Wiesbaden

Bauer 2008: Joachim Bauer, *Das kooperative Gen*, Hamburg

Bauer/Huber/Kaiser, et al., Susanne Bauer, Lara Huber, Marie I. Kaiser, *Philosophie der Lebenswissenschaften. Entwicklungen und Tendenzen.* in: Information Philosophie, 2013; 4: S. 14–27

Bergson 2013: Henri Bergson, *Schöpferische Evolution*, Hamburg

Bermes 2004: Christian Bermes, *Maurice Merleau-Ponty zur Einführung*, Hamburg

Bertalanffy 1973: Ludwig von Bertalanffy, *General system theory: foundations, development, applications*, New York

Birkenholz/Meurer 2016: Magdalena Birkenholz, Katharina Meurer, *Osteopathische Prinzipien und ihre gegenwärtige Bedeutung für die Osteopathie. Erörterung und Gegenüberstellung der Positionierung zweier zeitgenössiger Autoren*, Bachelor Arbeit zur Erlangung des Akademischen Grades "Bachelor of Science", (unveröffentlicht), Idstein

Böhme 2003: Gernot Böhme, *Leibsein als Aufgabe*, Zug/Schweiz

Böhme 2012: Gernot Böhme, *Leibphilosophie*, in: Information Philosophie 40. Jahrgang, Heft 3–4/2012, Lörrach

Bonnemann 2016: Jens Bonnemann, *Das leibliche Widerfahrnis der Wahrnehmung. Eine Phänomenologie des Leib-Welt-Verhältnisses*, Münster

Borck 2016: Cornelius Borck, *Medizinphilosophie zur Einführung*, Hamburg

Burger 2008: Walter Burger, *Wozu braucht man in der Medizin Philosophie. Die Bedeutung der Neuen Phänomenologie von Hermann Schmitz für die Medizin*, in: *Neue Phänomenologie zwischen Theorie und Praxis*, München

Cèsar 2009: Maurice Cèsar, *Osteopathisches Handeln*, München

De Jesus Esteves 2011: Jorge Eduardo de Jesus Esteves, *Diagnostic Palpation in Osteopathic Medicine. A Putative Neurocognitive Model of Expertise*, Oxford

Degenhardt 2014: Brain F. Degenhardt, *Assessing Palpation Thresholds of Osteopathic Medical Students Using Static Models of the Lumbar Spine*, JAOA June 2014, Vol. 114, 460–469

Descartes 1955: René Descartes, *Die Prinzipien der Philosophie*, Hamburg (PhB 38)

Detel 2007: Wolfgang Detel, *Grundkurs Philosophie. Band 2 Metaphysik und Naturphilosophie*, Stuttgart

Deutsches Ärzteblatt, (13. 11 2009) *Wissenschaftliche Bewertung osteopathischer Verfahren*, hier: IV. 1 *Beurteilung der osteopathischen Philosophie*, 106 Heft 46, A2325 – A2343

Dewey 1908: Larry A. Hickman/Thomas M. Alexander (Hrsg.), *The Essential Dewey* (Vol. I), *Pragmatism, Education, Democracy*, Bloomington/Indianapolis 1998, 124–133.

Dewey 2008: John Dewey, *Logik. Die Theorie der Forschung*, Frankfurt a. M.

Eco 1987a: Umberto Eco, *Lector in fabula. Die Mitarbeit der Interpretation in erzählenden Texten*. München

Eco 1987b: *Semiotik. Entwurf einer Theorie der Zeichen*. München

Emerson 1900: Ralph Waldo Emerson, *Representative Men*, Chicago

Emerson 1990: Ralph Waldo Emerson, *Die Natur*, In: *Die Natur. Ausgewählte Essays*, hg. v. M. Pütz, Stuttgart, 83–142.

Etzelmüller/Fuchs/Tewes (Hrsg.) 2017: Gregor Etzelmüller, Thomas Fuchs, Christian Tewes, *Verkörperung – eine neue interdisziplinäre Anthropologie*, Berlin

Evans/Lawlor (eds.) 2000: Evans, F., Lawlor L., *Chiasms: Merleau-Ponty's Notion of Flesh*, Suny Series in Contemporary Continental Philosophy, New York

Fiedler 2009: Irene Christiane Fiedler, *Empathie als Teil des Wahrnehmungsprozesses in der Osteopathie*. Teil II, Master Arbeit zur Erlangung des Akademischen Grades "Master of Science", Vienna

Flick 2005: Uwe Flick, *Qualitative Sozialforschung – Eine Einführung*, Reinbek bei Hamburg

Flick 2006: Uwe Flick, *Qualitative Sozialforschung. Eine Einführung*, 4. Aufl., Reinbek bei Hamburg

Flynn 2011: Bernard Flynn "Maurice Merleau-Ponty", *The Stanford Encyclopedia of Philosophy* (Fall 2011 Edition), Edward N. Zalta (ed.)

Fuchs 2013: Thomas Fuchs, *Das Gehirn ein Beziehungsorgan. Eine phänomenologisches-ökologische Konzeption*, Stuttgart

Fuchs 2015: Thomas Fuchs, *Die Gegenwärtige Bedeutung der Phänomenologie*, in: Information Philosophie, 2015; 3, S. 8–19

Fuller 2012: David B. Fuller, *Osteopathy and Swedenborg. The Influence of Emanuel Swedenborg on the Genesis of Osteopathy, specifically on Andrew Taylor Still and William Garner Sutherland*, Bryn Athyn, Pennsylvania

Fuller 2013: David B. Fuller, *Osteopathie und Swedenborg. Swedenborgs Einfluss auf die Entstehung der Osteopathie, im Besonderen auf A. T. Still und W. G. Sutherland*, Pähl

Fryer 2013: Gary Fryer, *Osteopathic Prinicples, Special Issue*. Ed. Fryer, G., IJOM (Vol. 16/Issue 1), March 2013.

Gevitz 2004: Norman Gewitz, *The DOs. Osteopathic Medicine in America*, Baltimore

Gevitz 2006: Norman Gewitz, *Center or Periphery? The Future of Osteopathic Principles and Practices*. J Am Osteopath Assoc, March 2006 vol. 106 no. 3:121–129

Gevitz 2014: Norman Gewitz, *A Degree of Difference: The Origins of Osteopathy and First Use of the „DO" Designation*. J Am Osteopath Assoc, Jan;114:30–40

Giuliani 2000: Regula Giuliani, *Merleau-Ponty und die Kulturwissenschaften*, München

Goldstein 2014: Kurt Goldstein, *Der Aufbau des Organismus*, Paderborn

Good 1998: Paul Good, *Maurice Merleau-Ponty. Eine Einführung*, Düsseldorf, Bonn

Günzel 2007: Stephan Günzel, *Maurice Merleau-Ponty. Werk und Wirkung. Eine Einführung*, Wien

Hampe 2007: Michael Hampe, *Eine kleine Geschichte des Naturgesetzbegriffs*, Frankfurt a. M.

Hampe 2014: Michael Hampe, *Die Lehren der Philosophie*, Frankfurt a. M.

Hansak 2008: Silvia Hansak, *The hand of the osteopaths. Thinking fingers, their special training*, Master Arbeit zur Erlangung des Akademischen Grades "Master of Science", (unveröffentlicht), Vienna

Hartmann 2013: Christian Hartmann, Vorwort des Herausgebers. In: Fuller 2013, S. i–vii

Hartmann 2016a: Christian Hartmann, *Erinnerungen an Andrew Taylor Still*, Pähl

Hartmann 2016b: Christian Hartmann, *Gedanken zu A. T. Stills Philosophie der Osteopathie*, Pähl

Heidegger 2006: Martin Heidegger, *Sein und Zeit*, Tübingen

Heusser 2011: Peter Heusser, *Anthroposophische Medizin und Wissenschaft*, Stuttgart

Hoffmeyer 2003: Jesper Hoffmeyer, *Molekularbiologie und Genetik in semiotischer Sicht*, in Uexküll 2003, S. 97 ff., München, Jena

Hoffmeyer 2008a: Jesper Hoffmeyer, *Biosemiotics. The signs of life and the life of signs*, Kopenhagen

Horn 1997: Friedemann Horn, *Schelling and Swedenborg. Mysticism and German Idealism*, West Chester, Pennsylvania

Hucklenbroich 2013a: Peter Hucklenbroich, *Die wissenschaftstheoretische Grundstruktur der medizinischen Krankheitslehre*, in: Ders./Buyx 2013c, S. 13 ff.

Hucklenbroich 2013b: *Der Funktionsbegriff in Medizin und Biologie – Übereinstimmungen und Unterschiede*, in: Ders./Buyx 2013c, S. 181 ff.

Husserl 1940: Edmund Husserl, *Grundlegende Untersuchung zum phänomenalen Ursprung der Räumlichkeit der Natur*, Cambridge, Mass

Husserl 1976: Edmund Husserl, *Cartesianische Mediationen*, Den Haag

Jakobson 1992: Jakobson, Roman/Holenstein, Elmar (Hrsg.): *Semiotik. Ausgewählte Texte 1919–1982*, Frankfurt am Main

James 1902: William James, *The Varieties of Religious Experience*, reprinted 1985, New York

Joas 2011: Hans Joas, *Die Sakralität der Person*, Suhrkamp Berlin

Kaiser 2010: Albrecht K. Kaiser, *Development of a study protocol on the osteopathic treatment of late whiplash syndrom*, A. T. Still University, Kirksville Mo

Kaiser 2008: Friederike Kaiser, *Modern Reception of A. T. Still's TRIUNE MAN in Germany*, Master Arbeit zur Erlangung des Akademischen Grades Master of Science, (veröffentlicht), Vienna

Kant 1975a: Immanuel Kant, Werkausgabe, Darmstadt

Kant 1975b: Immanuel Kant, *Träume eines Geistersehers*, in: Kant 1975a, Bd. 2, S. 911 ff.

Kant 1975c: Immanuel Kant, Aus Sömmering, *Das Organ der Seele*. In Kant 1975a, Bd. 9, S. 255 ff.

Kapust 1999: Anja Kapust, *Berührung ohne Berührung: Ethik und Ontologie bei Merleau-Ponty und Levinas*, München

Katz 1925: David Katz, *Der Aufbau der Tastwelt*, Leipzig

Kettner 2008: Matthias Kettner, *Kulturreflexion und die Grammatik kultureller Konflikte*, Vortrag XXI. Deutscher Kongress für Philosophie, Essen.

Jacobs, Kettner 2015: Kerrin A. Jacobs, Matthias Kettner. *Zur Theorie „sozialer Pathologien" bei Freud, Fromm, Habermas und Honneth*. in: Interdisziplinäres Jahrbuch für Psychoanalyse und Ästhetik, Bd. 4

Lachner-Schleich 2011: Karin Lachner-Schleich, *Palpation und Osteopathie-ein psychophysikalischer Hintergrund*, Master Arbeit zur Erlangung des Akademischen Grades "Master of Science", (veröffentlicht), Wien

Lever 2013: Robert Lever, *At the Still Point of the Turning World. The Art and Philosophy of Osteopathy*, Pencaitland, UK

Lewis 2012: John Lewis, *A. T. Still. From the dry bone to the living man*, Norfolk, UK

Lewis 2013: John Lewis, *Die zeitlosen Lehren von Andrew Taylor Still*, Deutsche Zeitschrift für Osteopathie 2013:4, S. 23–26

Liebsch 1992: Burkhard Liebsch, *Spuren einer anderen Natur: Piaget, Merleau-Ponty und die ontogenetischen Prozesse*, München.

Liem/Sommerfeld/Wührl 2008: Thorsten Liem, Peter Sommerfeld, Peter Wührl, *Theorien osteopathischen Denkens und Handelns*, Stuttgart

Littlejohn 2009a: John Martin Littlejohn, *Das große Littlejohn-Kompendium*, Pähl

Littlejohn 2009b: John Martin Littlejohn, *Psychophysiologie*, Pähl

Littlejohn 2011: John Martin Littlejohn, *Osteopathische Diagnostik und Therapie*, Pähl

Luther 1520: Martin Luther, *Von der Freiheit eines Christenmenschen*, Wittenberg

Marzano 2013: Michela Marzano, *Philosophie des Körpers*, München

Matthiessen 2013: Peter F. Matthiessen. *Die Medizin und die Frage nach dem Menschen*. in Heuser P., Weinzirl (Hrgb.) *Medizin und die Frage nach dem Menschen*, Würzburg

Maturana/Varela 1980: Humberto R. Maturana, Francisco J. Varela, *Autopoiesis and cognition: The realization of the living*, Boston

Mayer 2013: Johannes Mayer, *Standortbestimmung der osteopathischen Medizin/Osteopathie in Europa und weltweit*. Mauelle Medizin 2013.51:297–301

Mayring, 1995: P. Mayring, *Psychologie*, in Flick, U., Kardoff, E. v., Keupp, H., Rosenstiel, L. v. & Wolff, S. (Hrsg.). *Handbuch Qualitative Sozialforschung*, München

McConnell 1915: Carl P. McConnell, *The Teachings of Dr. Still*, Third Paper, JAAO August 1915, 641–651

McGovern 2003: James J. u. Rene McGovern, *Dein innerer Heiler!*, Pähl

McGovern 2006: Rene und James McGovern, *Altern und Osteopathie: Die Rolle von Beweisen*, DO Deutsche Zeitschrift für Osteopathie 2/2006

McKone 2001: Walter L. McKone, *Osteopathic Medicine. Philosophy, Principles und Practice*, Oxford

Mechthild von Magdeburg 1869: *[Ein vliessende lieht miner gotheit] Offenbarungen der Schwester Mechthild von Magdeburg oder Das fließende Licht der Gottheit. Aus der einzigen Handschrift des Stiftes Einsiedeln. Unveränd. reprografischer Nachdruck der Ausgabe Regensburg 1869*, Darmstadt 1989

Menand 2002: Louis Menand, *The Metaphysical Club. A Story of Ideas in America*, New York

Merleau-Ponty 1946: Maurice Merleau-Ponty, *Das Primat der Wahrnehmung und seine philosophischen Konsequenzen*, in: *Merleau-Ponty 2003*, Frankfurt a. M.

Merleau-Ponty 1966: Maurice Merleau-Ponty, *Phänomenologie der Wahrnehmung*, Berlin

Merleau-Ponty 1973: Maurice Merleau-Ponty, *Vorlesungen I*, Berlin

Merleau-Ponty 1976: Maurice Merleau-Ponty, *Die Struktur des Verhaltens*, Berlin

Merleau-Ponty 1986: Maurice Merleau-Ponty, *Das Sichtbare und das Unsichtbare*, München

Merleau-Ponty 2000: Maurice Merleau-Ponty, *Die Natur*, München

Merleau-Ponty 2003a: Maurice Merleau-Ponty, *Das Primat der Wahrnehmung*, Frankfurt a. M.

Merleau-Ponty 2003b: Maurice Merleau-Ponty, *Das Auge und der Geist*, Hamburg

Métraux/Waldenfels 1986: Alexandre Métraux, Bernhard Waldenfels, *Leibhaftige Vernunft. Spuren von Merleau-Pontys Denken*, München

Nöth 2000: Winfried Nöth, Handbuch der Semiotik, 2. Aufl. Stuttgart/Weimar

Novy 2008: Regina Novy, *Therapist-Patient-Relationship in Osteopathy*, Master Arbeit zur Erlangung des Akademischen Grades "Master of Science", (unveröffentlicht), Vienna

Pape 1983: Helmut Pape, Einleitung, in: *Charles S. Peirce, Phänomenen und Logik der Zeichen*, Frankfurt a. M.

Pape 1989: Helmut Pape, *Erfahrung und Wirklichkeit als Zeichenprozess*, Frankfurt a. Main

Pape 2002: Helmut Pape, *Der dramatische Reichtum der konkreten Welt*, Weilerswist

Peirce 1878: Charles S. Peirce, *How to make our ideas clear*, in: *Peirce 1992*, 124–141

Peirce 1983: Charles S. Peirce, *Phänomenen und Logik der Zeichen*, Frankfurt a. M.

Peirce 1986: Charles S. Peirce, *Semiotische Schriften I*, hrg. und übers. von Helmut Pape, Frankfurt a. M.

Peirce 1991: Charles S. Peirce, *Naturordnung und Zeichenprozess*, Frankfurt a. M.

Peirce 1991b: Charles S. Peirce, *Vorlesungen über Pragmatismus*, Hamburg

Peirce 1993: Charles S. Peirce, *Semiotische Schriften III*, Frankfurt a. M.

Peirce 1995: Charles S. Peirce, *Religionsphilosophische Schriften*, Hamburg

Pöttner 2005: Martin Pöttner, Einleitung des Übersetzers. In: *Das Große Still-Kompendium*, Pähl

Pöttner 2009: Martin Pöttner, Einleitung des Übersetzers. In: *Das Große Littlejohn-Kompendium*, Pähl

Pöttner 2010: Martin Pöttner, *alltag und philosophie*, Homepage

Psutka 2006: Paul Psutka, *A Qualitative Study to Define Osteopathic Palpation and a Proposal for a New Perceptual Pathway*, Toronto

Reynolds 2016: Jack Reynolds Maurice Merleau-Ponty (1908—1961). Internet Encyclopedia of Philosophy.

Resch 2009: Karl Ludwig Resch, *Gutachten zur Fragestellung „Osteopathie und Evidenz"* in: *Wissenschaftliche Bewertung osteopathischer Verfahren"*. Deutsches Ärzteblatt 106, Heft 46, A2325 – A2343

Rinofner-Kreidl 2003: Sonja Rinofner-Kreidl, *Mediane Phänomenologie. Studien zur Idee der Subjektivität zwischen Naturalität und Kulturalität*, Würzburg

Sartre 1962: Jean-Paul Sartre, *Freundschaft und Ereignis*, Frankfurt a. M.

Schleiermacher 1799: Friedrich Schleiermacher, *Über die Religion*, Nachdruck Berlin/New York

Schleiermacher 1830: Friedrich Schleiermacher, *Kurze Darstellung des theologischen Studiums*, Berlin

Schleip 2012: Robert Schleip et. al., *What is Facia? A review of different nomenclatures*, in: Journal of Bodywork & Movement Therapies 16, S. 496–502

Schleip 2014: Robert Schleip, *Lehrbuch Faszien. Grundlagen, Forschung, Behandlung*, Stuttgart

Schlieker 2016: Charlotte Schlieker, *Interpretation der "Triune" nach A. T. Still, mit Blick auf das himmliche und irdische Leben*. Bachelor-Arbeit zur Erlangung des Akademischen Grades "Bachelor of Science". (unveröffentlicht), Idstein

Schröder 2014: Peter Schröder, *Normative und methodische Grundzüge einer prinzipienorientierten Public-Health-Ethik in Theorie und Praxis*, Frankfurt

Schwerla, F., Kaiser, A. K., Gietz, R., Kastner, R., (2013) *Osteopathic treatment of patients with long-term sequelae of whiplash injury: effect on neck disability and quality of life*. J Altern Complement Med, 2013 Jun,19(6): S. 543–9

Sommerfeld 2008: Peter Sommerfeld, in: Liem/Sommerfeld/Wührl 2008: Thorsten Liem, Peter Sommerfeld, Peter Wührl, *Theorien osteopathischen Denkens und Handelns*, Stuttgart

Sorrel 2010: Margaret Sorrel, *Charlotte Weaver: Pioneer in Cranial Osteopathy*, Indianapolis

Sorrel 2017: Margaret Sorrel, *Charlotte Weaver: Pionierin der kranialen Osteopathie*, Wiesbaden

Spencer 2007: Herbert Spencer, *Die ersten Prinzipien der Philosophie*, Pähl

Stark 2004: Jane Stark, *Stills Faszienkonzepte*, Pähl

Still 2005: Andrew Tailor Still, *Das große Still-Kompendium*, Pähl

Straus 1936: Erwin Straus: *Vom Sinn der Sinne*, Heidelberg

Sutherland 1939: William Garner Sutherland, *The Cranial Bowl*. Reprinted. Mankato, Minnesota: Free Press Company. 1994

Swedenborg 1843: Emanuel Swedenborg, *The Animal Kingdom: Considered Anatomically, Physically and Philosophically*. Vol. 1. Trans. J. J. G. Wilkinson. 1843. Reprint. London: Walton and Mitchell, 1960.

Swedenborg 1844: Emanuel Swedenborg, *The Animal Kingdom: Considered Anatomically, Physically and Philosophically*. Vol. 2. Trans. J. J. G. Wilkinson. 1844. Reprint. London: Walton and Mitchell, 1960.

Swedenborg 1984b: Emanuel Swedenborg, *The Universal Human and Soul-Body Interaction*. Ed. and trans. George F. Dole, New York

Swedenborg 1994a: Emanuel Swedenborg, *The Brain: Considered Anatomically, Physiologically, and Philosophically*. Vol. 1. Trans. R. L. Tafel. 1882. Reprint. New York, NY: Gryphon Editions, 1994.

Swedenborg 1994b: Emanuel Swedenborg, *The Brain: Considered Anatomically, Physiologically, and Philosophically*. Vol. 2. Trans. R. L. Tafel. 1887. Reprint. New York, NY: Gryphon Editions, 1994.

Swedenborg 1995: Emanuel Swedenborg, *Conjugal Love: Delights of Wisdom relating to Married Love, followed by Pleasures of Insanity relating to Licentious Love*. Trans. N. Bruce Rogers. Bryn Athyn, PA: General Church of the New Jerusalem

Swedenborg 2013: Emanuel Swedenborg, *Über Tremulation*, Pähl

Thompson 2007: Evan Thompson, *Mind in Life: Biology, Phenomenology, and the Sciences of Mind*. Cambridge: Harvard University Press

Thon 2011: Nils Thon, *Umstände und Inhalte der Osteopathieausbildung an der American School of Osteopathy von 1892–1900*, Bachelor Arbeit zur Erlangung des Akademischen Grades "Bachelor of Science", (unveröffentlicht), Hamburg

Toombs 1993: Kay S. Toombs, *The Meaning of Illness. A Phenomenological Account of the Different Perspectives of Physician and Patient*, Dordrecht/Boston/London. Zitiert In: Sakakibara T., *Die Intentionalität der Pflegebehandlung*.

Internationale Tagung des Husserl-Archivs Köln in Zusammenarbeit mit der DGPF 27. September 2013, Universität zu Köln

Trowbridge 2006: Carol Trowbridge, *Andrew Taylor Still (1828–1917)*, Pähl

Trowbridge 2013: A. T. Still und die Wissenschaft, in: DO, Deutsche Zeitschrift für Osteopathie (4) 2013, S. 10 f.

Tyreman 2013: Stephen Tyreman, Re-evaluating 'osteopathic principles', in: International Journal of Osteopathic Medicine (2013) 16, S. 38–45

Uexküll von J., 1928: Jakob von Uexküll, *Theoretischen Biologie* (1973), Frankfurt a. M.

Uexküll von J., 1936: Jakob von Uexküll, *Nie geschaute Welten. Die Umwelten meiner Freunde*, Berlin

Uexküll von J., 1956: Jakob von Uexküll, *Streifzüge durch die Umwelten von Tieren und Menschen*, Hamburg

Uexküll von Th., 1980: Thure von Uexküll (Hrsg.), *Jakob von Uexküll. Kompositionslehre der Natur. Biologie als undogmatische Naturwissenschaft*, Frankfurt-Berlin-Wien.

Uexküll von Th., 2003: Thure von Uexküll, *Psychosomatische Medizin, Modelle ärztlichen Denkens und Handelns*, Adler R. H., Herrmann J. M., Köhle K., Langewitz W., Schonecke O. W., von Uexküll, Wesiack W. München, Jena

Vogd: 2014: Werner Vogd, *Götter in Grau*, in: Nicht Wissen, Kursbuch 180, Hamburg

Wagner-Burkard 2015: Silke Wagner-Burkard, *Der sektorale Heilpraktiker Physiotherapie und die osteopathische Tätigkeit*. VOD Nachrichten vom 07.09.2015

Waldenfels 1983: Bernhard Waldenfels, *Phänomenologie in Frankreich*, Frankfurt a. M.

Waldenfels 1992: Bernhard Waldenfels, *Einführung in die Phänomenologie*, München

Waldenfels 1994: Bernhard Waldenfels, *Antwortenregister,* Frankfurt a. M.

Waldenfels 1999: Bernhard Waldenfels, *Sinnesschwellen*, Frankfurt a. M.

Waldenfels 2000: Bernhard Waldenfels, *Das leibliche Selbst. Vorlesungen zur Phänomenologie des Leibes*, Frankfurt a. M.

Waldenfels 2002: Bernhard Waldenfels, *Bruchlinien der Erfahrung. Phänomenologie – Psychoanalyse – Phänomenotechnik,* Frankfurt a. M.

Wallach 2011: Harald Wallach, *Spiritualität – Warum wir die Aufklärung weiterführen müssen*, Klein Jasedow

Ward 2003: Robert C. Ward (Hrsg.), *Foundations for Osteopathic Medicine*, Philadelphia 2003

Wernham 2013: John Wernham The John Wernham College of Classic Osteopapthy

Whitehead 1903: Alfred North Whitehead, *The Logic of Relations, Logical Substitution Groups, and Cardinal Numbers*, American Journal of Mathematics, Vol. 25, No. 2 (Apr., 1903), 157–178

Zang 2010: Xiaorui Zhang, *Benchmarks for Training in Osteopathy*, World Health Organisation (WHO) 2010, Genf

8.1 Internetquellen

Bauer/Huber/Kaiser, et al., Portal für Philosophie der Lebenswissenschaft, letzter Zugriff: 09.06.2017 http://www.information-philosophie.de/?a=1&t=7281&n=2&y=4&c=109

Declaration on Independence 1776: letzter Zugriff: 20.07.2014, http://www.archives.gov/exhibits/charters/declaration_transcript.html

Flexner Report 1910: letzter Zugriff: 20.07.2016, http://archive.carnegiefoundation.org/pdfs/elibrary/Carnegie_Flexner_Report.pdf

Flynn, Bernard, "Maurice Merleau-Ponty", *The Stanford Encyclopedia of Philosophy* (Fall 2011 Edition), Edward N. Zalta (ed.), letzter Zugriff: 23.07.2016, http://plato.stanford.edu/archives/fall2011/entries/merleau-ponty/

John Wernham College of Classical Osteopathy, letzter Zugriff: 11.11.2017, http://www.johnwernhamclassicalosteopathy.com

MAXQDA Qualitative Datenanalyse Software, letzter Zugriff: 01.02.2016, http://www.maxqda.de/produkte/maxqda

Osteopathic International Alliance (OIA) 2013: Osteopathy and Osteopathic Medicine: A Global View of Practice, Patients, Education and the Contribution to Healthcare Delivery, letzter Zugriff: 11.11.2017, http://oialliance.org/resources/oia-status-report/

Pöttner, Martin Pöttner 2010, letzter Zugriff: 18.11.2016, http://alltagundphilosophie.com.www256.your-server.de/category/was-ist-philosophie/phanomen/

Resch 2009: Karl Ludwig Resch, Gutachten zur Fragestellung „*Osteopathie und Evidenz*" In: *Wissenschaftliche Bewertung osteopathischer Verfahren.* Deutsches Ärzteblatt 106, Heft 46, A2325 – A2343, letzter Zugriff: 11.11.2017, https://www.researchgate.net/profile/Karl_Resch/publication/237265598_Gutachten_zur_Fragestellung_Osteopathie_und_Evidenz/links/54171c0b0cf2f48c74a3f40a.pdf

Reynolds, Jack 2016: Maurice Merleau-Ponty (1908–1961). Internet Encyclopedia of Philosophy, letzter Zugriff: 28.07.2016, http://www.iep.utm.edu/merleau/#SH3b

Universität Witten/Herdecke, letzter Zugriff 21.05.2016, http://www.uni-wh.de/kultur/forschung-kulturreflexion/

Wagner-Burkard 2015: Silke Wagner-Burkard, *Der sektorale Heilpraktiker Physiotherapie und die osteopathische Tätigkeit*. VOD Nachrichten vom 07.09.2015 letzter Zugriff: 06.08.2016, http://www.osteopathie.de/news-vodnews----1441620840

Zhang, Xiaorui Zhang, World Health Organisation (WHO) 2010, *Benchmarks for Training in Osteopathy*, letzter Zugriff: 15.07.2016, http://www.who.int/medicines/areas/traditional/BenchmarksforTraininginOsteopathy.pdf

9 Namens- und Sachindex

A

Abduktion 100, 101, 112, 230, 234
Agens 19, 47, 111, 112
Ambiguität 144, 159, 162, 196
Amerikanischer Transzendentalismus 28, 41, 42, 43, 44, 67, 68, 87, 101, 117, 141, 147, 248
Analyse
  semiotisch 37
  Text 200
  Wahrnehmung 192
Andere
  Patienten 65
Andere, der/die 68, 122, 138, 150, 156, 163, 193, 195, 198, 199, 201, 205, 243, 253
Anderer
  Osteopath 51
Anthropologie
  philosophische 151
Aristoteles 71, 97, 118, 131, 210, 211, 212, 228

B

Bauer, J. 261
Bergson, H.
  causa finalis 50, 61, 62, 131, 210, 211, 213
Biosemiotik 43, 143, 205, 211, 218, 221, 223, 257
Böhme, G.
  Leib 144, 152, 261

C

causa
  efficiens 211
  finalis 50, 61, 62, 131, 210, 211, 213
Cézanne
  Wahrnehmung 193, 194

Chiasmus 7, 10, 12, 49, 50, 54, 60, 61, 62, 63, 64, 65, 161, 163, 166, 167, 172, 173, 176, 177, 179, 189, 193, 194, 197, 198, 199, 201, 202, 203, 243, 249, 250, 252, 253, 255

D

Darwin, C. 116
Daten 18, 52, 241
Datenanalyse
  qualitativ 106
  quantitativ 154
Deduktion 99, 101, 112, 230, 234
De Jesus Esteves, J. 154, 261
Descartes 82, 83, 84, 130, 144, 147, 171, 184, 262
Detel, D. 210

E

Eco, U.
  Semiotik 46, 196, 229, 262
Effekt 15, 19, 83
Eigenleiblichkeit 10, 48, 50, 53, 54, 55, 58, 63, 64, 252, 254
Einzelwissenschaft 44
Emerson, R. W. 44, 45, 67, 78, 82, 87, 114, 262
Erfahrung 80
Erfahrungswissenschaft 47
Erkenntniswelt 43
Etzelmüller, G. 22, 118, 215, 257
Evidence based medicine 15, 18, 30

F

Fleisch 93, 143, 162, 166, 167, 173, 174, 175, 176, 177, 178, 179, 186, 188, 189, 190, 197, 198, 200, 202
Flexner, A. 23, 34, 129, 131, 132, 133, 270

Forschung 9, 17, 18, 19, 20, 21, 28, 32, 52, 53, 79, 95, 102, 105, 109, 115, 120, 134, 136, 152, 153, 210, 238, 255, 258, 262, 267
Fremdleiblichkeit 48, 50, 53, 54, 55, 64, 159, 193, 252, 254, 255
Fuchs, T. 27, 42, 114, 234, 243, 249, 257, 262
Fuller, D. B. 29, 30, 44, 45, 67, 68, 70, 74, 76, 80, 82, 84, 85, 86, 87, 111, 127, 263

G

Gevitz, N. 22, 23, 24, 30, 34, 129, 132, 134, 263
Goldstein, K. 118, 150, 170, 171, 263
Gründerväter 17, 22, 24, 27, 29, 35, 41, 137, 191, 259

H

Hampe, M. 27, 40, 41, 103, 263
Hartmann, C. 22, 24, 30, 67, 74, 75, 79, 85, 101, 108, 191, 263
Heidegger, M. 41, 85, 145, 148, 169, 170, 263
Hoffmeyer 131
Hoffmeyer, J. 214
Husserl, E. 21, 145, 146, 148, 151, 159, 162, 168, 185, 215, 264, 269

I

Ikon 232, 233
Index 232, 233
Induktion 99, 100, 101, 112, 230, 234

J

Jakobson 264
James, W. 45, 68, 74, 102, 113, 207, 264, 265

K

Kant, I. 81, 82, 264
Kettner, M. 136, 264
Kirksville, Mo 22, 74, 78, 82, 105, 107, 108, 111, 112, 113, 128, 129, 131, 133, 135, 146, 154
klassische Osteopathie 15, 36, 126, 136, 248
Kommunikation 36, 43, 46, 53, 54, 56, 57, 59, 61, 62, 65, 86, 89, 139, 143, 146, 159, 168, 181, 185, 187, 195, 196, 199, 201, 202, 203, 204, 205, 208, 209, 213, 215, 222, 223, 236, 237, 242, 243, 249, 250, 252, 258
konstituierend 201
  Sicht 185
  System 63
  Umfeld 171
  Verfahren 155
Körper 19, 21, 33, 37, 44, 48, 58, 59, 61, 63, 69, 70, 83, 84, 85, 87, 88, 89, 90, 91, 92, 93, 95, 97, 105, 111, 112, 113, 115, 116, 118, 119, 120, 123, 125, 126, 130, 138, 139, 142, 143, 144, 147, 152, 153, 154, 155, 156, 157, 158, 162, 164, 165, 166, 167, 168, 171, 177, 179, 181, 195, 196, 202, 208, 209, 210, 212, 214, 215, 216, 217, 218, 220, 221, 237, 238, 239, 252, 253, 257
Kunstlehre 10, 15, 30, 36, 37, 79, 92, 97, 101, 102, 103, 132, 138, 139, 142, 158, 180, 190, 191, 209, 240
  Definition 97

L

Läsion 67, 92, 94, 98, 99, 120, 125, 126, 242, 245
Lebenskraft 12, 35, 45, 85, 130, 208, 209, 210, 211, 212, 213, 214, 216, 246

Lebensmechanismus 10, 77, 79, 90, 92, 216, 252
Lebenswelt 50, 52, 57, 151, 152, 153, 154, 168, 171, 174, 194, 202, 208
Legizeichen 41, 230, 232, 248, 249, 250
Leib 11, 12, 21, 26, 35, 39, 40, 41, 46, 48, 49, 60, 63, 64, 65, 89, 138, 139, 141, 142, 143, 144, 145, 149, 152, 155, 156, 158, 159, 160, 161, 162, 163, 164, 165, 166, 167, 168, 169, 170, 171, 172, 173, 174, 176, 177, 178, 179, 180, 181, 183, 184, 185, 186, 187, 188, 189, 190, 193, 194, 195, 196, 197, 198, 199, 200, 202, 203, 208, 209, 212, 213, 216, 218, 241, 242, 243, 244, 252, 254, 258, 261
Phänomenalität 161
Lewis, J. 68, 70, 75, 78, 90, 91, 96, 265
Liebsch, B. 143, 210, 218, 265
Liem, T. 30, 265, 267

M
Maturana, J. 217, 265
Mayer, J. 24, 25, 132, 133, 265
McConnell, C. P. 44, 129, 191, 265
McGovern, J. 30, 35, 69, 117, 191, 213, 265
McKone, W. L. 45, 102, 265
Mechanismus 89, 90, 91, 105, 149, 185, 214, 216
 fließend 216
 Läsion 134
 vitalisierend 214
Menand 101
Menand, L. 102, 266
Messverfahren 18, 26
Methodologie 18, 19, 30
mode of action 19, 213

N
Normalzustand 94, 98, 99, 112, 117, 120, 127, 128, 138

O
Organismus 42, 84, 103, 105, 111, 115, 136, 137, 138, 161, 170, 204, 205, 209, 210, 212, 213, 214, 215, 216, 217, 218, 219, 220, 222, 234, 237, 238, 239, 253, 254, 263
Osteopathie 10, 11, 12, 15, 17, 19, 20, 21, 22, 23, 24, 25, 26, 27, 28, 29, 30, 31, 32, 33, 34, 35, 36, 38, 40, 41, 42, 43, 44, 45, 46, 47, 49, 54, 55, 61, 62, 63, 67, 68, 71, 72, 74, 75, 76, 77, 78, 79, 80, 81, 82, 83, 92, 97, 99, 101, 102, 103, 105, 107, 108, 109, 110, 111, 112, 113, 117, 119, 120, 121, 126, 128, 129, 130, 131, 132, 133, 134, 135, 136, 137, 138, 139, 141, 144, 145, 146, 148, 149, 150, 153, 154, 158, 190, 191, 193, 194, 195, 199, 201, 202, 203, 204, 205, 206, 207, 208, 209, 210, 211, 212, 216, 221, 223, 224, 225, 226, 227, 233, 239, 240, 243, 248, 249, 251, 252, 257, 258, 259, 261, 262, 263, 265, 267, 269, 270
osteopathisch
 Bewusstsein 101
 Diskurs 15, 29, 220
 Erleben 66
 Forschung 18
 Handeln 15
 Handlungspraxis 17
 Lehre 17
 Leibmedizin 35
 Normierung 31
 Schule 20, 24, 154
 Studiengang 130
 Versprachlichung 27
 Wahrnehmumg 113

Outcome 11, 41, 106, 133, 135, 207, 250

P

Palpation 9, 21, 47, 48, 54, 55, 56, 58, 59, 60, 94, 112, 126, 153, 157, 158, 179, 204, 205, 261, 262, 265, 267
Pape, H. 41, 102, 103, 196, 211, 227, 230, 242, 266
Paradigma 118
Phaneron 226, 228, 230, 247
Phänomenologie 12, 26, 41, 42, 43, 44, 138, 144, 145, 148, 149, 150, 151, 154, 155, 159, 161, 162, 166, 167, 168, 173, 174, 176, 181, 188, 192, 195, 196, 209, 215, 224, 227, 257, 258, 261, 262, 266, 267, 269
Piaget, J. 221, 265
Pöttner, M. 41, 44, 67, 85, 96, 97, 98, 100, 101, 115, 119, 134, 139, 147, 191, 224, 230, 267, 270
pragmatische Maxime 10, 101, 136, 207
Pragmatismus 12, 26, 28, 41, 43, 44, 45, 46, 68, 101, 103, 134, 136, 141, 144, 147, 148, 180, 196, 207, 209, 223, 266
Prinzipien 261
 osteopathische 22, 24, 27, 33, 34, 136
Psychoanalyse 233, 264, 269
Psychophysiologie 10, 43, 105, 108, 112, 113, 114, 127, 128, 139, 146, 205, 209, 212, 214, 218, 259, 265

Q

qualitative Wahrnehmungen 15
Qualizeichen 231, 232, 248, 250

R

Resch, K. L. 20, 33, 267, 270
Rezeptionsgeschichte 17
Rinofner-Kreidl, S. 155, 267

S

Sartre, J.-P. 41, 147, 150, 267
Saussure, F. de 193, 229
Schelling, F. W. J. 81, 82, 147, 210, 264
Schleiermacher, F. D. E. 96, 97, 117, 147, 267
Schlussfolgerungsprozesse 41, 94, 101, 230, 234
sehen 32, 38, 46, 62, 76, 78, 88, 89, 91, 112, 121, 130, 134, 146, 149, 156, 157, 174, 179, 185, 191, 198, 214, 218, 221, 228, 259
Semiotik 12, 41, 66, 220, 223, 224, 229, 230, 248, 249, 262, 264, 266
Sinzeichen 231, 232, 248, 250
Sommerfeld, P. 30, 265, 267
Spencer, H. 96, 116, 130, 268
Stark, J. 74, 268
Status quo 17, 24, 26, 31, 43, 201
Sutherland, W. G. 22, 31, 79, 80, 84, 126, 241, 263, 268
Swedenborg 10, 45, 69, 70, 75, 80, 81, 82, 83, 84, 85, 86, 87, 101, 111, 118, 127, 139, 191, 216, 263, 264, 268
Symbol 232, 233

T

Tastsinn 11, 94, 101, 112, 117, 145, 153, 157
Tastwelt 9, 11, 27, 28, 31, 34, 35, 36, 38, 42, 45, 47, 48, 49, 50, 52, 53, 54, 56, 58, 60, 62, 63, 64, 139, 141, 142, 143, 145, 150, 153, 155, 157, 158, 159, 160, 162, 173, 178, 180,

181, 192, 195, 196, 198, 199, 201, 202, 203, 205, 208, 213, 218, 223, 240, 241, 242, 243, 244, 247, 249, 250, 254, 264
Thompson, E. 215, 268
Tradition 17, 18, 31, 69, 78, 86, 97, 110, 118, 138, 172

U
Uexküll, J. J. v. 234, 269
Uexküll, Th. v. 12, 220, 222, 234, 269
Umwelt 12, 27, 35, 42, 116, 139, 144, 170, 185, 187, 214, 215, 216, 217, 218, 219, 220, 221, 222, 236, 238, 239

V
Varela, F. J. 217, 265
visuelle Darstellung 250
Vitalismus 149
Vogd, W. 18, 269

W
Waldenfels, B. 20, 142, 149, 150, 151, 152, 153, 154, 159, 166, 168, 170, 176, 197, 199, 266, 269
Weaver, C. 79, 126, 268
Welt
  Beruf 154
  Erfahrung 161
  Wahrnehmung 152, 170
  Wissenschaft 152

Wernham, J.
  Littlejohn 109, 270
Wissenschaft 10, 11, 43, 44, 76, 83, 88, 102, 105, 107, 108, 109, 110, 112, 113, 121, 130, 131, 134, 144, 149, 150, 151, 169, 172, 183, 196, 210, 211, 263, 269
Wissenschaftskonstituierend
  Überprüfbarkeit 36
Wittgenstein, L. 86

Z
Zeichen 196, 205, 213, 219, 221, 223, 224, 225, 226, 228, 229, 230, 231, 232, 233, 235, 238, 240, 252, 262, 266
Zeichenklassen 12, 196, 206, 226, 228, 229, 231
Zugang
  qualitativ 158
  quantitativ 201
Zwischen
  relational 60
  Systemen 65
Zwischenleiblichkeit 10, 11, 28, 53, 54, 60, 61, 62, 63, 64, 140, 145, 148, 153, 156, 158, 172, 178, 187, 193, 194, 197, 199, 201, 202, 203, 205, 242, 252
Zwischenwelt 63, 195

Ingram Content Group UK Ltd.
Milton Keynes UK
UKHW011324310523
422643UK00004B/78

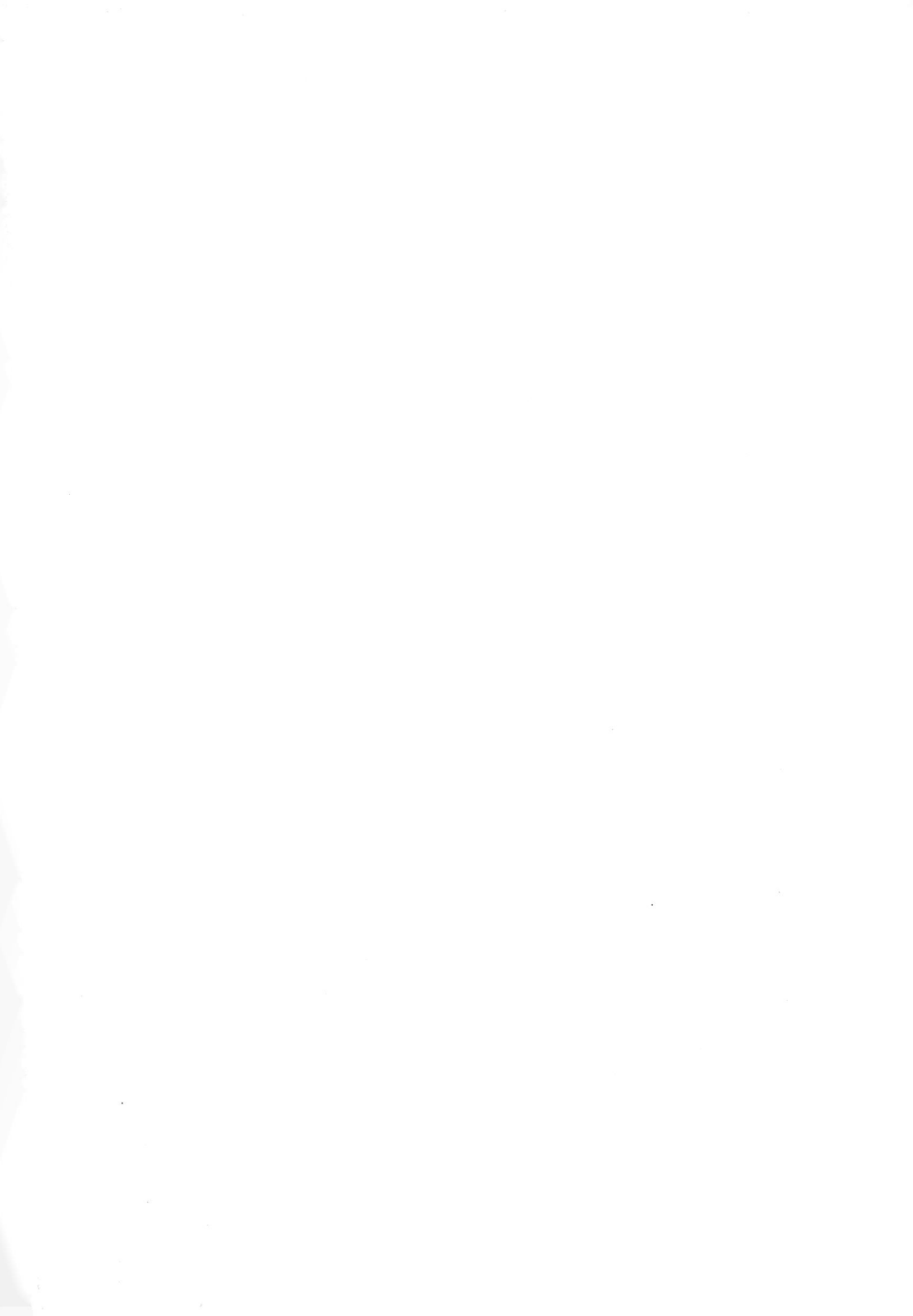